U0741842

重订古今名医临证金鉴

# 眩晕卷

单书健 ◎ 编著

中国健康传媒集团

中国医药科技出版社

# 内 容 提 要

　　古今名医之临床实践经验，乃中医学术精华之最重要部分。本书主要选取了古今名医对眩晕治疗的临床经验、医案、医论之精华，旨在为临床中医诊治以上疾病提供借鉴。全书内容丰富，资料翔实，具有极高的临床应用价值和文献参考价值，以帮助读者开阔视野，增进学识。

## 图书在版编目（CIP）数据

　　重订古今名医临证金鉴.眩晕卷 / 单书健编著 . — 北京：中国医药科技出版社，2017.8（2024.8重印）

　　ISBN 978-7-5067-9161-8

　　Ⅰ.①重… Ⅱ.①单… Ⅲ.①眩晕—中医临床—经验—中国 Ⅳ.① R249.1

　　中国版本图书馆 CIP 数据核字（2017）第 052395 号

**美术编辑** 陈君杞
**版式设计** 也　在

出版　**中国健康传媒集团** | 中国医药科技出版社
地址　北京市海淀区文慧园北路甲 22 号
邮编　100082
电话　发行：010－62227427　　邮购：010－62236938
网址　www.cmstp.com
规格　710 × 1000mm $\frac{1}{16}$
印张　20 $\frac{3}{4}$
字数　233 千字
版次　2017 年 8 月第 1 版
印次　2024 年 8 月第 3 次印刷
印刷　大厂回族自治县彩虹印刷有限公司
经销　全国各地新华书店
书号　ISBN 978-7-5067-9161-8
定价　**42.00 元**

获取新书信息、投稿、为图书纠错，请扫码联系我们。

# 困惑与抉择

## ——代前言

单书健


从 1979 年当编辑起，我就开始并一直在思考中医学术该如何发展？总是处于被证明、被廓清、被拷问的中医学，在现代科学如此昌明的境遇下，还能不能独立发展？该以什么形态发展？

## 一、科学主义——中医西化百年之困

### （一）浑沌之死

百年中医的历史，就是一部中医西化的历史……

百年来西医快速崛起，中医快速萎缩，临床范围窄化，临床阵地缩小，信仰人群迁移，有真才实学、经验丰富的中医寥若晨星……

科研指导思想的偏差。全部采用西医的思路、方法、评价标准。科研成果大部分脱离了中医药学的最基本特点，以药为主，医药背离，皮之不存，毛将焉附？

中医教育亦不尽人意。学生无法建立起中医的思维方式，不能掌握中医学的精髓，不能用中医的思维方式去认识疾病，这是中医教育亟待解决的问题。中医学术后继乏人，绝非危言耸听，而是严酷的现实。

傅景华先生认为，科学主义首先将科学等同于绝对真理，把近代以来形成的科学体系奉为不可动摇的真理，那么一切理论与实践都要符合"科学"，并必须接受"科学"的验证。一个明显错误的观念，却变成不可抗衡的共识。事实上，这种认识一旦确立，中医已是死路一条。再用笼罩在现代科学光环之下的西医来检验中医则是顺理成章。"用现代科学方法研究中医，实现中医现代化"的方针应运而生，并通过行政手段，使之成为中医事业发展的惟一途径。中医走上了科学化、现代化、实证化、实验化、分析化、还原化、客观化、标准化、规范化、定量化的艰巨而漫长的征程，中医被验证、被曲解、被改造、被消化的命运已经注定。在"现代化"的迷途上，历尽艰辛而长途跋涉，费尽心机地寻找中医概念范畴和理论的"物质基础"与"科学内涵"，最高奢望不过是为了求人承认自己也有符合西医的"科学"成分。努力去其与西医学不相容的"糟粕"，取其西医学能够接受的"精华"，直至完全化入西医，以彻底消亡而告终。

中国科学院自然科学史研究所研究员宋正海先生认为科学是人类社会结构中的一个基本要素。从古至今，任何民族和国家，均存在科学这个要素，所不同的只是体系有类型不同、水平有高低之分。并非如科学主义者所认为的，只有西方体系的近代科学才算是"科学"。[1]

近代科学为西方科学体系所独霸，它的科学观、方法论所形成的科学主义，无限度发展，逐渐在全球形成强势文化，取得了话语权，致使各国民族的科学和文化越来越被扼杀乃至被完全取代。近百年来以科学主义评价中医科学性、以西医规范中医，正促使中医走上一条消亡之路。要真正振兴中医，首先要彻底批判科学主义，让中医先从束缚中走出来。

《庄子·应帝王》中浑沌之死十分深刻，发人深省……

南海之帝为倏，北海之帝为忽，中央之帝为浑沌。倏与忽时相与遇于浑沌之地，浑沌待之甚善。倏与忽谋报浑沌之德，曰："人皆有七

---

[1] 宋正海. 要振兴中医首先要彻底批判科学主义. 中国中医药报社. 哲眼看中医. 北京科学技术出版社，2005，71-78.

窍以视听食息，此独无有，尝试凿之。"日凿一窍，七日浑沌死。

《经典释文》："倏忽取神速之名，浑沌以合和为貌。"成玄英疏："夫运四肢以滞境，凿七窍以染尘，乖浑沌之至淳，顺有无之取舍，是以不终天年，中途夭折。""浑沌"象征本真的生命世界，他的一切原本如此，自然而然，无假安排，无须人为地给定它以任何秩序条理。道的根源性在于浑沌。在浩渺的时空中按人的模式去凿破天然，以分析去破毁混融，在自然主义的宇宙观看来，乃是对道的整体性和生命的整体性的斫丧。把自己的价值观强加给中医学，加给多样性的生命世界，中医西化无疑是重演"浑沌"的悲剧！

## （二）中医是不为狭义科学见容的复杂性科学

2015 年 10 月 5 日，中国科学家屠呦呦凭发现青蒿素的治疟作用而获得 2015 年诺贝尔生理学与医学奖，这是中国科学家获得的第一个科学类诺贝尔奖。2011 年，屠呦呦获得拉斯克奖（Lasker Award）时曾表示，青蒿素的发现，是团队共同努力的成果，这也是中医走向世界的荣誉。

围绕屠呦呦的获奖，关于中医科学性的争论再次喧嚣一时。然而不管如何争议，中医跨越几千年历史为中华民族乃至全世界的生存做出了不可磨灭的贡献。

朱清时院士认为中医药是科学，是复杂性科学。只是当前流行的狭义的"科学"还不接受。

发源于西方的现代主流科学总是把复杂事物分解为基本组成单元来研究（即以还原论为基础）；以中医为代表的中国传统科学总是把复杂事物看作整体来研究，他们认为，若把事件简化成最基本的单元，就要把许多重要信息都去除掉，如单元之间的连接和组合方式等等，这样做就把复杂事物变样了。

朱清时院士指出，解剖学发现不了经络和气，气实际上是大量细胞和器官相互配合和集体组装形成的一种态势。这种态势正如战争中兵家的部署，士兵组织好了，战斗力就会大增，这种增量就是气。或者像放在山顶上蓄势待下的石头。总之，是一个复杂系统各个部分之间的关系、组装方式决定了它能产生巨大的作用。

英国《自然》杂志主编坎贝尔博士就世界科技发展趋势发表看法说：目前对生命科学的研究仍然局限在局部细节上，尚没有从整个生命系统角度去研究，未来对生命科学的研究应当上升到一个整体的、系统的高度，因为生命是一个整体。

著有《东方科学文化的复兴》的姜岩博士曾著文指出：混沌理论推动了复杂科学的诞生。而复杂科学的问世彻底动摇了还原论——能用还原论近似描述的仅仅是我们世界的很小的一部分。哥德尔不完备性定理断言，不仅仅是数学的全部，甚至任何一个系统，都不可能用类似哥德尔使用的能算术化的数学和逻辑公理系统加以概括。哥德尔的结果是对内涵公理化一个致命的打击。

著名生物学家、生命科学哲学家迈尔强调科学的多元性。他认为，由于近代物理学的进步，"仿佛世界上并没有活生生的有机世界。因此，必须建立一种新的哲学，这种哲学主要的任务是摆脱物理主义的影响"。他指出生物学中还原是徒劳的、没有意义的……生物学领域重要的不是本质而是个体。

诺贝尔奖获得者、杰出现代科学家普利高津说过："物理学正处于结束现实世界简单性信念的阶段，人们应当在各个单元的相互作用中了解整体，要了解在相当长的时间内，在宏观的尺度上组成整体的小单元怎样表现出一致的运动。"而这些观念与中医的学术思想更为接近。美国物理学家卡普拉把现代物理学与中国传统思想作了对比，认为两者在许多地方极其一致。哈肯提出"协同学和中国古代思想在整体性观念上有深刻的联系"，他创立协同学是受到中医等东方思维的启发。以中国古代整体论思想为基础的中医将大大促进医学和科学的发展。

## （三）哲学家的洞见

曾深入研究过中医的哲学家刘长林先生指出，当前困扰中医学的不是中医药学术本身，而是哲学。一些流行的认识论观念必须突破、更新，这样才能树立正确的科学观，破除对西方和现代科学的迷信，正确理解中医学的科学价值，划清中医与西医的界限，此乃发展中医学的关键。

刘先生认为：科学多元的客观依据是宇宙的无限性，宇宙和任一具体事物都具有无限多的方面和层面……任何认识方法都是对世界的一种选择，都是主客体的一种特殊的耦合关系。你的方法选择认识这一方面，就不能同时认识那一方面；你建立的耦合关系进入这一层面，就不能同时进入那一层面，因为世界是由各种对立互补的方面、层面所组成的。这就形成了不同的认识方法，而认识方法的不同，导致了认识的结果也就不同，所获规律的形态也不一样，从而形成不同的科学模型，但却都是对这一事物的正确认识。于是形成形态各异的科学体系，这就是科学的多元性。[1]

恩格斯说：一切存在的基本形式是空间和时间。孟庆云先生认为，《内经》的思想主旨是从时间结构的不同内容阐发有机论人体观，提出了关于阴阳始终、藏象经络、四时气化、诊法治则等学说中时间要素的生命特征，具有独特的科学价值。

刘先生指出：西方科学体系以空间为主。空间性实，其特性在于广延和并列。空间可以分割，可以占有。空间关系的特点是相互排斥，突显差别。对空间的深入认识以分解为条件。在空间中，人与物

---

[1] 刘长林. 关于中国象科学的思考——兼谈中医学的认识论实质. 杭州师范大学学报（社会科学版），2009，31（2）：4-11.

是不平等的，人居主位，对物持征服和主宰的态度。因此，主体与客体采取对立的形式……以空间为本位，就会着重研究事物的有形实体和物质构成，这与主客对立的认识方式是统一的。认识空间性质主要靠分析、抽象和有控制条件的实验。抽象的前提是在思维中将对象定格、与周围环境分割开，然后找出具有本质意义的共性。在控制的条件下做实验研究，是在有限的空间范围内（如实验室），在实际中将对象与周围环境分割开，然后寻找被分离出来的不同要素之间的规律性联系。

刘先生还认为：东方科学体系以时间为主。时间性虚，其特性在于持续和变异。时间不能分割，不能占有，只能共享。在时间里，人与人、人与万物是平等、共进的关系。主体与客体采取相融的方式……从时间的角度认识事物，着眼在自然的原本的整体，表现为现象和自然的流行。向宇宙彻底开放的状态，在"因""顺"对象的自然存在和流行中，寻找其本质和规律。用老子的话说，就是"道法自然"，这是总的原则。

"现象联系的本质是'气'，气是万物自然生化的根源。现象层面的规律体现为气的运动，通过气来实现。中医学研究的是现象层面的规律，在认识过程中，严格保持人和万物的自然整体状态，坚持整体决定和产生部分，部分受整体统摄，因而要从整体看部分，而不是从部分看整体。西医学研究的是现象背后的实体层面，把对象看作是合成的整体，因而认为部分决定整体，整体可以用部分来说明，故主要采取还原论的方法。"

"现象表达的是事物的波动性，是各种功能、信息的联系。现象论强调的是事物的运动变易，即时间方面。庄子说：'与物委蛇，而同其波。'（《庄子·庚桑楚》）'同其波'，就是因顺现象的自然流变，去发现并遵循其时间规律。所以中医学研究的是整体。而西医学以实体为支撑事物存在的本质，将生命活动归结为静态的物质形体元素，故西医学研究的是'粒子'的整体。"

"中医学认为：'器者，生化之宇。'（《素问·六微旨大论篇》）而生化之道，以气为本。'气始而生化，气散而有形，气布而蕃育，气终而象变，其致一也。'（《素问·五常政大论篇》）可见，中医学以无形的人体为主要对象，着意关注的是气化，把人看作是气的整体。而西医学则以有形的人体为对象，研究器官、细胞和分子对生命的意义，把人看作是实体的整体。"

刘先生进而指出：时间与空间是共存关系，不是因果关系。人无论依靠何种手段都不可能将时空两个方面同时准确测定，也不可能从其中的一个方面过渡到另一方面。量子力学的不确定性原理告诉我们，微观粒子的波动特性的关系也是这样。它们既相互补充，又相互排斥。

部分决定整体和整体决定部分，这两个反向的关系和过程同时存在。但是，观测前者时就看不清后者，观测后者时又看不清前者，所以我们只能肯定二者必定相互衔接，畅然联通，但却永远不能弄清其如何衔接，如何联通。这是认识的盲区，是认识不可逾越的局限。要承认这类盲区的存在，因为世界上有些不可分割的事物只是共存关系，而没有因果联系。

刘先生从哲学的高度对中西医把握客观事物认识论原理，燃犀烛微，深刻剖析，充满了哲学家的洞见，觉闻清钟，发人深省。

李约瑟曾经指出：中西医结合在技术层面是可以探讨的，理论层面是不可能的。刘长林先生也认为：人的自然整体（中医）与合成的整体（西医），这两个层面之间尽管没有因果联系，但却有某种程度的概率性的对应关系。寻求这种对应关系，有利于临床。我们永远做不到将两者真正沟通，就是说，无论用中医研究西医，还是用西医研究中医，永远不可能从一方走到另一方。

早在 20 世纪 80 年代，傅景华先生就形成了中医过程论思想。傅先生认为：中医不仅包括对有形世界的认识，而且具有对自然和生命本源以及发生演化过程的认识。中医的认识领域主要在生命过程与枢机，而不仅是人体结构与功能，中医是"天地人和通、神气形和通"的大道。傅先生认为中医五脏属于五行序列，分别代表五类最基本的生命活动方式。《素问·灵兰秘典论篇》喻以君主、相傅、将军、仓廪、作强之官，形象地反映出五类生命运动方式的特征。在生命信息的运行机制中，心、肺、肝、脾、肾恰似驱动、传递、反馈、演化、发生机制一样，立足于生命的动态过程，而非实体器官。针对实体层面探求中医脏腑经络实质已走入死胡同，傅景华先生以"中医过程论"诠释中医实质，空谷足音，振聋发聩，惜了无唱和。笔者曾多次和傅景华讨论，好像那时他并不知道怀特海的过程哲学，只是基于对《周易》等典籍中过程思想的理解，能提出如此深刻的见解，笔者十分敬佩他深邃的洞见。十几年后，怀特海的过程哲学已在中国传播，渐至大行其道了。

怀特海明确地说过，他的过程哲学与东方思想更加接近！而不是更接近于西方哲学。杨富斌教授指出，怀特海过程哲学的"生成"和"过程"思想，与中国哲学关于生成和变易的思想相接近。

怀特海的有机体概念，通常是指无限"绵延"（持续）的宇宙运动过程的某一点上包含了与其他点上的事物的相互关系，因而获得自身的具体现实规定性的事物。意在取代以牛顿物理学绝对时空观为基础的机械唯物论宇宙观中的"物质"或"实在"观，即宇宙观问题。在他看来，传统的机械论宇宙观中所说的"物质"或"实在"实际上都是处于过程之中的存在物或实有（entity），都是与其他存在物相互作用、相互影响、相互依赖的，并在此过程中获得自身的规定性，不是单纯的、永恒的、具有绝对意义的东西，而是具有过程性、可变性和相对性的复杂有机体；认识过程中的主体和客体也是同一运动（认识）过程中彼此相关、相互渗透和相互依赖的两个有机体，因而并没有完全自主、自足的"主体"，也没有绝对不受主体影响的、具有绝对意义的客体，因此对于主体与客体的关系，也应当从二者的相互作用、相互影响和相互渗透及其与周围的关系等方面来考察。而中国古代哲学追求超现象的本质、超感觉的概念、超个体性的普遍性（同一性）为哲学的最高任务。在中国哲学家看来，天地人相通，自然与社会相通，阴阳相通相合。《黄帝内经》通过揭示自然变化对人体生理的影响，自然变化与疾病、自然环境与治疗的关系，认为"人与天地相参也，与日月相应也。"（《灵枢·岁露论》）怀特海的有机体思想与中国哲学的天人合一确有相通之处。

## （四）医学不是纯粹的科学

除了极少数的哲学家、科学家认为中医是科学，而中医不是科学几乎成为世人之共识。但医学哲学家同样拷问：西医学是科学吗？

西医学之父威廉姆·奥斯勒说，"医疗行为是植根于科学的一种艺术"，进而他解释道，"如果人和人都一样，那医学或许能成为一门科学，而不是艺术。"

1981 年 6 月密苏里大学哲学系的罗纳尔德·穆森在《医学与哲学》（The Journal of Medicine and Philosophy）发表了 25 页的长文"为什么医学不可能是一门科学"，医学圈里为之哗然，因为文章发表在暑月，因此常常被称为"暑月暴动"。依照穆森的观点，"医学是科学"缺乏有说服力的论证；从历史和哲学上可以论证医学"不是""不应该是"也"不可能是"（单一的、纯粹的）科学。在愿景、职业价值、终极关怀、职业目的与职业精神上，医学与科学之间是有冲突的；医学一旦成为科学，就会必然遮蔽偏离医学的职业愿景、价值、终极关怀、目的与精神。科学的基本目的是获得新知，以便理解这个世界和这个世界中的事物，医学的目的是通过预防或治疗疾病来增进人们的健康；科学的标准是获得真理，医学的标准是获得健康和疗效；科学的价值旨向为有知、有理（客观、实验、实证、还原）、有用、有利（效益最大化）；医学的价值旨向为有用、有理、有德、有情、有根、有灵，寻求科学性、人文性、社会性的统一。针对人的医学诉求和服务，科学存在严重的"缺损配置"。

穆森的结论是：尽管医学（知识）大部分是科学的，但它并不是、也不可能成为一门科学。

范瑞平先生指出，不能完全按照当代科学性与科学化的指标、方法与价值来衡量医学，裁判中西医之争，在当代科学万能和科学至上的意识形态中，技术乌托邦的期盼遮蔽了医学的独立价值，穆森的文章力矫时弊。

医学的原本是人学，这是众所周知的事实，其性质必须遵循人的属性而定。穆森和拥护者所做的，其实是站在我们所处的时代——医学有离科技更近、离人性更远，离具体更近、离整体更远的趋势——发出的"重拾医学人性"的呼吁。

我们还用为中医是不是科学而捶胸顿足地大声疾呼吗？

## 二、理论－实践脱节与"文字之医"

理论－实践脱节，即书本上的知识（包括教科书知识），并不能完全指导临床实践，这是中医学术发展未能解决的首要问题。形成理论－实践脱节的因素比较复杂，笔者认为欲分析解决这一问题，必须研究中医学术发展的历史，尤其是正确剖析文人治医对中医学术的影响。

迨医巫分野后，随着文人治医的不断增多，中医人员的素质不断提高，因为大量儒医的出现，极大地提高了医生的基础文化水平。文人治医，繁荣了中医学，增进了学术争鸣，促进了学术发展。通医文人增加，对医学发展的直接作用是形成了以整理编次医学文献为主的学派。由于儒家济世利天下的人生观，促使各阶层高度重视医籍的校勘整理、编撰刊行，使之广为流传。

文人治医对中医学术的消极影响约有以下诸端：

## （一）尊经崇古阻碍了中医学的创新发展

两汉后，在儒生墨客中逐渐形成以研究经学、弘扬经书和从经探讨古代圣贤思想规范的风气，后人称之为"经学风气"。

儒家"信而好古""述而不作"一直成为医学写作的指导思想，这种牢固的趋同心理，削磨、遏制了医家的进取和创新。尊经泥古带给医坛的是万马齐喑，见解深邃的医家亦不敢自标新见，极大地禁锢了人们的思想，导致了医学新思想的难以产生及产生后易受抑压，也导致了人们沿用陈旧的形式来容纳与之并不相称的新内容，从而限制了新内容的进一步发展，极大地延缓了中医学的发展。

## （二）侈谈玄理，无谓争辩

一些医学家受理学方法影响，以思辨为主要方法，过分强调理性作用，心外无物，盲目夸大了尽心明性在医学研究中的地位，对医学事实进行随意的演绎推理，以至于在各家学说中掺杂了大量的主观臆测、似是而非的内容（宋代以前文献尚重实效，宋代以后则多矜夸偏颇、侈谈玄理、思辨攻讦之作）。

无谓争辩中的医家，所运用的思辨玄学的方法，使某些医学概念外延无限拓宽，无限循环，反而使内涵减少和贫乏，事实上思辨只是把人引入凝固的空洞理论之中。这种理论似乎能解释一切，实际上却一切都解释不清。它以自然哲学的普遍性和涵容性左右逢源，一切临床经验都可以成为它的诠注和衍化，阻碍和束缚了人们对问题继续深入的研究。理论僵化，学术惰于创新，通过思辨玄学方法构建的某些理论，不但没有激起后来医家的创新心理，反而把人们拉离临床实践的土壤。命门之争，玄而又玄，六味、八味何以包治百病？

### （三）无病呻吟，附庸风雅的因袭之作

"立言"的观念在文人中根深蒂固，一些稍涉医籍的文人，也常附庸风雅，编撰方书，有的仅是零星经验，有的只是道听途说，因袭之作，俯拾皆是。

### （四）重文献，轻实践

受经学的影响，中医学的研究方法大抵停留在医书的重新修订、编次、整理、汇纂，呈现出"滚雪球"的势态。文献虽多，而少科学含量。从传统意义上看，尚有可取之处，但在时间上付出的代价是沉重的，因为这样的思想延缓了中医学的发展。

伤寒系统，有人统计注释《伤寒》不下千余家，主要是编次、注释，但大都停留在理论上的发挥和争鸣，甚或在如何恢复仲景全书原貌等问题上大做文章，进而争论诋毁不休，站在临床角度上深入研究者太少了。马继兴先生对《伤寒论》版本的研究，证明"重订错简"几百年形成的流派竟属子虚乌有。

整个中医研究体系中重经典文献，轻临床实践是十分明显的。

一些医家先儒而后医，或弃仕途而业医，他们系统研究中医时多已年逾不惑，还要从事著述，真正从事临床的时间并不多，其著作之实践价值仍需推敲。

苏东坡曾荐圣散子方。某年大疫，苏轼用圣散子方而获效，逾时永嘉又逢大疫，又告知民众用圣散子方，而贻误病情者甚伙。陈无择《三因方》云：此药实治寒疫，因东坡作序，天下通行。辛未年，永嘉瘟疫，被害者不可胜数。盖当东坡时寒疫流行，其药偶中而便谓与三建散同类。一切不问，似太不近人情。夫寒疫亦自能发狂，盖阴能发燥，阳能发厥，物极则反，理之常然，不可不知。今录以备寒疫治疗用者，宜审究寒温二疫，无使偏奏也。

《冷庐医话》记载了苏东坡孟浪服药自误：士大夫不知医，遇疾每为庸工所误。又有喜谈医事，孟浪服药以自误。如苏文忠公事可惋叹焉……

文人治医，其写作素养，在其学问成就上起到举足轻重的作用。而不是其在临床上有多少真知灼见。在中医学发展史上占有重要地位的医学著作并非都是经验丰富的临床大家所为。

《温病条辨》全面总结了叶天士的卫气营血理论，成为温病学术发展的里程碑，至今仍有人奉为必读之经典著作。其实吴鞠通著《温病条辨》时，从事临床只有六年，还不能说是经验宏富的临床家。《温病条辨》确系演绎《临证指南》之作，对其纰谬，前哲今贤之驳辨批评，多为灼见。研究吴鞠通学术思想，必须研究其晚年之作《医医病书》及其晚年医案。因《温病条辨》成书于1798年，吴氏40岁，而《医医病书》成于道光辛卯（1831）年，吴氏时已73岁。仔细研究即可发现风格为之大变，如倡三元气候不同医要随时变化，斥用药轻描淡写，倡治温重用石膏，从主张扶正祛邪，到主张祛除邪气，从重养阴到重扶阳……

《证治准绳》全书总结了明代以前中医临床成就，临床医生多奉为圭臬，至今仍有十分重要的学术价值。但是王肯堂并不是职业医生、临床家。肯堂少因母病而读岐黄家言，曾起其妹于垂死，并为邻里治病。后为其父严戒，乃不复究。万历十七年进士，选翰林院庶吉士，三年后受翰林院检讨，后引疾归。家居十四年，僻居读书。丙午补南行人司副，迁南膳部郎，壬子转福建参政……独好著书，于经传多所发明，凡阴阳五行、历象……术数，无不造其精微。著《尚书要旨》《论语义府》《律例笺释》《郁冈斋笔尘》，雅工书法，又为藏书大家。曾辑《郁冈斋帖》数十卷，手自钩拓，为一时刻石冠。

林珮琴之《类证治裁》于叶天士内科心法多有总结，实为内科之集大成者，为不可不读之书，但林氏在自序中讲得清清楚楚：本不业医。

目尽数千年，学识渊博，两次应诏入京的徐灵胎，亦非以医为业，如《洄溪医案》多次提及：非行道之人。

王三尊曾提出"文字之医"的概念（《医权初编》上卷论石室秘录第二十八）：

夫《石室秘录》一书，乃从《医贯》中化出。观其专于补肾、补脾、疏肝，即《医贯》之好用地黄汤、补中益气汤、枳术丸、逍遥散之意也。彼则补脾肾而不杂，此又好脾肾兼补者也……此乃读书多而临证少，所谓文字之医是也。惟恐世人不信，枉以神道设教。吾惧其十中必杀人之二三也。何则？病之虚者，虽十中七八，而实者岂无二三，彼只有补无泻，虚者自可取效，实者即可立毙……医贵切中病情，最忌迂远牵扯。凡病毕竟直取者多，隔治者少，彼皆用隔治而弃直取，是以伐卫致楚为奇策，而仗义执言为无谋也……何舍近而求远，尚奇而弃正哉。予业医之初，亦执补正则邪去之理，与隔治玄妙之法，每多不应。后改为直治病本，但使无虚虚实实之误，标本缓急之差，则效如桴鼓矣……是书论理甚微，辨症辨脉则甚疏，是又不及《医贯》矣……终为纸上谈兵。

"文字之医"实际的临床实践比较少，偶而幸中，不足为凭。某些疾病属于自限性疾病，即使不治疗也会向愈康复。偶然取效，即以偏概全，实不足为法。

"文字之医"为数不少，他们的著作影响并左右着中医学术。

笔者认为理论与实践脱节，正是文人治医对中医学术负性影响的集中体现。

必须指出，古代医学文献临床实用价值的研究是十分艰巨的工作。笔者虽引用王三尊之论，却认为《石室秘录》《辨证录》诸书，独到之处颇多，同样对非以医为业的医家，如王肯堂、徐灵胎、林珮琴等之著作，亦推崇备至，以为不可不读。

### 三、辨病下的辨证论治

笔者师从洪哲明先生临诊时，先生已近八旬。尝见其恒用某方治某一病，而非分型辨治。小儿腹泻概以"治中散"（理中丸方以苍术易白术）治之，其效甚捷；产后缺乳概用双解散送服马钱子；疝气每用《金匮》蜘蛛散。辨病还是辨证？

中医是先辨病再辨证，即辨证居于第二层次。《伤寒论》"辨太阳病脉证并治""辨阳明病脉症论治"……已甚明了。后世注家妄以己意，曲加发挥，才演绎出林林总总的"六经辨证"，已背离仲师原旨。

1985年，有一次拜谒张琪先生，以中医是辨病下的辨证论治为题就教，张老十分高兴地给我讲了一个多小时：同为中焦湿热，淋病、黄疸、湿温有何不同，先生毫分缕析，剀切详明。张老十分肯定中医是辨病下的辨证论治。

徐灵胎《兰台轨范》序：欲治病者，必先识病之名，能识病名，而后求其病之由生，知其所由生，又当辨其生之因各不同，而病状所由异，然后考其治之之法。一病必有主方，一方必有主药。或病名同而病因异，或病因同而病症异，则又各有主方，各有主药，千变万化之中，实有一定不移之法。

中医临床流派以经典杂病派为主流，张石顽、徐灵胎、尤在泾为其代表人物，《张氏医通》为其代表作。张石顽倡"一病有一病之祖方"，显系以辨病为纲领。细读《金匮要略》，自可发现仲景是努力建立辨病体系的，一如《伤寒论》。

外感热病中温病学派，临证每抓住疫疠之气外犯，热毒鸱盛这一基本病因病机，以祛邪为不易大法，一治到底，同样是以辨病为主导的。

《伤寒论》是由"三阴三阳"辨"病"与"八纲"辨"证"的两级构成诊断的。如"太阳病，桂枝证"（34条）、"太阳病……表证仍在"（128条）。首先是通过辨病，从整体上获得对该病的病性、病势、病位、发展变化规律以及转归预后等方面的全面了解，从而把握贯穿该病过程的始终，并明确其发生、发展的基本矛盾，然后才有可能对各个发展阶段和不同条件（如治疗、宿疾等）影响下所表现出来的症候现象做出正确的分析和估价，得出符合该阶段病理变化性质（即该阶段的主要矛盾）的"证"诊断，从而防止和克服单纯辨证的盲目性。只有首先明确"少阴病"的诊断，了解贯穿于少阴病整个发展过程中的主要矛盾是"心肾功能低下，水火阴阳俱不足"，才有可能在其"得之两三日"仅仅出现口燥咽干的情况下判断为"邪热亢盛，真阴被灼"，果断地用大承气汤急下存阴。正确的辨证分析，必须以明确的"病"诊断为前提，没有这个前提就难以对证候的表现意义做出应有的估价，势必影响辨证的准确性。

辨"病"诊断的意义在于揭示不同疾病的本质，掌握各病总体矛盾的特殊性；辨"证"诊断的意义在于认识每一疾病在不同阶段、不同条件下矛盾的个性和各病在一定时期内的共性矛盾，做到因时、因地、因人制宜。首先，辨病是准确诊断的基础和前提；结合辨证，则是对疾病认识的深入和补充。二者相辅相成，缺一不可。

"六经辨证"的说法之所以是错误的，就在于把仲景当时已经区分出的六个不同外感病种，看成了一种病的六个阶段，即所谓的太阳病是表证阶段，阳明病是里证阶段，少阳病是半表半里阶段等。这种认识混淆和抹杀了"病"与"证"概念区别，既与原文事实相违背，又与临床实际不相符合。按照这种说法去解释原文，就难免捉襟见肘，矛盾百出。"六经辨证"说认为太阳病即是表证，全不顾太阳病还有蓄血、蓄水的里证；认为阳明病是里证，却无视阳明病还有麻黄汤证和桂枝汤证。既为阳明病下了"里证"定义，却又有"阳明病兼表证"之说。试问阳明病既为里证，何以又能兼表证，则阳明病为里证之说又何以成立？

张正昭先生指出："六经辨证"说无端地给三阴三阳的名称加上一个"经"字，无形中把"三阴三阳"这六个抽象概念所包括的诸多含义变成了单一的经络含义，使人误认为"三阴三阳"病就是六条经络之病，违背了《伤寒论》以"三阴三阳"病名的原义。可见，把"三阴三阳"病说成"六经病"固属不妥，而称其为"六经证"就更是错误的了。

李心机先生鉴于《伤寒论》研究史上"注不破经，疏不破注"的顽固"误读传统"，就鲜明地指出"让伤寒论自己诠释自己"。

## 四、亚健康不是"未病"是"已病"

近年来，较多的中医学者把亚健康与中医治未病、欲病等同起来，亚健康不是中医的未病，机械的对应、简单的比附，不仅仅犯了逻辑上的错误，于全面继承中医学术精华并发扬光大十分不利。

### （一）中医"未病"不能等同于亚健康

《素问·四气调神大论篇》："圣人不治已病，治未病，不治已乱，治未乱，此之谓也。夫病已成而后药之，乱已成而后治之，譬犹渴而穿井，斗而铸锥，不亦晚乎。"体现了治未病是中医对摄生保健的指导思想，强壮身体，防于未病之先。

"未病"是个体尚未患病，应注意未病先防。中医的"未病"和"已病"，是相对概念，健康属于未病，疾病属于已病。

《难经·七十七难》："上工治未病，中工治已病者，何谓也？然所谓治未病者，见肝之病，则知肝当传之与脾，故先实其脾气，无令得受肝之邪，故曰治未病焉。"此时，未病是以已病之脏腑为前提，以已病脏腑之转变趋向为依据，务先安未受邪之地。

《灵枢·官能》中有"正邪之中人也微，先见于色，不知于其身。"指出病邪初袭机体，首先见体表某部位颜色的变化，而身体并未感到任何不适，然机体的气血阴阳已出现失衡，仅表现一些细微病前征象的状态便为未病状态。由健康到出现机体症状，发生疾病，并非是卒然出现的，而是逐渐形成，由量变到质变的过程。

《灵枢·顺逆》也指出，"上工刺其未生者也；其次，刺其未盛者也……上工治未病，不治已病，此之谓也"。

《素问·八正神明论篇》："上工救其萌芽，必先见三部九候之气，尽调不败而救之，故日上工。下工救其已成，救其已败。"显示早期诊断，把握时机，早期治疗，既病防变之意。

唐孙思邈的《千金方》中有"古之医者，上医治未病之病，中医治欲病之病，下医治已病之病"的论述，明确地将疾病分为"未病""欲病""已病"三个层次。未病指机体已有或无病理信息，未有任何临床表现的状态或不能明确诊断的一种状态，是病象未充分显露的隐潜阶段。

中医的治未病是一种原则和指导思想，既包涵未病先防的养生防病、预防保健思想，也包涵既病防变、早期治疗、控制病情的临床治疗原则。

亚健康无论如何都是有明显身体不适而又不能符合（西医的）某种疾病诊断标准的状态，把未病和亚健康等同起来，是毫无道理的。

## （二）亚健康是中医的已病

作为"中间状态"的亚健康，应包括三条：首先，没有生物学意义上的疾病（尚未发现躯体构造方面的异常）及明确的精神心理障碍（属"疾病"）；其次，它涉及躯体上的不适（如虚弱、疲劳等非特异性的，尚无可明确躯体异常、却偏离健康的症状或体验，但还够不上西医的"疾病"）；再次，还可涉及精神心理上的不适（够不上精神医学诊断上的"障碍"），以及社会生存上的适应不良。以亚健康状态常见的头痛、头晕、失眠等为例，均已构成中医"病"的诊断。多数亚健康个体，其体内的病机已启动，已经出现了阴阳偏盛偏衰，或气血亏损，或气血瘀滞，或有某些病理性产物积聚等病机变化。

"亚健康状态"指机体正气不足或邪气侵犯时机体已具备疾病的一些病理条件或过程，已有一些或部分病症（证）存在，但是未具备西医学疾病的诊断标准。我们不能采取把中医的"病"的概念与西医"疾病"的概念等同起来的思考和研究方式。

笔者认为全部中医的"病"只要还不具备西医学疾病诊断的证据，均属亚健康范畴。

中医生存和发展有一最关键的因素，就是临床范围日益窄化，中医文化基础日渐式微，信仰人群的迁移，观念的转变，后继乏人。很多研究都表明，人群中健康状态占 10%，疾病状态占 15%，75% 属于亚健康状态。西医还没有明确的方法和药物治疗亚健康。中医学在亚健康状态方面的潜在优势，不仅可拓展中医学术新的生存空间，而且必将促进整个世界医学的进化与发展，从而为全人类的健康做出新的贡献。

闫希军先生所著《大健康观》中提出了大健康医学模式。在大健康医学模式中，中医被赋予十分重要的地位，而拥有了更加广阔的空间。中医理论与系统生物学及大数据方法契合，并将与系统生物学和生态医学等领域取得的成果相互交通，水乳交融，这是未来西方医学和中医学发展必然的走向。

## 五、正本清源，重建中医范式

范式是某一科学共同体在某一专业或学科中所具有的共同信念，这种信念规定了它们的共同的基本观点、基本理论和基本方法，为它们提供了共同的理论模式和解决问题的框架，从而成为该学科的一种共同的传统，并为该学科的发展规定了共同的方向。

库恩认为"范式"是成熟科学的标志，由于"范式"的存在，科学家们一方面可以在特定领域里进行更有效率的研究，从而使他们的研究更加深入；而另一方面，"范式"也意味着该领域里"更严格的规定"，"如果有谁不肯或不能同它协调起来，就会陷于孤立，或者依附到别的集团那里去"。因此，同一范式内部，研究者拥有相同的世界观、研究方法、理论、仪器和交流方法，但在不同"范式"之间却是不可通约的。不同"范式"下的研究者对同一领域的看法就像是两个世界那样完全不同。这也是造成"一条定律对一组科学家甚至不能说明，而对另一组科学家有时好像直观那样显而易见"的原因。

李致重等学者从具体研究对象、研究方法及基础理论等方面论述了中西医范式的不可通约性。而且，中、西医关系的特殊之处还在于，它们不只是同一领域的两个不同"学派"，更是基于两种完全不同的文化而发展起来的，这也使得二者之间的不可通约性表现得尤其明显和强烈。正是由于这种不可通约性导致了中西医之争。屈于特定历史条件下"科学主义"的强势地位，中医最终被迫部分接受了西医"范式"。"范式丢失"是近现代中医举步维艰、发展停滞、甚至后退的根本原因。

任何一门科学的重大发展，都表现在基本概念的更新和范式的变革上……变革范式，是现时代中医理论发展的必经之路。

如何正本清源，重建范式？

正本清源是中医范式或重建的基础，这是一项十分艰巨浩大的工程。正本首先是建立传统范式。必须从经典著作入手，梳理还原，删汰芜杂，尽呈精华。

### （一）解释学·语言能力与重建

东汉许慎在《说文解字·叙》中说："盖文字者，经艺之本，王政之始，前人所以垂后，后人所以识古。故曰：本立而道生。"给予中国古典解释学以崇高的地位。

解释学把生命哲学、现象学、存在主义分析哲学、语言哲学、心理学、符号学等理论融合在一起，强调语言的本体论地位，认为我们所能认识的世界只能是语言的世界，人与世界的关系的本质是语言的关系，不仅把解释当作人文科学的方法论基础，而且是哲学的普遍方法。

狭义解释学特指现代西方哲学领域中的解释学理论，它经过狄尔泰、海德格尔、伽达默尔、利科、哈贝马斯等思想巨匠在理论上的构建和推动，形成了哲学释义学；广义解释学则不限于西方哲学领域，一切关于文本的说明、注解、解读、校勘、训诂、修订、引申及阐释的工作都属于解释活动，都要依靠相应的解释方法和解释理论来完成，因而都可以称作解释学。中医书籍中只有少部分是经典原著，而其余大部分都属于关于经典原著的解释性著作。

从当代解释学观点看，任何现代理论或现代文化都发轫于传统，传统文化的生命力则在于不断的解释和再解释之中。传统文化和现代文化并不是对立的，而是统一的，确切地说，是对立统一。人类文化是一条河流，它从传统走来，向未来走去，亦如黑格尔所说，离开其源头愈远，它就膨胀得愈大。

拉法格相信：《老子》在其产生之初，在它的著者与当时的读者之间存在着一种共识，这种共识便是《老子》的初始意义，《老子》著者传达的是它，当时的读者从中读懂的也是它。那么，这种共识又是从何而来的呢？拉法格认为：处于同一时代同一环境中的人可能会在词义的联想、语言结构的使用、社会问题的关注上具有共同之处，所以他们之间能够彼此理解。拉法格采用语言学家乔姆斯基的"语言能力"一词来指代这种基于共有的语言与社会背景的理解能力。在他看来，这种"语言能力"是历史解释学的关键，是发现历史文本原始意义的途径。他建议读者利用多种传统方法增强自己理解《老子》的语言能力，如古汉语字词含义的研究、历史事件与古代社会结构的分析，其他古代思想家思想的讨论等。也就是说，旨在发现《老子》原始意义的现代读者应尽可能地将自己置于《老子》所处的时代，将当时的社会背景、语言现象等历史的事物内化为自己的"语言能力"。

历史的解释者的任务是利用历史的证据重新将《道德经》与它产生的背景联结起来，在该背景下对其进行分析研究。解释者首先必须去掉成见，不可以将我们现代的思想强加于古人，或用现代思想批判古人。

历史解释学方法是中医经典著作、传统理论研究的基本方法。其要旨在于忠实细密地根据经典话语资料和现代方法对原典重新解读。旧有的词语和概念通过词语组合方式和语境组件方式的特殊安排，突显出原典文本固有的基本意义结构。通过意义结构分析，探询其原始涵义、历史作用和现代意义。

### （二）解构与重建

理解分析就是"解构"，而"解构"旨在重建，使新的理论概念或理论结构因此建立。自然科学家就是依循这一程序不断地改弦更张，发展其理论系统的……解构和重建与科恩所说的"范式变革"有所类同。何裕民先生认为：对原有理论概念或规则的重新理解和分析，对传统中医理论体系进行解构和重建，是现阶段中医理论发展的切实可行的最佳选择。

事实的确认和概念的重建是重建的途径与环节。

严肃的科学研究应以经验事实为基础，而不仅仅是古书古人的描述，古人的认识充其量只是帮助人们寻找经验事实，并在研究中给予一定的启示。

概念的重建与事实的确认可以说是互为因果的两大环节。梳理每个名词术语的历史演变和沿革情况、分析它们眼下使用情况及混乱原因，这两者有助于旧术语的解构；组织专家集体研讨以期相对清晰、合理地约定每一概念（名词术语）的特征和实质。

阴阳五行学说对传统中医理论之建构，具有决定性的作用。它们作为主导性观念和认识方法渗入中医学，有的又与具体的学术内容融合成一体，衍生出众多层次低得多的理论概念。藏象、经络、气血津液等可视作中医理论体系的第二层次，第三层次的是众多较为具体的概念或术语，其大多与病因病机、治法及"证"相关联。最低层次的是一些带有经验陈述性质的论述。形成这些概念，司外揣内、援物比类等起着主要作用，不少是从表象信息直接跳跃到理论概念的，许多概念与实体并不存在明确的对应关系，其内涵和外延有时也颇难作出清晰的界定。

一些学者主张：与学术内容融合在一起的阴阳五行术语，应通过概念的清晰化、实体化和可经验化而清理出去。亦即使哲学的阴阳五行与具体（中医）的科学理论分离……愚意以为不可，以其广泛渗透而不可剥离，阴阳五行已成为不可或缺的纲领框架，当以中医学理视之，而不仅仅视为居于指导地位的古典哲学思想。

（三）方法

正本清源，重建范式，必须有良好的方法。我们反对科学主义，但我们崇尚科学精神，我们必须学习运用科学方法，尤其是科学思维方法，科学观察方法，科学实证方法（不仅仅是实验室方法）。

"医林改错，越改越错"，《医林改错》中提出的"心无血，脉藏气"之说，显然是错误的。为什么导致错误的结论？主要是他不知道，观察是有其一定条件，一定范围的。离开原来的条件、时间、地点，观察结果会有很大差异。运用观察结论做超出原条件、原范围的外推时，必须十分审慎。他所观察的都是尸体，由于动脉弹力大，把血驱入静脉系统。这是尸体的条件，不可外推到活着的人体。对观察结果进行理解和处理时，必须注意其条件性、相对性和可变性。

在广泛占有资料的基础上，还必须要有正确的思维方法。对于马王堆汉墓出土的缣帛及竹木简医书成书年代的推定和对该批资料的运用，我国的有关专家认为："如果从《黄帝内经》成书于战国时期来推定，那么两部灸经的成书年代至少可以上溯到春秋战国之际甚至更早。"而日本山田庆儿先生认为，这种"推论的方法是错误的。不管我们最后会达到什么样的结论，我都不应该根据所谓《黄帝内经》是战国时期的著作这个还没有确证的假定，去推断帛书医书的成书年代，而必须相反地从关于后者已经确证了的事实出发，来推断前者成书的过程和年代"。山田庆儿先生基于"借助马王堆医书之光，可以逐渐看清中国医学的起源及其形成过程"。

吴坤安认为：喻嘉言、吴又可、张景岳辈，治疫可谓论切治详，发前人所未发。但景岳宜于汗，又可宜于下，嘉言又宜于芳香逐秽，三子皆名家，其治法之所以悬绝若此，以其所治之疫各有不同。景岳所论之疫，即六淫之邪，非时之气，其感同于伤寒，故每以伤寒并提，而以汗为主，欲尽汗法之妙，景岳书精切无遗。又可所论之疫，是热淫之气，从口鼻吸入，伏于募原，募原为半表半里之界，其邪非汗所能达，故有不可强汗、峻汗之戒；附胃最近，入里尤速，故有急下、屡下之法。欲究疫邪传变之情，惟又可之论最为详尽，然又可所论之疫，即四时之常疫，即俗名时气症也。若嘉言所论之疫，乃由于兵荒之后，因病致病，病气、尸气混合天地不正之气，更兼春夏温热暑湿之邪交结互蒸，人在气交中，无隙可避，由是沿门阖境，传染无休，而为两间之大疫，其秽恶之气，都从口鼻吸入，直行中道，流布三焦，非表非里，汗之不解，下之仍留，故以芳香逐秽为主，而以解毒兼之。是三子之治，各合其宜，不得执此而议彼。

学术研究中，所设置的讨论的问题必须同一，必须是一个总体，这是比较研究的基本原则。执此而议彼，古代医家多有此弊，六经辨证与卫气营血辨证、三焦辨证之争论，概源于方法之偏颇。

## 六、提高疗效是中医学术发展的关键

中医药学历数千年而不衰，并不断发展，主要依靠历代医学家临床经验的积累、整理提高。历代名医辈出，多得自家传师授。《周礼》有"医不三世，不服其药"，可见在很早人们即已重视了老中医经验。

以文献形式保留在中医典籍之中的中医学术精华仅仅是中医学术精华的一部分。为什么这样说？这是因为中医学术精华更为宝贵的部分是以经验的形式保留在老中医手中的。这是必须予以充分肯定、高度重视的问题。临床家，尤其是临床经验丰富、疗效卓著者，每每忙于诊务，无暇著述，其临床宝贵经验，留下来甚少。叶天士是临床大家，《外感温热篇》乃于舟中口述，弟子记录整理而成。《临证指南医案》，亦弟子侍诊笔录而成，真正是叶天士自己写的东西又有什么？

老中医经验，或禀家学，或承师传，通过几代人，或十几代或数百年的长期临床实践，反复验证，不断发展补充，这种经验比一般书本中所记述的知识要宝贵得多。老中医经验是中医学术精华的重要组成部分，舍全面继承，无法提高疗效。

书中的知识要通过自己的实践，不断摸索不断体会，有了一些感受，才能真正为自己所利用。真正达到积累一些经验，不消说对某些疾病能形成一些真知灼见，就是能准确地把握一些疾病的转归，亦属相当困难，没有十年二十年的长期摸索，是不可能的。很显然，通过看书把老中医经验学到手，等于间接地积累了经验，很快增加了几十年的临床功力，这是中青年医生提高临床能力的必由之路。全面提高中医队伍的临床水平，必将对中医学术发展产生极大的推动作用。

老中医经验中不乏个人的真知灼见，尤其是独具特色的理论见解、自成体系的治疗规律都将为中医理论体系的发展提供重要的素材。尤其是传统的临床理论并不能完全满足临床需要时，理论与临床脱节时，老中医的自成规律的独特经验理论价值更大。

在强大的西医学冲击下，中医仍然能在某些领域卓然自立，是因为其临床实效，西医学尚不能取而代之。这是中医学赖以存在的基础，中医学的发展亦系之于此。无论如何，提高临床疗效都是中医学术发展的战略起点和关键所在。

中医以其疗效，被全世界越来越多的人认可，仅在英国就有3000多家中医诊所（这已是多年前的数字）。在美国有超过30%的人群，崇尚包括中医在内的替代医学自然疗法。在医学界也认为有一些疾病，西医学是束手无策的，应从中医学中寻求解决的办法。美国医学会在1997年出版的通用医疗程序编码中特别增加两个针灸专用编码，对没有解剖结构，没有物质基础的中医针灸学予以承认；在2015年实施的"国际疾病分类"ICD-11，辟专章将中医纳入其中。我们应客观地对待百年中医西化历史，襟怀大度地包容对中医的批评，矜平躁释，心态平和，目标清晰，化压力为动力，寓继承于创新，与时俱进。展望未来，我们对中医事业发展充满了信心。

**单书健**
**2016年12月**

# 序

　　十年前出版之《当代名医临证精华》丛书，由于素材搜罗之宏富，编辑剪裁之精当，一经问世，即纸贵洛阳，一版再版，被医林同仁赞为当代中医临床学最切实用、最为新颖之百科全书。一卷在手，得益匪浅，如名师之亲炙，若醍醐之灌顶，沁人心脾，开慧迪智，予人以钥，深入堂奥，提高辨治之水平，顿获解难之捷径，乃近世不可多得之巨著，振兴中医之辉煌乐章也，厥功伟矣，令人颂赞！

　　名老中医之实践经验，乃中医学术精华之最重要部分，系砺炼卓识，心传秘诀，可谓珍贵至极。今杏林耆宿贤达，破除"传子不传女，传内不传外"之旧规，以仁者之心，和盘托出；又经书健同志广为征集，精心编选，画龙点睛，引人入胜。熟谙某一专辑，即可成为某病专家，此绝非虚夸。愚在各地讲学，曾多次向同道推荐，读者咸谓得益极大。

　　由于本丛书问世迄已十载，近年来各地之新经验、新创获，如雨后春笋，需加补充；而各省市名老中医珍贵之实践经验，未能整理入编者，亦复不少，更应广搜博采，而有重订《当代名医临证精华》之议，以期进一步充实提高，为振兴中医学术，继承当代临床大家之实践经验，提高中青年中医辨治之水平，促进新一代名医更多涌现，发展中医学术，作出卓越贡献。

　　与书健同志神交多年，常有鱼雁往还，愚对其长期埋首发掘整理老中医学术经验，采撷精华，指点迷津，详析底蕴，精心编辑，一心为振兴中医事业而勤奋笔耕，其淡泊之心志，崇高之精神，实令人钦佩。所写《继承老中医经验是中医学术发展的关键》一文，可谓切中时弊，力挽狂澜，为抢救老中医经验而呼吁，为振兴中医事业而献策，愚完全赞同，愿有识之士，共襄盛举。

顷接书健来函，出版社嘱加古代医家经验，颜曰：古今名医临证金鉴。愚以为熔冶古今，荟为一帙，览一编于某病即无遗蕴，学术发展之脉络了然于胸，如此巨构，实令人兴奋不已。

书健为人谦诚，善读书，且有悟性，编辑工作之余，能选择系之于中医学术如何发展之研究方向，足证其识见与功力，治学已臻成熟，远非浅尝浮躁者可比。欣慰之余，聊弁数语以为序。

八二叟朱良春谨识

时在一九九八年夏月

# 凡　例

1.明清之季中医临床体系方臻于成熟，故古代文献之选辑，以明清文献为主。

2.文献来源及整理者，均列入文后。未列整理者，多为老先生自撰。或所寄资料未列，或转抄遗漏，间亦有之，于兹恳请见谅。

3.古代文献，间有体例欠明晰者，则略作条理，少数文献乃原著之删节摘录，皆着眼实用，意在避免重复，简而有要。

4.古代文献中计量单位，悉遵古制，当代医家文献则改为法定计量单位。一书两制，实有所因。药名多遵原貌，不予划一。

5.曾请一些老先生对文章进行修改或重新整理素材，使主旨鲜明，识邃意新；或理纷治乱，重新组构，俾叶剪花明，云净月出。

6.各文章之题目多为编纂者所拟，或对仗不工，或平仄欠谐，或失雅训，或难概全貌，实为避免文题重复，勉强而为之，敬请读者鉴谅。

7.凡入药成分涉及国家禁猎和保护动物的（如犀角、虎骨等），为保持方剂原貌，原则上不改。但在临床运用时，应使用相关的替代品。

8.因涉及中医辨证论治，故对于普通读者而言，请务必在医生的指导下使用，切不可盲目选方，自行使用。

# 目　录

# 述　要

《内经》于眩晕之论述，颇为丰富。如《素问·至真要大论》"诸风掉眩，皆属于肝"；《素问·六元正纪大论》则说："木郁之发……甚则耳鸣眩转，目不识人，善暴僵仆。"《灵枢·口问》"上气不足，脑为之不满，耳为之苦鸣，头为之苦倾，目为之眩。"《灵枢·海论》"髓海不足则脑转耳鸣"，病及肝肾，卫气与脑，证有虚实。

《金匮要略·痰饮咳嗽病脉证并治篇》说："心下有支饮，其人苦冒眩，泽泻汤主之"，"卒呕吐，心下痞，膈间有水，眩悸者，小半夏加茯苓汤主之"。这些关于痰饮致眩的理论和治疗方法，直到现在，仍有效地指导着临床，也为后世"无痰不作眩"的论述提供了理论依据。

至宋代，严用和首先提出七情之内伤，可以致眩；外感风寒、暑、湿皆可导致眩晕。然此时之眩晕，一些可能是非眩晕病之眩晕症状，又不可不察。如《重订严氏济生方·眩晕门》中指出："所谓眩晕者，眼花屋转，起则眩倒是也。由此观之，六淫外感，七情内伤，皆能导致。当以外证与脉别之。风则脉浮，有汗，项强不仁；寒则脉紧，无汗，筋挛掣痛；暑则脉虚，烦闷；湿则脉细，沉重，吐逆。及其七情所感，遂所脏气不平，郁而生涎，结而为饮，随气上逆，令人眩晕，眉棱骨痛，眼不可开，寸脉多沉，有此为异耳。与夫疲劳过度，下虚上实，金疮吐呕便利，及妇人崩中去血，皆令人眩晕。随其所因治之，乃活法也。"《素问玄机原病式·五运主病篇》中说："所谓风气甚，而头目眩晕者，由风木旺，必是金衰不能制木，而木复生火，风火皆属阳，多为兼化，阳主乎动，两动相搏，则为之旋转。"河间论从运气之太过不及，亦资参考。子和主以痰实致眩，用瓜蒂涌吐，独具慧眼。丹溪倡导痰火之因。

明代之虞、周、张三家，论眩晕最多心得。

私淑丹溪之虞抟绍续其旨并从体质辨治。"其为气虚肥白之人，湿痰滞于上，阴火起于下，是以痰挟虚火，上冲头目，正气不能胜敌，故忽然眼黑生花，若坐舟车而旋晕也，甚而至于猝倒无所知者有之。丹溪所谓无痰不能作眩者，正谓此也。若夫黑瘦之人，身体薄弱，真水亏久，或劳役过度，相火上炎，亦有时而眩晕，何湿痰之有哉？大抵人肥白而作眩者，治宜清痰降火为先，而兼补气之药；人黑瘦而作眩者，治宜滋阴降火为要，而带抑肝之剂"。

周慎斋于因虚致眩，论述简要："头晕有肾虚而阳无所附者，有血虚火升者，有脾虚生痰者，有寒凉伤其中气，不能升发，故上焦元气虚而晕者，有肺虚肝木无制晕者。"在治疗上，他主张脾虚者用四君子汤加半夏、天麻，肾虚者用六味汤加人参；血虚火升而晕者用芎归芍药汤；肝木无制而晕则黄芪建中汤以助气血生化之源。……（《慎斋遗书》）

景岳更于下虚致眩做了淋漓尽致的论述。"头眩虽属上虚，然不能无涉于下。盖上虚者，阳中之阳虚也；下者也，阴中之阳虚也。阳中之阳虚者，宜治其气，如四君子汤、五君子煎、归脾汤、补中益气汤，如兼呕吐者，宜圣术煎加人参之类是也。阴中之阳虚者，宜补其精，如五福饮、七福饮、左归饮、右归饮、四物汤之类是也。然伐下者必枯其上，滋苗者必灌其根。所以凡治上虚者，犹当以兼补气血为最，如大补元煎、十全大补汤诸补阴补阳等剂，俱当酌宜用之。"景岳认为："虚者居其八九，而兼火兼痰者，不过十中一二耳。原其所由，则有劳倦过度而晕者，有怵目惊心而晕者，有焦思不释而晕者，有被殴被辱气夺而晕者，有痈脓大溃而晕者，有妇女崩淋产后出血而晕者，此皆伤阴中之阳也。"以阴阳为纲，论述眩晕病的成因病理，又以阴阳互相依存的原理确定对本病的治疗方法，实属难能可贵。

除上述三家外，明代医家于眩晕论述，自出机抒，颇具真知灼见者，尚不乏其人：方隅强调肺金之不足，无论热盛、气盛、木旺，皆金衰不能以平之；秦景明重阳气之虚；龚廷贤集先哲之大成，亦成体系。他在《寿世保元·眩晕》中强调"不可一途而取轨也。在病因方面，外感风、寒、暑、湿，内伤七情，淫欲过度，出血产后等均可致病；在脉象上，他认为"风浮寒紧，湿细暑虚，涩弦而滑"，如果是气血虚弱，其脉亦当为虚；在辨证治疗上，他把眩晕分为半夏白术天麻汤证（痰涩致眩）、补中益气汤证（劳役致眩）、清离滋坎汤证（虚火致眩）、十全大补汤证（气血两虚致眩）以及气虚、阳虚、痰火等证型。其分证之详细，至今仍可借鉴。

迨至清代，对本病的认识已形成一套完整的理论体系。李用粹在《证治汇补》中将本病分门别类，其论述亦较精当。从病因到外候，由病理至方药，他都作了阐述。其中的"鹿茸肾气丸"治疗肾气衰弱所致的眩晕，又补充了前人之所未备。何梦瑶、沈金鳌两家着重强调"风火相煽"导致眩晕的理论。罗国纲则从虚论治，他法只为治标。林珮琴指出由风火所致眩晕的治疗与一般外感风火"大异"，此论把内生病理的"风、火"与外感六淫之"风、火"区别开来，施以不同的治法，实为本书之精当之处。

陈修园《医学从众录》中的一段论述，可对本病从源到流发展作一概括：

《内经》云："诸风掉眩，皆属于肝"，又云："上虚则眩，是正气虚而木邪干之也"。又云："肾虚则头重身摇，髓海不足则脑转耳鸣，皆言不足为病"。仲景论眩以痰饮为先。丹溪宗河间之说，亦谓无痰不眩，无火不晕，皆言有余为病，前圣后贤，何其相反如是？余少读景岳之书，专事补虚一说，遵之不效。再搜求古训，然后知景岳于虚实二字，认得死煞，即于风火二字，不能洞悉其所以然也。盖风非外来之风，指厥阴风木而言，与少阳相火同居，厥阴气逆，则风生而火发，故河间以风火立论也。风生必挟木势而克土，土病则聚液而成痰，故仲景以痰饮立论，丹溪以痰火立论也。"

总之，关于对本病理法方药的认识，以《内经》、仲景学说为源，历代渐有发展，使其日趋完善。古医籍中记载的这些丰富的理论和实践知识，很值得我们今天学习和研究。

眩晕之病机认识，江尔逊先生力主风火痰虚相兼为患，剖析病机，切中肯綮，其治又集驱风、清热、豁痰、补中数法而治于一方；孔伯华先生则每以疏导柔肝为主，辅以化浊降逆；徐小圃则每重温肾潜镇；陈景河先生则以化瘀为大法；各具奥理，均臻化境。

刘渡舟教授阐扬泽泻汤证，详尽具体，示来者以法度，宏扬经方，嘉惠后学。

# 虞抟

## 头晕正传

虞抟（1438~1517），字天民，明代医家

《内经》曰：诸风掉眩，皆属肝木。又曰：岁木太过，风气流行，脾土受邪，民病飧泄食减，甚则忽忽善怒，眩冒巅疾。虽为气化之所使然，未必不由气体之虚衰耳！其为气虚肥白之人，湿痰滞于上，阴火起于下，是以痰挟虚火，上冲头目，正气不能胜敌，故忽然眼黑生花，若坐舟车而旋晕也，甚而至于卒倒无所知者有之，丹溪所谓无痰不能作眩者，正谓此也。若夫黑瘦之人，躯体薄弱，真水亏欠，或劳役过度，相火上炎，亦有时时眩晕，何湿痰之有哉？大抵人肥白而作眩者，治宜清痰降火为先，而兼补气之药；人黑瘦而作眩者，治宜滋阴降火为要，而带抑肝之剂。抑考《内经》有曰：风胜则地动。风木太过之岁，亦有因其气化而为外感风邪而眩者，治法宜祛风顺气，伐肝降火，为良策焉。外有因呕血而眩冒者，胸中有死血迷闭心窍而然，是宜行血清心自安。医者宜各类推而治之，无有不痊者也。

（《医学正传》）

# 方 谷

## 眩晕绳墨

方谷（1508~1600），钱塘人，明代医家

《脉经》曰：头眩旋晕，火积其痰，或本气虚，治痰为先。丹溪曰：眩晕者，痰动于气也。经又曰：诸风掉眩，乃肝木。又谓眩晕动摇，痛而脉弦。盖见热甚则生风，气胜则生痰，木胜则生火，皆因金衰不能以平之也。其症发于仓卒之间，首如物蒙，心如物扰，招摇不定，眼目昏花，如立舟船之上，起则欲倒，恶心冲心，呃逆奔上，得吐少苏，此真眩晕也，宜以二陈汤加厚朴、香附、白术、炒黑干姜之类。又有体虚之人，外为四气所感，内因七情所伤，郁结成痰，令人一时眩晕者有之，但目暗口噤，头痛项强，手足厥冷为验也，亦前方加当归，有火者加姜汁炒山栀，有热者加酒炒黄芩。有因于风者，则脉浮、自汗、恶风、项强不仁；因于寒者，则脉紧、无汗、恶寒、筋挛掣痛；因于暑者，则脉虚、烦热、有汗、躁闷不宁；因于湿者，则脉濡、吐逆、恶心、胸满、腹胀。此六气外感而眩晕也，亦宜前方用治，如风加防风，寒加紫苏，湿加苍术，暑加黄连。至于七情内伤，郁结中焦而为痰饮，随气上攻，令人头眩，此气虚生痰而眩晕也，亦宜本方去干姜，加生姜、山楂。亦有醉饱房劳，损伤精血，肾家不能纳气归元，使诸气逆奔而上，此气虚而眩晕也。吐衄崩漏，肝家不能调摄荣血，使诸血错经妄行，此血虚而眩晕也。亦宜本方去半夏、厚

朴，气虚者加人参、麦冬，血虚加当归、童便。又有早起而眩晕者，须臾自定，日以为常，乃为之晨晕，此阳虚之不足也，宜以补阳则晕自止。日晡而眩晕者，亦为之昏晕，得卧少可，此阴虚之不足也，宜以益阴则晕自定。益阴，本方中可加归、芍；壮阳，本方中可加参、芪。又有眉骨痛者，即眼眶眉棱骨痛也，此症皆因血虚生风之谓，在妇人多有之。妇人经行将尽，不能安养，反以针指劳目，致令眉骨酸疼者焉，宜以养血益阴可也，治用四物汤加酒炒黄芩之类。若男子眉骨疼，皆因多怒之人，怒蓄不得发越，致伤肝木，木能生风，令人头目昏眩，眼合难开，致生眉骨酸疼，宜以贝母二陈汤加归、芍、生地、连翘、玄参、天花粉、酒炒黄芩之类。经又云：治眩晕法，犹当审谛，先理痰气，次随症治，或者虚当补之，实可泻之，外感者发散之，痰饮者消导之，全在活法，不可执一。虽因风者，不可用风药甚多，恐助火邪，反动其痰，使眩晕之太盛，又不可治者矣。

愚按：眩晕之症，有虚有实。实则清之，用二陈等治。虚则如用二陈，恐伤正气，有为虚虚之患乎，不若更加审治。且如阴虚不足而眩晕者，劳力过伤而眩晕者，产后去血过多而眩晕者，精血竭尽而眩晕者，然则所晕皆同，而所得与前不一，必以四物为主，加减用治。如阴虚者，本方加参、术、炒黑山栀；劳伤者，补中益气，加酒炒黄芩、玄参；产后者，四物汤去芍、地，加童便、益母草；精血虚者，四物加枸杞、牛膝、酒炒黄柏。又有火晕者，目暗生花，起则欲倒，冷汗自出，亦宜四物加参、芪、童便、五味。设或有用二陈之症，在初病时，呕逆恶心，无此不可也。苟能二陈施之于先，四物调治于后，则万举万全者也。

治法主意头眩旋晕，有痰者多，血虚与热，分经治可。又谓非火不能致其晕，非痰不能致其吐，吐泄其气易治，晕不得吐者，气不得泄涉乎。

《医林绳墨》

# 周之干

# 头 晕 指 要

周之干（1508~1586），号慎斋，明代医学家

头为诸阳之首，病人头晕，清阳不升也。头重不能抬起，阳虚不能撑持也。

头晕有肾虚而阳无所附者，有血虚火升者，有脾虚生痰者，有寒凉伤其中气，不能升发，故上焦元气虚而晕者，有肺虚肝木无制而晕者。

中气虚则脾不运化，以致生痰上逆而头晕者，四君子加半夏、天麻。

五更头晕，阳气不足也。盖阳主动，动则阳气上升，故不晕，五更静极，阳气虚则潜于下，不足于上，所以晕也。张东扶曰：乃阴阳交接、清浊升降之时。人有此证，恐是浊阴不降，清阳不升之故也。

肾虚阳无所附而晕，六味汤加人参；血虚火升而晕，芎归芍药汤；脾虚生痰，四君子加半夏、天麻；寒凉伤气，气虚而晕，补中益气加附子；肝木无制而晕，黄芪建中汤；血虚头晕，便燥，归身、白芍、生地各一钱，川芎八分，荆芥七分，细辛一分。

《慎斋遗书》

# 眩晕准绳

王肯堂（1549~1613），字宇泰，明代医家

眩谓眼黑眩也，运如运转之运，世谓之头旋是也。《内经》论眩，皆属肝木，属上虚。丹溪论眩，主于补虚治痰降火。仲景治眩，亦以痰饮为先也。赵以德曰：丹溪先生主火而言者，道也。然道无所之而不在，道之谓何？阴阳水火是也。其顺净清谧者水之化，动扰挠乱者火之用也。脑者，地气之所生，故藏于阴，目之瞳子，亦肾水至阴所主，所以二者皆喜静逾而恶动扰，静逾则清明内持，动扰则掉扰散乱，是故脑转目眩者，皆由火也。《灵枢》曰：五脏六腑之精气，皆上注目而为之精，筋骨血气之精与脉并为目系，上属于脑，后出于项中，故邪中于项，因逢其身之虚，其入深，则随眼系以入于脑，入于脑则脑转，脑转则引目系急，目系急则目眩以转矣。所谓邪者，风寒湿热内外之诸邪也。

然诸邪尽谓以火之所成眩者何？《内经》谓诸风掉眩，皆属肝木者，是专言风邪矣。《原病式》释之曰：风火皆属阳，多为兼化，阳主乎动，两动相搏，则头目为之眩晕而旋转，火本动也，焰得风则自然旋转，于是乎掉眩。掉，摇也，眩，昏乱旋晕也，此非风邪之因火所成者欤。然风有内外，外入者，兼火化者则如是。若内发者，尤是因火所生之风也。及诸篇中考之，有谓厥阴司天，客胜，耳鸣掉

9

眩。厥阴之胜者亦然。此司天之气，从上受者，外入者也。又谓发生之纪，与岁木运太过，皆掉眩巅疾，善怒。肝脉太过，善忘，忽忽冒眩巅疾。又徇蒙招尤，过在足少阳、厥阴者，言目眴动蒙暗也。巢氏亦谓胁下痛头眩者，肝实也。此或得于肝脏，应天气者所动，或因本脏虚实之气自动，皆名之为风，非火之烈焰，何能上于巅也。至于木郁之发，甚则耳鸣眩转，目不识人，善暴僵仆者，尤是肝木中火发之甚也。此天气内应于脏，与肝虚实之气动者，是皆名内发之风者也。又谓太阳之胜，热反上行，头项顶脑中痛，目如脱。注文谓寒气凌逼，阳不胜之，太阳之气，标在于巅，入络于脑，故病如是。谓太阳司天，善悲，时眩仆。《灵枢》谓邪在心者病亦同。二者皆是邪逼于心下，致神志不安则悲，心火不行则妄动上炎。谓太阴之复，阴气上厥，饮发于中，头项胸痛而掉瘛尤甚。注文谓湿气内逆，寒气不行，太阳上留，故为是病。谓太阴在泉，病冲头痛，目似脱。注文云亦是足太阳病也。谓太阴司天，头项痛，善眩。《灵枢》谓邪在肾，颈项时眩。此皆湿邪害肾，逼太阳之气留于上而然也。至于《金匮要略》谓心下有支饮，其人苦冒眩者，亦是格其心火不行而上冲也。谓尺脉浮为伤肾，跌阳脉紧为伤脾，风寒相搏，食谷即眩。谓阳明脉迟，食难用饱，饱则发烦头眩。二者因脾胃虚而阳气不足，所以外见迟紧之脉，内受湿饮之郁，不足之微阳者，始与所郁之热，并而冲上于胸目也。用此比类言之，则眩晕之病，非一邪而可终。若夫太乙天真元气，皆得胃脘之阳以行于周身，分三阴三阳之经脉。六气应天之阴阳，运行于表者，谓之六化。布五行于五脏，属之气，应地之阴阳运行于里者，谓之五阳。虽然表里固分为二，及乎一经合一脏相通气而行，则表里必似二而一，一而二者也。悉如其天之有德、有化、有用、有变于气交者，备在身形之中。经曰：成败倚伏，皆生于动，动之清静则生化治，动之躁乱则苛疾起。自此言之，掉眩由人气所动者，岂止如《金匮》所云湿饮而已。若此五阳六化妄动而病者，又可胜数哉。且夫凡有过节，即随其所动经脏之气而妄起，因名曰厥阳之火。厥阳之火有五，谓之五邪。五邪之变，遂胜克之病作。又或肾水不足，或精血伤败，不能制其五阳之火独光，或中土虚衰，不能堤防下气之逆，则龙雷之火得以震动于巅，诸火上至于头，重则搏击为痛，轻则旋转为眩晕矣。夫如是比类之道，在经有之，诸治病循法守度，援物比类，化之冥冥，循上及下。何必守经，不引比类，是知不明也，其此之谓欤。或曰：治诸邪当何如？曰：夫火因动而起，但各从其所动之因而治之。因实热而动者，治其热。因邪搏击而动者，治其邪。因厥逆逼上者，下治所厥之邪。因阴虚而起者，补其阴，抑其阳，按而收之。因阳虚而气浮上者，则补其阳，敛其浮游之气。因五志而动者，各安其脏气以平之。因郁而发者，治其所郁之邪，开之、发之。因精血不足者补之，不已，则求其属以衰之。因胜克而动者，从盛衰之气而补泻之。

中气虚衰而动者，补其土以安之。上焦清明之气虚，不能主持而动者，亦当补中焦之谷气，推而扬之。

因五脏六腑上注之精气不足而动者，察其何者之虚而补之。如是，虽不专治其火，而火自息矣。凡治百病之由火生者皆然，非唯掉眩而已。严氏云：外感六淫，内伤七情，皆能眩晕，当以脉证辨之。风则脉浮有汗，项强不仁，局方消风散、本事川芎散、羚羊角散、都梁丸、青州白丸子。寒则脉紧无汗，筋挛掣痛，不换金正气散加芎、芷、白芍药，甚则姜附汤、济生三五七散。暑则脉洪大而虚，自汗烦闷，黄连香薷饮、十味香薷饮、消暑丸。湿则脉细沉重，吐逆涎沫，肾著汤加川芎名除湿汤、渗湿汤、济生芎术散。风热，羌活汤、钩藤散。寒湿，芎术除眩汤、理中汤，仍吞来复丹，甚者养正丹。七情相干，眩晕欲倒，用十四友丸、安肾丸二药夹和，以和剂七气汤送下，仍间用乳香泡汤下。有气虚者，乃清气不能上升，或汗多亡阳所致。当升阳补气，黄芪、人参、白术、川芎、当归、甘菊花、柴胡、升麻之类。《直指方》云：淫欲过度，肾家不能纳气归元，使诸气逆奔而上，此眩晕出于气虚也，宜益气补肾汤。有血虚者，乃因亡血过多，阳无所附而然，宜益气补血芎归汤。《直指方》云：吐衄崩漏，肝家不能收摄荣气，使诸血失道妄行，此眩晕生于血虚也，宜补肝养荣汤。有因虚致晕，虽晕醒时面常欲近火，欲得暖手按之，盖头面乃诸阳之会，阳气不足故耳。丹溪云：一男子年七十九岁，头目昏眩而重，手足无力，吐痰口口相续，左手脉散大而缓，右手缓而脉大不及于左，重按皆无力，饮食略减而微渴，大便三四日一行。众人皆与风药，至春深必死。予曰：此大虚证，当以补药作大剂服之。众怒而去。予教用人参、当归身、黄芪、芍药、白术，浓煎作汤，使下连柏丸三十粒。如此者服一年半，而精力如少壮时。连柏丸，冬加干姜少许，馀三时皆依本法。连柏皆姜汁炒为细末，又以姜汁煮糊为丸。东垣云：范天睐之内，素有脾胃之病，时显烦躁，胸中不利，大便不通，初冬出外晚归，为寒气怫郁，闷乱大作，火不得伸故也。医疑有热，治以疏风丸。

大便行而病不减，又疑药力少，复加七八十丸，下两行，前证仍不减，复添吐逆，食不能停，痰吐稠黏，涌出不止，眼黑头旋，恶心烦闷，气短促，上喘无力，不欲言，心神颠倒，兀兀不止，目不敢开，如在风云中，头苦痛如裂，身重如山，四肢厥冷，不得安卧。予谓前证乃胃气已损，复下两次，则重损其胃，而痰厥头痛作矣。制半夏白术天麻汤治之而愈。中脘伏痰，呕逆眩晕，旋覆花汤主之。《金匮》方：本呕吐，心下痞，膈间有水，眩悸者，小半夏加茯苓汤主之。假令瘦人脐下有悸，吐涎沫而头眩，此水也，五苓散主之。又云：心下有支饮，短气倚息，形如肿，为支饮。其人苦冒眩，泽泻白术汤主之。泽泻五两，白术二两，水二升，煮一升，分温再服。痰闭不出者，吐之。青黛散㗜鼻取涎，治眩神效。头风眩晕，可用独圣散吐之，吐讫可用清上辛凉之药，防风通圣散加半夏等味；仲景云：此痰结胸中而致也。大小便结滞者，微利之，河间搜风丸。体虚有寒者，温之；仲景云：风虚头重眩，苦极，不知食味，暖肌补中益精气，白术附子汤主之。肝厥，状如痫疾，不醒呕吐，醒后头虚运发热，用麻黄、钩藤皮、石膏、干葛、半夏曲、柴胡、甘草、枳壳、甘菊为粗末，每服四钱，水一钟半，生姜三片，枣一枚，同煎至八分，去渣温服。钩藤散：钩藤、陈皮、半夏、麦门冬、茯苓、石膏、人参、甘菊、防风各等份，甘草减半，为粗末，每服四钱，水一钟半，生姜七片，煎八分温服。戴复庵云：有眩晕之甚，抬头则屋转，眼常黑花，观见常如有物飞动，或见物为两，宜小三五七散；或芎附汤、生料正元饮加鹿茸一钱，下灵砂丹；或用正元饮加炒川椒一十五粒，下茸朱丸。若不效，则独用鹿茸一味，每服半两，用无灰酒一盏半，煎至一盏，去滓，入麝香少许服。缘鹿茸生于头，头晕而治以鹿茸，盖以类相从也。曾有头痛不愈，服茸朱丹而效。上一条，为虚寒者设也。若实热者用之殆矣。故丹溪云：眩晕不可当者，大黄三次酒炒干为末，茶调下，每服一钱至二钱。刘宗厚以眩晕为上实下虚所致，而又明之曰：所谓虚者，血与气也；所谓实者，痰涎风火也。是固然矣。然《针经·胃风篇》云：上虚则眩。

又"五藏生成篇"云：徇蒙招尤，目瞑耳聋，下实上虚。蒙，昏冒也，招，摇掉也，瞑，黑眩也，即眩晕之证。则刘氏所称，无乃与之冰炭乎？盖知虚者正气虚，实者邪气实，邪之所凑，其气必虚，留而不去，其病为实。则虚即实，实即虚，何冰炭之有。然亦当从寸部以定虚实。上虚者，以鹿茸法治之。上实者，以酒大黄法治之。《本事方》治虚风头旋，吐痰涎不已，以养正丹主之，称其升降阴阳，补接真气，非止头旋而已。严氏云：世所谓气不归元，而用丹药镇坠、沉香除气之法。盖香窜散气，丹药助火，其不归之气，岂能因此而复耶!《内经》云：治病必求其本气之归，求其本而用药则善矣。

　　诊　左手脉数热多。脉涩有死血。右手脉实痰积。脉大是久病。

《证治准绳》

张景岳

# 眩 晕 论 治

张景岳（1563~1640），名介宾，明代医家

眩晕一证，虚者居其八九，而兼火兼痰者，不过十中一二耳。原其所由，则有劳倦过度而晕者，有饥饱失时而晕者，有呕吐伤上而晕者，有泻泄伤下而晕者，有大汗亡阳而晕者，有触目惊心而晕者，有焦思不释而晕者，有被殴被辱气夺而晕者，有悲哀痛楚大叫大呼而晕者，此皆伤其阳中之阳也。又有吐血、衄血、便血而晕者，有痈脓大溃而晕者，有金石破伤失血痛极而晕者，有男子纵欲气随精去而晕者，有妇女崩淋产后去血而晕者，此皆伤其阴中之阳也。再若大醉之后湿热相乘而晕者，伤其阴也。有大怒之后木肆其强而晕者，伤其气也。有痰饮留中治节不行而晕者，脾之弱也，此亦有余中之不足也。至若年老精衰，劳倦日积，而忽患不眠，忽苦眩晕者，此营卫两虚之致然也。由此察之，虚实可辨矣。即如《内经》之言，亦无非言虚，而何后世诸家，每多各逞臆说，其于病情经义，果相合否？指南若此，后学能无误乎？因摘其尤者，悉之如下。

河间之论眩晕，独取《至真要大论》一句，曰诸风掉眩，皆属肝木。风主动故也。所谓风气甚而头目眩晕者，由风木旺，必是金衰不能制木，而木复生火，风火皆属阳，阳主乎动，两动相搏，则为之旋转。故火本动也，焰得风则：自然旋转也。此释风木之义，固然似

矣，然不知《至真要大论》之言，乃言运气脏气所属之理，非所以悉眩晕之病情也。必若《口问篇》《卫气篇》《决气篇》《经脉篇》《海论》等议，方为最切最近之论。何河间一无引证，而独言风火二字，以该眩晕一证，岂无失乎？又若丹溪之论眩晕，曰痰在上，火在下，火炎上而动其痰也。此证属痰者多，盖无痰不能作眩，虽因风者亦必有痰，挟气虚者亦宜治痰为主，兼用补气降火之药。若据此论，则凡属眩晕，无非痰证也，何轩岐之言绝然不及痰饮，而但曰上气不足，头为之苦倾，目为之眩，曰上虚则眩，曰督脉虚则头重高摇之，曰髓海不足则脑转耳鸣而眩冒。凡此者岂皆痰证耶？又若余前章所列诸证，无非眩晕之由，亦岂皆痰证耶？故在丹溪则曰无痰不能作眩，当以治痰为主，而兼用他药。余则曰无虚不能作眩，当以治虚为主，而兼酌其标，孰是孰非，余不能必，姑引经义以表其大意如此，尚俟明者正之。

头痛之病，上实证也；头眩之病，上虚证也。故《内经》分别甚明，曰头痛巅疾，上实下虚，又曰：上实下虚，为厥巅疾，此以邪气在上，所以为痛，故曰上实也。至若眩晕之病，则曰上气不足，又曰上虚则眩，未闻言上之实也。而后世诸家，如严用和、杨仁斋辈，有曰结而为饮，随气上逆者；有曰疲劳过度，卜虚上实者；有曰肾家不能纳气，使诸气逆奔而上者；即如朱丹溪亦曰痰在上，火在下。凡此皆言上实也，何与《内经》相反若此？噫！此实后人之不明耳。夫眩晕之证，或为头重，或为眼黑，或为脑髓旋转，不可以动，求其言实之由，不过谓头重者为上实，而不知头本不重于往日，而惟不胜其重者，乃甚于往日耳。上力不胜，阳之虚也，岂上实乎？又何气不归原，及诸气逆奔之有？盖上实者宜降宜抑，上虚者最不宜再伐生气，此上实上虚之旨，有不可不辨，而误则害矣。

头眩有大小之异，总头眩也，于此察之，可得虚实之情矣。何以言之？如今人之气禀薄弱者，无论少壮，或于劳倦，或于酒色之后，每忽有耳鸣如磬，或头眩眼黑，倏顷而止者，乃人所常有之事；至于中年之外，多见眩仆卒倒等证，亦人所常有之事。但忽运而忽止者，人皆谓之失运眼花，卒倒而不醒者，人必谓之中风中痰。不知忽止者，以气血未败，故旋见而旋止，即小中风也；卒倒而甚者，以根本既亏，故邃病而难复，即大头眩也。且必见于中年之外，而较之少壮，益又可知。于此察之，则其是风非风，是痰非痰，而虚实从可悟矣。何今人不识病机，但见眩仆不语等证，无不谓之风痰，而非消即散，吾恐几微之气，有不堪再加铲削矣，深可悲也。头眩虽属上虚，然不能无涉于下。盖上虚者，阳中之阳虚也；下虚者，阴中之阳虚也。阳中之阳虚者，宜治其气，如四君子汤、五君子煎、归脾汤、补中益气汤，如兼呕吐者，宜圣术煎加人参之类是也。阴中之阳虚者，宜补其精，如五福饮、七福饮、左归饮、右归饮、四物汤之类是也。然伐下者必枯其上，滋苗者必灌其根，所以凡治上虚者，犹当以兼补气血为最，如大补元煎、十全大补汤，及诸补阴补阳等剂，俱当酌宜用之。眩晕证，凡有如前论首条所载病源者，当各因其证求而治之。

其或有火者，宜兼清火；有痰者，宜兼清痰；有气者，宜兼顺气，亦在乎因机应变，然无不当以治虚为先，而兼治为佐也。

古法之治，眩晕亦有当察者。丹溪曰：湿痰者多宜二陈汤，火者加酒芩；挟气虚者相火也，治痰为先，挟气药降火，如东垣半夏白术天麻汤之类；眩晕不可当者，以大黄酒炒为末，茶汤调下，火动其痰，用二陈加黄芩、苍术、羌活，散风行湿。附录曰：有早起眩晕，须臾自定，日以为常者，正元散下黑锡丹；伤湿头晕，肾著汤加川芎，名除湿汤；有痰者，青州白丸子。愚谓古法之治眩晕，如半夏白术天麻汤，治脾痰也；二陈汤加黄芩，治热痰也；青州白丸子，治风痰寒痰也；肾著汤，治湿痰也。此外如大黄末之治眩晕不可当，惟痰火上壅者宜之；黑锡丹之重坠，惟气实于上者宜之。第恐眩晕一证，实痰实火者无几，而亦非上盛之病，此古方之有宜否用者，不可不审。

（《景岳全书》）

眩者，头晕也，眼有黑花，如立舟车之上，而旋转者是也。刘河间专主于火，谓肝木自病。经云：诸风掉眩，皆属于肝。肝风动而火上炎也。故丹溪尝言无火不生痰，痰随火上，故曰无痰不作眩。夫眩，痰也，非病也。痰非人身素有之物。痰者，身之津液也。气滞、血凝，则津液化而为痰，是痰因病而生者也。若云无痰不作眩，似以痰为；眩病之本矣。岂知眩晕之来也，有气虚而眩，有血虚而眩，有肾虚而眩。气虚者，阳气衰乏，则清阳不上升。经云：上气不足，头为之苦倾是也。血虚者，吐衄、崩漏、产后血脱，则虚火上炎，眼生黑花。经云：肝虚则目䀮䀮无所见是也。肾虚者，房欲过度，则肾气不归原而逆奔于上。经云：徇蒙招尤目瞑，上实下虚，过在足少阴、巨阳。又云：髓海不足，目为之眩是也。风火之眩晕属外感，正虚之眩晕本内伤。其云痰而作眩者，必内外合邪而后痰聚而为害，非竟主乎痰而可以为眩也。若一纯攻痰，而不大补气血，壮水滋阴，以救其本，病未有不毙者也。

（《质疑录》）

# 张 璐

## 眩晕证治

张璐（1617~1699），字路玉，号石顽，清初大家

经曰：因于风，欲如运枢，起居如惊，神气乃浮。《内经》论眩，皆属于木，属上虚。仲景论眩，以痰饮为先。丹溪论眩，兼于补虚治痰降火。

戴复庵云：有头风证，耳内常鸣，头上如有乌雀啾啾之声，切不可全谓耳鸣为虚，此头脑挟风所致。有眩晕之甚，抬头则屋转，眼常黑花，观见常如有物飞动，或见物为两，宜三五七散，或秘旨正元散加鹿茸，兼进养正丹；不效，一味鹿茸，每服半两，酒煎去滓，入麝少许，缘鹿茸生于头，头晕而主以鹿茸，盖以类相从也。曾有服头痛药不愈，服茸朱丹而效，此为虚寒也，若实者用之，殆矣。故丹溪曰：眩晕不可当者，大黄三次酒炒干为末，茶调下，每服一钱至二钱。刘宗厚曰：眩晕乃上实下虚所致，所谓虚者，血与气也，所谓实者，痰涎风火也。经云：上虚则眩。又云：徇蒙招尤，目瞑耳聋，下实上虚。则与刘氏所称，无乃冰炭乎？盖邪之所凑，其气必虚，留而不去，其病为实，亦何冰炭之有。然当以脉法辨之，寸口大而按之即散者为上虚，以鹿茸法治之；寸口滑而按之益坚者为上实，以酒大黄法治之。

外感六淫，内伤七情，皆能眩晕，然无不因痰火而作。谚云：无

火不动痰，无痰不作晕。须以清火豁痰为主，而兼治六淫之邪，无不愈者。风寒在脑，或感邪湿，头眩重痛欲倒，呕逆不定，三因芎辛汤。冒雨或中湿眩晕呕逆，头重不食，本方去细辛、芽茶加半夏、茯苓。恶风眩晕，头旋眼黑恶心，见风即复作者，半夏苍术汤。风虚眩晕多痰，导痰汤加天麻。肾气素虚而逆者，沉香降气下养正丹，不应，八味丸。风热眩晕眼掉，川芎茶调散。痰厥眩晕，半夏白术天麻汤。痰火眩晕者，二陈汤加白术、川芎、天麻；有热，更加山栀、黄芩。七情郁而生痰，亦令头眩，但见于郁悒之人，及妇女辈，二陈加木香、丁香、白术、砂仁。早起眩晕，须臾自定，乃胃中老痰使然，古方用黑锡丹劫之，不若青礞石丸镇坠，后用理中丸调理。痰结胸中，眩晕恶心，牙皂末和盐汤探吐，吐定，服导痰汤。劳役过度，眩晕发热者，补中益气汤加天麻；兼呕逆，六君子汤；气虚而喘，加黄芪；阴虚火炎痰盛，少加熟附子，煎成加姜汁、竹沥。因虚致眩，虽定后，而常欲向火，欲得暖手按者，阳气不足故也，附子理中汤。淫欲过度，肾与督脉皆虚，不能纳气归源，使诸逆奔上而眩晕，六味丸加沉香、鹿茸，名香茸八味丸。肥白人眩晕，清火降痰为先，而兼补气药。黑瘦人眩晕，滋阴降火为要，而带抑肝之剂。胸中有死血，作痛而眩，饮韭汁酒良。产后血晕，见妇人本门。

诊左手脉数热多，脉涩有死血，浮弦为肝风。右手滑实痰积，脉大是久病，虚大是气虚。

**石顽治司业董方南夫人** 体虽不盛，而恒有眣晕之疾，诊其六脉皆带微弦，而气口尤甚。盖缘性多郁怒，怒则饮食不思，恒服消导之味，则中土愈困，饮食皆化为痰，痰从火化而为眩晕矣，岂平常肥盛多湿之痰可比例乎！为疏六君子方，水泛为丸，服之以培中土，中土健运，当无敷化不及，留结为痰而成眩晕之虑，所谓治病必求其本也。

**朔客梁姓者** 初至吴会，相邀石顽往诊。时当夏月，裸坐盘餐，倍于常人，而形伟气壮，热汗淋漓于头项间，诊时不言所以切其六脉沉实，不似有病之脉，惟两寸略显微数之象，但切其左，则以右掌抵额；切其右，则易左掌抵额，知其肥盛多湿，而夏暑久在舟中，时火鼓激其痰，而为眩晕也。询之果然。因与导痰汤加黄柏、泽泻、茅术、厚朴，二服而安。

**又治松陵贡士吴友良** 年逾古稀，头目眩晕，乃弟周维，素擅岐黄，与补中益气数服，始用人参一钱，加至三钱，遂痞满不食，坐不得卧三昼夜，喃喃不休。仲君孝廉谦六，相延石顽往候。见其面赤，进退不常，左颊聂聂瞤动。诊其六脉皆促，或七八至一歇。或三四至一歇，询其平昔起居，云是知命之年，便绝欲自保，饮啖自强，此壮火灼阴而兼肝风上扰之兆。与生料六味除去茱萸，易入钩藤，大剂煎服，是夜即得酣寝。其后或加鳖甲，或加龙齿，或加枣仁。有时妄动怒火，达旦不宁，连宵不已，则以秋石汤送灵砂丹，应如桴鼓。盛夏酷暑，则以小剂生脉散代茶，后与六味全料调理，至秋而安。

（《张氏医通》）

# 叶天士

## 眩晕案绎

叶天士（1667~1746），名桂，号香岩，清代医家

眩晕一证，叶氏主要归属肝风，以"阳化内风"立论，由肝胆之风阳上冒所致，并反复指出慎防瘈疭痉厥、跌仆风痱之类。内风乃身中阳气之动变，"非发散可解，非沉寒可清，与六气火风迥异，用辛甘化风方法，乃是补肝用意。"肝为刚脏，非柔润则不能调和。其本质由于精液有亏，肝阴不足，血燥生热，热则风阳上升，窍络阻塞，故头目不清、眩晕跌仆。但是造成风阳上亢的原因，不止一端，有肝、肾、心、肺、脾胃之分。肝为风木之脏，内寄相火，故肝阴易虚，阴虚不能育阳，故肝阳、内风、相火易于动扰上窜，治宜滋补、育养、涵濡扶其阴之不足，宜镇潜、清泄、平熄，抑其阳之有余。肾属水而藏精，肝木赖肾水之涵濡而得以生发条达；若精髓劳损，肾气虚耗，肝失濡养，也使肝阳亢扰，虚风内动，致呈阴液下亏，不能上承，阳夹内风，侮蒙清窍，即所谓"下虚上实"证，治宜"重培其下，冀得风息"，"缓肝之急以息风，滋肾之液以驱热"，"以介类沉潜真阳，咸酸之味为宜"，"大凡肾宜温，肝宜凉，温纳佐凉，乃复方之剂"。心血耗亏，营液内损，既可使肝之阴血因而不足，致虚阳上亢，肝风内动，治宜"养心气以通肝络"；又可使阴不涵阳，心君之火夹厥阴相火炎亢于上，治"先拟清血分中热，继当养血息其内风"。中土脾胃虚惫，肝

失培养，既可造成土衰木旺，肝邪乘脾，"土被木克，脾胃俱伤，先当镇肝阳"，"木横土衰，培中可效，若穷治风痰，便是劫烁，则谬"；又可造成脾为湿困，湿痰夹肝风上干清阳，"治痰须健中，息风可缓晕。"

叶氏养肝阴常用生地、阿胶、白芍、萸肉、桑椹子、芝麻、杞子、当归、川石斛，养肝血常用当归、首乌、枸杞、桂圆肉、阿胶、女贞、旱莲草，清肝热常用羚角、丹皮、菊花、连翘、山栀、桑叶，息肝风常用天麻、钩藤、菊花、白蒺藜，潜肝阳常用牡蛎、龟甲、石决明、磁石，补真阴常用二地、首乌、黑豆、元参、二冬、阿胶、五味子、萸肉、牛膝、补骨脂、菟丝子、鳇鱼胶、淡菜胶、龟甲胶，清心火常用犀角、元参、竹叶心、连翘、石菖蒲、鲜生地，安心神常用枣仁、远志、柏子仁、丹参、茯神、小麦、南枣、炙甘草、莲肉，化痰饮常用半夏、橘红、茯苓、苡仁、竹沥、姜汁、陈皮、川贝、花粉、郁金、枳实、桂枝、附子，健脾胃常用人参、白术、茯苓，通络瘀常用茺蔚子、川芎等。

叶案中，对阴虚阳亢的治法比较完备，而且对后世有一定影响，如《医醇賸义》的羚羊角汤，《杂病证治新义》的天麻钩藤饮，都取法于叶氏。

## 辨 治 规 律

### 一、实证

#### 1. 风火上郁

外风夹火上升，头中清窍痹塞，症见眩晕且痛，治宜火郁发之，用川芎茶调散加味（藁本、辛夷、苍耳子、蔓荆子、川芎、菊花、苦丁茶）。

### 2. 阳升血热

操持积劳，阳升风动，烁筋损液，络脉中热，热化内风在上，上实下虚，症见目眩头晕耳鸣、肢节麻木、口舌糜碎、肤腠瘙痒、肩背掣痛、形体日瘦、脉弦小数等，宜先清血分中热，用羚角犀角方（生地、元参、天冬、丹参、犀角、羚羊角、连翘、竹叶心），如不用犀角，可用清泄络热方（羚角、元参心、鲜生地、连翘心、郁金、菖蒲）。待阳升血热受挫后，继予养血息风善后，用首乌白芍方（首乌、白芍、芝麻、桑叶、天冬、女贞子、茯神、青盐）。如木火上炎，症见头旋不耐烦劳，治宜清热平肝，用生地石决方（生地、丹皮、胡连、石决明、半夏曲、黑山栀、牛膝炭）。如外感后热退头晕，宜调肝胃，用青蒿丹皮方（青蒿、丹皮、知母、半夏曲、橘红、茯苓）。

### 3. 痰火上扰

嗜酒或烦恼，致痰火风在上，症见头眩、烦则火升眩晕、静坐神识稍安、舌干、痰多、脘中不爽、脉左浮、弦数等，宜少阳阳明同治，清肝安胃化痰。重者用羚角连翘方（羚羊角、连翘、豆豉、广皮白、半夏曲、黑山栀，或连翘、黑栀皮、羚角、菊叶、紫菀、郁金、杏仁、瓜蒌皮、鲜菖蒲），兼服局方龙荟丸。轻者用天麻钩藤方（天麻、钩藤、菊花、橘红、半夏曲、茯苓、山栀、花粉），或温胆汤加减（陈皮、茯苓、丹皮、栀皮、半夏、枳实、桑叶、竹茹）。

### 4. 胃虚痰滞

嗜酒伤中，或心神过劳，胃虚生痰，肝风内震，症见头痛眩晕、呕痰咳逆、或吐清水、胸痹窒塞、汗出寒热、肢麻等，宜和胃化痰为主，佐以平肝，用二陈汤加白术、白蒺藜、钩藤、天麻（半夏、陈皮、白术、茯苓、白蒺藜、钩藤、天麻、甘草），或天麻半夏方（天麻、白蒺藜、桂枝、半夏、橘红、茯苓、苡仁、炙草），或大半夏汤合左金丸加减（人参、枳实、茯苓、橘红、半夏、川连、吴萸、石决明、竹沥、姜汁泛丸）。中虚，则兼用人参，如外台茯苓饮加羚角、桂枝、竹沥、姜汁（茯苓、人参、白术、枳实、橘皮、生姜、羚角、桂枝、竹沥、姜汁），如阳微阴聚，致浊气蒙蔽清神，用苓、桂等不应，宜用大半夏汤合附子粳米汤（半夏、人参、白蜜、附子、白粳米），或小半夏汤加味（熟半夏、枳实、茯苓、高粱米、姜汁）。

### 5.血瘀络阻

血络瘀阻，肝风上巅，症见头旋耳鸣、麻痹、足寒、微呕、便涩、月经闭阻等，治从血络，宜祛瘀平肝，用血络方（茺蔚子、柏子仁、枸杞、料豆衣、制首乌、甘菊）。

## 二、虚证

### 1.营虚风动

操持烦劳，营血虚亏，五志阳气，夹内风上扰清空，症见头眩耳鸣、目珠痛、心悸、腰膝酸软等，非发散可解，非沉寒可清，用辛甘化风，养血息风法，用养血息风方（首乌、枸杞、归身、桑叶、胡麻、柏子仁、茯神、天冬、料豆衣），或枸杞桂圆方（枸杞、桂圆肉、归身、炙草、甘菊炭、女贞）。如营虚心热，症见心悸、眩晕、少寐、肌肤如虫行、脉右虚左数等，用养营宁心方（生地、阿胶、麦冬、白芍、小麦、茯神、炙草）。

### 2.阴虚阳升

水亏不能涵木，厥阳化风鼓动，烦劳阳升，症见晕厥、烦劳即发、耳鸣不寐等，治宜缓肝之急以息风，滋肾之液以驱热，佐介类以潜镇，用熟地龟甲方（熟地、龟甲、牡蛎、天冬、萸肉、五味、茯神、牛膝、远志、灵磁石），或首乌甘菊方（首乌、甘菊、枸杞、桑椹子、黑芝麻、巨胜子、牛膝、茯神、青果汁泛丸）。如肝阳亢盛，症见眩晕、气撑至咽、心中惯惯、左脉弦等，用石决明钩藤方（石决明、钩藤、橘红、茯神、鲜生地、羚羊角、桑叶、黄菊）。如肾衰不纳，肝风逆动，清窍渐蒙，症见头晕耳鸣、跗肿、尻骨跟痛、不能健步、但能纳谷安寝，宜温肾凉肝复方治疗，用都气丸加车前子、天冬、建莲为丸（熟地、萸肉、山药、茯苓、丹皮、泽泻、五味、车前、天冬、建莲肉），或首乌补骨脂方（首乌、补骨脂、黄菊、菟丝子、鳇鱼胶、蒺藜、枸杞、胶汁捣丸）。如肾阴亏损，肝风内沸，劫烁津液，症见头晕、喉舌干涸等，宜填阴息风法，用甘酸方（生地、天冬、麦冬、萸肉、阿胶、白芍）。

3. 阴阳两虚

火虚阴邪上干，症见神志冒昧、头旋形寒，治宜补肾中之阴阳，用八味丸。如症见腿软头眩脉细，用八味丸加减（熟地、附子、苁蓉、巴戟、枸杞、茯苓、牛膝、川石斛）。

4. 气营两虚

阴弱气怯，症见头晕肢冷、食下少运，治宜甘温益之，用二陈汤加菟丝子、当归（菟丝子、茯苓、甘草、谷芽、半夏曲、当归、广皮、煨姜）。气弱，症见右目昏花眶垂，治补益其虚，用补中益气汤加减（参须、黄芪、柴胡、归身、蕤仁、白芍、升麻、炙草）。如便血后，头晕耳鸣、肉瞤肢麻，治用三才汤加味（熟地、五味、人参、茯神、龙骨、牡蛎、天冬、湘莲）。

# 方案选析

## 一、天麻钩藤方

**某** 痰火风在上，舌干头眩。

天麻　钩藤　菊花　橘红　半夏曲　茯苓　山栀　花粉。（《临证

指南医案·眩晕》）

主治痰火风在上，症见头眩、舌干、痰多、脘中不爽等。

本方为少阳、阳明同治法，有平肝化痰和胃之功。方中以天麻、钩藤、菊花、山栀清热平肝，从胆治；以橘红、半夏、茯苓、花粉清痰和胃，从胃治。其中花粉一味，有养阴清热和胃之功，作为佐使，颇有意趣。

加减：肝火较甚，加羚角、连翘。脘中不爽，加香豉配山栀，以开发宽中，合栀豉汤法。

### 二、清泄络热方

**王**　辛甘寒，眩晕已缓，此络脉中热，阳气变现，内风上冒，是根本虚在下，热化内风在上，上实下虚，先清标恙。

羚羊角　元参心　鲜生地　连翘心　郁金　石菖蒲。（《临证指南医案·眩晕》）

主治根本虚在上，热化内风在上，络脉中热，阳气变现，上实下虚，眩晕耳鸣，口舌糜碎，肌肤麻木。

上实下虚，络脉中热，先予治标，以清热安神。方中以羚角、连翘心清肝心之火，鲜生地、玄参养阴清热，郁金、石菖蒲开窍安神。此方不但可治内伤肝风卒中，也可治温热动风神迷。

加减：心络热甚，加犀角、竹叶心、丹参。痰滞者，去菖蒲、郁金，加川贝、花粉。

### 三、天麻半夏方

**江**　脉弦劲，眩晕痰多，胸痹窒塞，此清阳少旋，内风日沸，当春地气上升，最虑风痱。

明天麻　白蒺藜　桂枝木　半夏　橘红　茯苓　苡仁　炙草。

（《临证指南医案·眩晕》）

主治痰浊中阻，清阳少旋，内风日沸，眩晕痰多泛恶，胸痹窒塞。

方中以桂枝、半夏、橘红、茯苓、苡仁、炙草祛痰化饮为主，以天麻、白蒺藜平肝息风为佐。此方与后世半夏白术天麻汤意相近，有化痰息风之功。

加减：健脾，加白术、人参。平肝，加钩藤、白蒺藜，甚至羚角。痰多，加竹沥、姜汁。

## 四、泄木安胃方

主治肝阳升腾，胃逆不降，木火犯胃，头晕目眩，心悸，知饥少纳，漾漾欲呕。

方中以桑叶、钩藤泄木清肝，半夏、陈皮、茯苓降逆和胃，远志、菖蒲化痰理郁，金石斛清热养肝阴。全方有泄木安胃之功。

加减：肝火盛，加石决明、羚羊角、黄甘菊。

## 五、养营宁心丸

主治营液内耗，肝阳内风震动，心悸少寐，眩晕耳鸣，脘中气逆嗳噫，少腹气冲至心，四肢麻痹，肌肤如刺如虫行，或睾丸肿硬，脉右虚左数。

本方养血甘缓息风，以生地、阿胶、麦冬、白芍滋养阴血，南枣、小麦、甘草、茯神甘养心气，正合《素问脏气法时论》所说："肝苦急，急食甘以缓之。"

## 六、熟地龟甲方

某 晕厥，烦劳即发，此水亏不能涵木，厥阳化风鼓动，烦劳阳升，病斯发矣。据述幼年即然，药饵恐难杜绝。

熟地四两　龟甲三两　牡蛎三两　天冬两半　萸肉二两　五味一两
茯神二两　牛膝两半　远志七钱　灵磁石一两。(《临证指南医案·眩晕》)

主治水亏不能涵木，厥阳化风鼓动，晕厥，烦劳即发，目昏耳鸣不寐。

方中以熟地、龟甲、天冬、萸肉、五味、牛膝补肾填阴，以牡蛎、磁石镇潜肝阳，以茯神、远志安神平厥。方中有龟甲、萸肉滋填，又有牡蛎、磁石、介石潜镇，以滋肾镇肝为法。

加减：肾精不足，加旱莲草、女贞子（即二至丸），也可加用血肉有情之物，如阿胶、龟甲胶、淡菜胶，并可用青盐引入下焦。心脾不足，可加川斛、建莲、山药以佐心脾。

（陈克正主编《叶天士诊治大全》）

# 尤在泾

## 眩晕方治，羽翼金匮

尤在泾（1650~1749），清代医学家

鸡峰云：夫风眩之病，起于心气不足，胸中蓄热而实，故有头风面热之所为也。痰热相感而动风，风与心火相乱则闷瞀，故谓之风眩闷瞀也。又云：头风目眩者，由血气虚，风邪入脑，而牵引目系故也。五脏六腑之精，皆上注于目，血气与脉并上为目系属于脑，后出于项中，血脉若虚，则为风邪所伤，入脑则转，而目系急，故成眩也。诊其脉洪大而长者，风眩也。

按：眩晕虽为风疾，而有内外之分。鸡峰所谓痰热相感而动风者，风自内生者也。血气虚风邪入脑者，风从外入者也。内风多从热化，引之则弥盛。外风多从虚入，清之则转加。二者不可不辨也。

《素问》云：头痛巅疾，下虚上实，过在足少阴巨阳，甚则入肾，徇蒙招尤，目瞑耳聋，下实上虚，过在足少阳厥阴，甚则入肝。下虚者，肾虚也。故肾虚则头痛；上虚者，肝虚也，故肝虚则头晕。徇蒙者，如以物蒙其首，招摇不定，目瞑耳聋，皆晕之状也。

高鼓峰云：肾阴不足，三阳之焰，震耀于当前，中土虚衰，下逆之光，上薄于巅顶，阴虚而眩者，目中时见火光，土虚而眩者，必兼恶心呕吐也。

按：中土虚衰，不能下蔽真阳，则上乘清道，所谓上入之光也。

然亦有中虚肝气动而晕者，如土薄则木摇也。大抵眩晕多从肝出，故有肝虚头晕，肾虚头痛之说，虽亦有肝病头痛者，要未有眩晕而不兼肝者也。

《圣济总录》云：风头旋者，以气虚怯，所禀不充，阳气不能上至于脑，风邪易入，与气相鼓，致头旋而晕也。亦有胸膈之上，痰水结聚，复犯大寒，阴气逆上，风痰相聚而结，上冲于头，亦令头旋，治当用人参丸、祛痰丸之类者也。

**风虚眩晕方**

**守中丸** 治风虚头眩脑转，目系急，忽然倒仆。

人参 白术 甘菊 枸杞子 山药各二两 白茯苓去皮，十两 麦冬三两 生地黄绞去汁，二十斤

上为细末，先用生地黄汁于银器内，入酥三两，白蜜三两，同煎，逐旋掠取汁上金花令尽，得五升许，于银器内拌炒前七味药，渐渐令干，入白蜜同捣数千杵，丸如梧子大，每服五十丸，空心温酒送下。服百日后，五脏充满，肌肤滑泽。此药须择四季旺相日，或甲子日修合，亦名五芝地仙金髓丸。

**《本事》川芎散** 治风眩头晕。

山萸肉一两 山药 人参 甘菊花 小川芎 茯神各半两

上为细末，每服二钱，酒调下，不拘时，日三服。

**肝厥头晕方**

**《本事》钩藤散**

钩藤 陈皮 半夏 麦冬 茯苓 茯神 人参 甘菊 防风各半两 甘草一分 石膏一两

上为粗末，每服四钱，水一盏半，姜七片，煎七分，去渣温服。

**下虚眩晕方**

**沉香磁石丸** 治上盛下虚，头目眩晕，耳鸣耳聋。

沉香　青盐<sub>并别研</sub>　蔓荆　甘菊<sub>各五钱</sub>　巴戟　葫芦巴　山药<sub>炒</sub>　川椒<sub>去目，炒</sub>　磁石<sub>火煅醋淬，细研水飞</sub>　山萸肉　阳起石<sub>火煅，研</sub>　附子<sub>炮，各一两</sub>

上为细末，用酒煮米和丸，梧子大，每服五十丸，加至七十丸，空心盐汤下。

### 热风头眩方

**羚羊角汤**　治热毒风上冲，头目旋晕，耳内虚鸣。

羚羊角<sub>二两</sub>　菊花<sub>三两</sub>　防风　藁本　元参　黄芩　杏仁<sub>去皮尖</sub>　石菖蒲　甘草<sub>炙，各一两</sub>

每服五钱，水煎，食后温服。一方有羌活，前胡。

（《金匮翼》）

# 何梦瑶

## 眩晕辨治大要

何梦瑶（1693~1764），字报之，号西池，清代医家

眩，惑乱也，从目从玄。玄，黑暗也，谓眼见黑暗也。

虚人久蹲陡起，眼多黑暗是也。晕与运同，旋转也，所见之物皆旋转如飞，世谓之头旋是也，此风火上冲使然。经以掉眩属风木，风即火气之飘忽者，风从火生，火借风煽，观焰得风而旋转可见矣。外风内风，热风冷风，皆能煽火。经言五脏六腑之精气，皆上注于目，然则目之能视者，乃脏腑之精气灵明为之也。此上注之精气，必安静不摇，而后烛物有定。若为风火所煽而旋转，则所见之物亦旋转矣。

此乃目之精气为病，非目睛之转动也。然经谓目系属于脑，出项中，邪指风邪言。中项入深，随目系入脑则脑转，脑转则引目系急，目系急则目转眩。赵以德谓顺静宁谧者水之化，动扰挠乱者火之用，头以脑为主，脑者髓之海，目之瞳子亦肾之精，二者皆属肾。水喜宁静而恶动扰，宁静则清明内持，动扰则散乱昏惑，故目眩脑转云云。则风火煽动，故有脑转系急，而目转眩者乎。六淫七情，饮食痰水诸邪，皆能动火生风，风火盛极即然，虽壮实人亦有之，不必虚弱也，但虚者多耳。昧者定归之虚，试观醉人眼花，与虚何涉哉？刘宗厚以为上实，经以为上虚，非相悖也。盖虚者血与气也，实者风火与痰涎

33

也，正自虚而邪自实也。痰涎随风火上壅，浊阴干于清阳也，故头风眩晕者多痰涎。丹溪谓无痰不作眩，必嗌去而后愈。

治法：

气虚者补中益气汤。见气血虚者补肝养荣汤，或四物汤加味。肾阳虚八味丸，见虚损或黑锡丹。见呃逆肾阴虚六味地黄丸。中脘伏痰呕逆，旋覆花汤。痰闭不出者吐之，独圣散吐之。吐讫可用清上辛凉之药，防风通圣散见中风加半夏等。青黛散嗌鼻取涎神效。痰涎盛而小便结，利下之，但见有吐涎者，知其有痰，半夏、橘红、旋覆等，风痰南星、僵蚕。因停水眩晕者。因湿者头重不起，虚人更甚，五苓散，见伤湿除湿汤。见中湿因热者，烦渴栀子、黄连、甘菊，实者大黄酒炒三次，为末茶调，每一二钱。因气郁者则志气不舒，逍遥散见郁加薄荷、菊花。

虚寒者宜三五七散或芎附汤，见血生料正元饮加鹿茸一钱下灵砂丹，见呕吐正元饮加炒川椒十五粒下茸珠丸，不效则独用鹿茸一味，每服五钱，无灰酒煎，入麝香少许服。缘鹿茸生于头，故治头眩也。泻多脱阴，虚阳上浮，时时眩晕，或视物不见者危。眩晕非天麻不治，不可缺。

（《医碥》）

# 华岫云

## 肝 风

华岫云，清代医家

经云：东方生风，风生木，木生酸，酸生肝。故肝为风木之藏，因有相火内寄，体阴用阳，其性刚，主动主升。全赖肾水以涵之，血液以濡之，肺金清肃下降之令以平之，中宫敦阜之土气以培之，则刚劲之质得为柔和之体，遂其条达畅茂之性，何病之有。倘精液有亏，肝阴不足，血燥生热，热则风阳上升，窍络闭塞，头目不清，眩晕跌仆，甚则痿痱痉厥矣。先生治法，所谓缓肝之急以息风，滋肾之液以驱热，如虎潜、侯氏黑散、地黄饮子、滋肾丸、复脉等方加减，是介以潜之，酸以收之，厚味以填之，或用清上实下之法。若思虑烦劳，身心过动，风阳内扰，则营热心悸，惊怖不寐，胁中动悸，治以酸枣仁汤、补心丹、枕中丹加减，清营中之热，佐以敛摄神志。若因动怒郁勃、痰火风交炽，则有二陈、龙荟；风木过动，必犯中宫，则呕吐不食，法用泄肝安胃，或填补阳明。其他如辛甘化风、甘酸化阴、清金平木，种种治法，未能备叙。然肝风一症，患者甚多，因古人从未以此为病名，故医家每每忽略，余不辞杜撰之咎，特为拈出，另立一门，以便后学考核云。

（《临证指南医案·肝风按》）

# 俞 震

## 眩晕医案按

俞震（1709~1799），字东扶，号惺斋，清代医家

**喻嘉言治吴添官生母** 时多暴怒，以致经行复止，秋间渐觉气逆上厥，如畏舟船之状，动辄晕去，久久卧于床中，时若天翻地覆，不能强起，百般医治不效。因而人参三五分，略宁片刻。最后日服五钱，家产费尽。病转凶险，大热引饮，脑间有如刀劈，食少泻多，已治木，无他望矣。姑延喻诊，喻曰：可治。凡人怒甚，则血菀丁上，而气不返于下，名曰厥巅疾。厥者，逆也。气与血俱逆于高巅，故动辄眩晕也。又以上盛下虚者，过在少阳。少阳者，足少阳胆也。胆之穴皆络于脑，郁怒之火上攻于脑，得补而炽，其痛如劈，同为厥巅之疾也。风火相煽，故振摇而热蒸。木土相凌，故艰食而多泻也。于是会《内经》铁落镇坠之意，以代赭石、龙胆草、芦荟、黄连之属，降其上逆之气；以蜀漆、丹皮、赤芍之属，行其上菀之血；以牡蛎、龙骨、五味之属，敛其浮游之神。最要在每剂药中，生入猪胆汁二枚。盖以少阳热炽，胆汁必干，亟以同类之物济之，资其持危扶颠之用。病者药一入口，便若神返其舍，忘其苦日。连进十数剂，服猪胆二十余枚，热退身凉，饮食有加，便泻自止，始能起床行动数步。然尚觉身轻如叶，不能久支。喻恐药味太苦，不宜多服，减去猪胆及芦、龙等药，加入当归一钱，人参三分，姜、枣为引，平调数日而痊愈。

**金道宾** 喻嘉言诊其脉，左尺和平，右尺如控弦，如贯索，上冲甚锐。喻曰：是病枝叶未有害，本实已先拔。必得之醉而使内也。曰诚有之，但已绝欲二年，服人参斤许。迄今诸无所苦，惟用目转眩，则身非己有，恍若离魂者然，不识可治与否？喻曰：夫人生之阴阳，相抱而不脱。故阳欲上脱，阴下吸之则不脱；阴欲下脱，阳上吸之则不脱。惟大醉后大犯房劳，五脏翻覆，百脉动摇，二气乘之脱离，有顷刻殒于女身者。病之得有今日，犹幸也。但真阳不能潜藏，常欲飞腾泄越耳。治之之法有三：以涩固脱，以重镇怯，以补里虚，更佐以介类沉重下伏之物，引之潜降，使真阳复返其宅，凝然与真阴相恋。再用大封大固之法，可以收功。经云：阳者，亲上者也；阴者，亲下者也。故凡上脱者，妄见妄闻，有如神灵；下脱者，不见不闻，有如聋聩。上脱者，身轻快而汗多淋漓；下脱者，身重着而肉多青紫。昔有新贵人，马上洋洋得意，未及加寓，一笑而逝者，此上脱也。又有入寝而遭魇，身如被杖，九窍出血者，此下脱也。是病始于溺情，继以纵欲，必须大夺其情，永积其精，再加千日之把恃，乃不为倏然之上脱矣。

**附：** 一人忽觉自形作两，并卧，不别真假，不语，问亦无对，乃离魂也。用朱砂、人参、茯苓，浓煎服；真者气爽，假者即化。

**松陵贡士吴友良** 年愈古稀，头目眩晕，服补中益气。始用人参一钱，加至三钱，遂痞满不食，坐不得卧，三昼夜喃喃不休。石顽往候，见其面赤，进退不常，左颊聂聂𥆧动，诊其六脉皆促，或七八至一歇，或三四至一歇。询其平昔起居，云是知命之年，便绝欲自保，饮啖自强。此壮火烁阴，而兼肝风上扰之兆。与生料六味，除去萸萸，易入钩藤，大剂煎服，是夜即得酣寝。其后或加鳖甲，或加龙齿，或加枣仁。有时妄动怒火，达旦不宁，连宵不已，则以秋石汤送灵砂丹，应如桴鼓。盛夏酷暑，则以小剂生脉散代茶。后与六味全料，调理至秋而安。

**震** 眩晕有实有虚。如壮盛人，实痰实火，脉滑大有力者，二陈、苓、栀；不恶心者，用酒制大黄二三钱，或加入，或为末，茶调下。如肥白人，痰多气虚，脉濡大或细软者，六君加芪、附。又《内经》谓诸风掉眩，皆属肝木，故因于外风者，二陈加荆、防、钩藤、天麻；因于内风者，即类中之渐，宜虎、膝、牡蛎、枸杞、首乌、桑叶、菊花、生地、人参。戴复庵曰：头脑挟风，眩晕之甚，抬头则屋转，眼常黑花，如见有物飞动，或见物为两，宜大追风散，或秘旨正元散，加鹿茸，不效。一味鹿茸，每服五钱，酒煎去渣，入麝少许。盖鹿之阳气钟于头，故以类相从也。此即就风之一端而有虚实之分也。若在夏月，有冒暑而眩晕者，又不得概从风治。夫肝为风木之脏，故《内经》以眩晕专责之肝。若肾水亏少，肝枯木动，复挟相火，上踞高巅而眩晕者，近时最多。董载臣曰：妇人患此更多，宜逍遥散为主，轻则合四物，重则合六味加黄连，极有效验。他如晨晕属阳虚，昏晕属阴虚，亦辨证之大旨，未可据以为准。今所选三案，原不越乎诸法，而议论卓荦，方药巧妙，实能驾乎诸法，原本《类案》所载者不及也。

（《古今医案按》）

# 汪文琦

## 眩晕会心录

汪文琦，字蕴谷，清代医家

眩晕一症，有虚晕、火晕、痰晕之不同，治失其要，鲜不误人。医家能审脉辨症，细心体会，斯病无遁情，而药投有验矣。曷言乎虚晕也？如纵欲无节而伤阴，脱血过多而伤阴。痈脓大溃而伤阴，崩淋产后而伤阴，金石破伤失血痛极而伤阴，老年精衰劳倦日积而伤阴，大醉之后湿热相乘而伤阴。其症面赤耳热，口干不渴，烦躁不寐，寒热往来，大便秘而小便赤。其脉或弦细而数，或弦大而数，或细涩而数，无非精血受亏，阴虚为病，盖蒂固则真水闭藏，摇则上虚眩仆，此阴虚之晕也。如劳倦费神而伤阳，呕吐过甚而伤阳，泄泻无度而伤阳，大汗如雨而伤阳，悲哀痛楚大呼大叫而伤阳。其症面色青惨，神倦气乏，畏寒厥冷，身面浮气，大便泄而小便清。其脉或沉细而微，或弦细而迟，或浮大而空，无非元阳被耗，气虚为病，盖禀厚则真火归脏，脏亏则气逆上奔，此阳虚之晕也。治阴虚者，用六味归芍汤，加人参之类，壮水之主，以生精血；治阳亏者，用八味养血汤，加人参之类，益火之源，以生元气。所谓滋苗者，必灌其根也。

曷言乎火运也？如房劳则火起于肾，暴怒则火起于肝，思虑则火起于脾，两耳磬鸣，两目昏黑，上重下轻，眩仆，卒倒，脉象细弱，无非动乱劳扰，虚火为用，盖火藏则清明内持，动扰则掉摇散乱，此虚火之运也。若实火眩晕者，其人必强健，其症必暴发，其渴必引饮，其脉必洪数，其呕酸苦水之味晕稍定，其饮食寒冷之物晕稍缓，其大便燥结解后晕稍止，无非风火相搏，实热为害，盖有余则上盛而火炎，壅塞则火炽而旋转，此实火之晕也。治虚火者，宜六味汤、逍遥散之属，滋阴以制火，舒肝以养脾；治实火者，宜三黄汤、竹叶石膏汤之属，清降以抑火，辛凉以泻热。所谓虚火可补，实火可泻也。

曷言乎痰晕也？如水沸之泛则痰起于肾，风火生涎则痰起于肝，湿饮不行则痰起于脾，头重眼花，脑转眩冒，倦怠嗜卧，食饮不甘，脉象缓滑，无非疲劳过度，虚痰为患，盖清升则浊阴下走，气滞则津液不行，此虚痰之晕也。若实痰眩晕者，其症实而脉实，其积热在阳明，其阻塞在经络，其郁遏在肠间，无非风火结聚，积痰生灾，盖液凝则浊阴泛上，饮停则火逆上升，此实痰之晕也。治虚痰者，宜六味、八味、归脾之属，补脾肾之原，治痰之本；治实痰者，宜二陈汤加芩、连、滚痰丸之属，逐肠胃之热，治痰之标，所谓实实虚虚，补不足而损有余也。

大抵虚晕者，十之六七，兼痰、火者，十之二三。即伤寒眩晕，虽有表散之法，亦多因汗、吐、下后，虚其上焦元气所寒。且今人气禀薄弱，酒色不谨，肝肾亏而内伤剧，致眩晕大作。望其容，则精神昏倦也；闻其声，则语言低微也；察其症，则自汗喘促也；切其脉，则悬悬如丝也。当上之时，须执一定之见，毋惑多歧之臆说，惟投参、芪、术、附重剂，多进庶可转危为安。倘病家畏骤补而生疑，医家见骤补而妄驳，旁人因骤补而物议，以虚症为实火，以参、芪为砒毒，点滴不尝，卒中之变，至危脱之象现，虽有智者，亦无如之何矣，岂不惜哉！

（《杂症会心录》）

# 证辨风火痰虚，治求肝脾肾元

陈修园（1753~1823），名念祖，清代医家

《内经》云：诸风掉眩，皆属于肝。掉，摇也；眩，昏乱旋转也。皆由金衰不能制木，木旺生风，风动火炽，风火皆属阳而主动，相搏则为旋转。《内经》又云上虚则眩，是正气虚而木邪干之也。又云肾虚则头重高摇，髓海不足则脑转耳鸣，皆言不足为病，仲景论眩以痰饮为先，丹溪宗河间之说，亦谓无痰不眩，无火不晕，皆言有余为病。前圣后贤，何其相反如是？余少读景岳之书，专主补虚一说，遵之不效，再搜求古训，然后知景岳于虚实二字，认得死煞，即于风火二字，不能洞悉其所以然也。盖风非外来之风，指厥阴风木而言，与少阳相火同居。厥阴风逆，则风生而火发，故河间以风火立论也。风生必挟木势而克土，土病则聚液而成痰，故仲景以痰饮立论。丹溪以痰火立论也。究之肾为肝母，肾主藏精，精虚则脑海空而头重，故《内经》以肾虚及髓海不足论也。其言虚者，言其病根；其言实者，言其病象，理本一贯。但河间诸公，一于清水、驱风、豁痰，犹未知风、火、痰之所由作也。余惟于寸口脉滑，按之益坚者为上实，遵丹溪以酒大黄治之；如寸口脉大，按之即散者为上虚，以一味鹿茸酒治之；寸口及脉微者，以补中益气汤，或黄芪、白术煎膏入半夏末治之。然欲荣其上，必灌其根，如正元散及六味丸、八味丸，皆峻补肾中水火

之妙剂，乙癸同源，治肾即所以治肝，治肝即所以息风，息风即所以降火，降火即所以治痰。神而明之，存乎其人，难以笔传也。如钩藤、玉竹、菊花、天麻柔润息风之品，无不可于各方中出入加减，以收捷效也。

# 诊　　法

左手脉数，热多；脉涩，有死血；浮弦为肝风。右手滑实为痰积，脉大是久病，虚大是气虚。

正元丹《秘旨》治命门火衰，不能生土，吐利厥冷有时，阴火上冲，则头面赤热，眩晕恶心，浊气逆满，则胸胁刺痛，脐腹胀急。

人参三两，用川乌一两煮汁收入，去川乌；白术二两，用陈皮五钱煎汁收入，去陈皮；茯苓二两，用肉桂六钱酒煎汁收入，晒干勿见火，去桂；甘草一两五钱，用乌药　两煎汁收入，去乌药；黄芪一两五钱，用川芎一两酒煎收入，去川芎；薯蓣一两，用干姜三钱煎汁收入，去干姜。

上六味，除茯苓，文武火缓缓焙干，勿炒伤药性，杵为散，每服三钱。水一盏，姜三片，红枣一枚，擘，煎数沸，入盐一捻，和渣调服。服后饮热酒一杯，以助药力。此方出自虞天益《制药秘旨》，本《千金方》一十三味，却取乌头、姜、桂等辛燥之性，逐味分制四君、芪、薯之中，较七珍散但少粟米，而多红枣，虽其力稍逊原方一等，然雄烈之味既去，则真滓无形，生化有形，允为温补少火之驯剂，而无食气之虞，真《千金方》之功臣也。

**一味鹿茸酒**　注云：缘鹿茸生于头，头晕而主鹿茸，盖以类相从也。

鹿茸半两，酒煎去滓，入麝香少许服。

**一味大黄散**　丹溪云：眩晕不可当者，此方主之。

大黄酒制三次，为末，茶调下，每服一钱至二三钱。

**加味左归饮**　治肾虚头痛如神，并治眩晕目痛。

熟地七钱　山茱萸　怀山药　茯苓　枸杞各三钱　肉苁蓉酒洗，切片，四钱　细辛　炙草各一钱　川芎二钱

水三杯，煎八分，温服。

（《医学从众录》）

# 吴篪

## 眩晕临证医案笔记

*吴篪（1751~1837），字渭泉，江苏如皋人，清代医家*

**相国文秋潭**　头晕目眩耳鸣，心肾不交，夜不能寐，食少无味，诊脉虚迟细。由于思虑不释，劳伤心脾，阳衰气怯，营卫亏损所致，经曰上气不足，耳为之苦鸣，头为之苦倾，目为之眩？是也。宜进人参养荣汤，以补气血俱虚。叠服一月，甚效。嗣加鹿茸为丸，服二料则眩晕诸虚俱愈，缘鹿茸生丁头，头晕而治以鹿茸，盖以类相从也。

**相国王定九**　头晕虚烦，劳则气短而喘，夜不能安睡，手足麻而无力，按寸部虚散，左关弦数。系思虑过度，耗伤心神，气怯则不耐烦扰，血虚则不能荣养筋骨，故渐见衰弱之象。宜服七福饮加茯神、五味子、女贞子，专补心脾气血，可期奏效。

**中丞叶健菴**　兼署闽督时，患头晕气短，遇劳则眩晕尤甚，必静坐须臾方定。余曰：脉浮虚数，乃伏暑炎蒸，案牍思虑，耗神伤气，劳倦日积，兼之年老精衰，营卫俱虚所致也。当进五福饮，以补五脏气血不足，加麦冬、五味子保肺生脉。

**广晓楼**　任南京织造时，余因公赴省往谒，伊云正患眩晕，所服风药痰药血药，不愈。予曰：脉虚细数，由于真阴肝肾不足，不能滋养营卫，且阴虚劳伤过度，则气随精去，以致精髓内亏，而为头昏虚运之疾。宜用六味地黄汤加枸杞、龟甲、人参。服数帖，甚效。嗣以八仙长寿丸加人参、鹿茸、龟胶、枸杞、归、芍服之，乃安。

**全** 喘急气短，自汗，手足厥冷，眩晕，若立舟车之上，起则欲倒，按脉沉微细。皆由年衰真阳不足，虚极乘寒得之也。亟用四味回阳饮，以救元阳。

**钱云** 素禀薄弱，遗精便血，今患头晕眼黑，咳嗽痰涎，治以化痰清热之剂，而眩晕更甚。余按脉虚弦数，系真阴肝肾不足，精血亏损，虚火上炎，而非痰火之疾。按景岳曰：眩晕一证，虚者居其八九，而兼火兼痰者不过十中一二耳。当用六味地黄汤加归、芍、阿胶、女贞子，以治虚为先。

**屠** 脉虚而滑，乃气虚挟痰，以致清阳不升，浊阴不降，则头目眩晕，上重下轻也。宜服六君子汤，以益气祛痰。

**成** 头晕眼黑，气短痰多。以痰火治之，不效。余曰：尺脉沉细，系命门火衰，真阳不足，无根之火失守上炎，而眩晕不止也。非用桂附八味汤加人参、鹿角胶，不克见功。病者因有参、桂，甚骇，后缘眩晕日甚，勉投前剂叠服，颇效，甫知非温补不可也。

**少司寇宋悦砚**（痰火） 素多痰饮，每遇劳役太过，即头目眩晕，诊脉虚数滑。乃阴衰阳胜，包络虚热，饮留膈中，肝气挟痰。按丹溪曰：头眩多挟痰，气虚并火，盖无痰不能作眩，痰因火动也。宜服二陈汤加羚羊角、丹皮、甘菊、蒺藜、山栀、竹茹，以清泄上焦窍络之热，兼疏肝祛痰利湿之法。

**中丞杨阶平** 乾隆乙卯赴礼闱，不第，患头昏眼黑，眩晕欲倒。服滋阴降火之剂，反呕吐痰涎，其运更甚。余曰：脉弦滑数，此肝风火郁，热痰壅盛，风火相搏，上攻头目所致。经曰：诸风掉眩，皆属肝木。《准绳》曰：眩谓眼黑眩也，运如运转之运，世谓头旋是也。即投羚羊角散，以散风火，清痰涎，外用青黛散嗜鼻取涎，则眩晕自止。

**宛平明府杨秋槎** 头晕三月，抬头则屋转，眼常见黑花，如有物飞动，百治不效，将欲引退。余曰：寸脉弱细无神，此上虚眩晕之极。按此证非风火痰湿气血，草木之药所能治者，惟以鹿茸血肉有情法治之，可冀见效。用鹿茸一味，切片酥炙，五钱，无灰酒二盏煎至一盏，入麝少许，温服。病者信服之，后加人参三钱，兼旬乃愈。

**金氏** 吐衄崩漏后，患眩晕大作，目闭眼黑，身转耳聋，饮食不纳，脉芤虚细。乃亡血过多，阳无所附，肝家不能收摄荣气，使诸血失道妄行，此眩晕由于血虚也。即服八珍汤加炮姜、鹿茸、五味子，以补肝养荣益气，自效。

**褚** 右关滑数，此痰火上攻，气不下降，致胸满而作眩晕也。即用清眩化痰汤，自愈。

川芎　黄芩酒炒　天麻　茯苓　橘红　桔梗　半夏　枳壳　甘草

水煎，温服。

**龚**（风火） 患头目眩晕，火气上逆，脉浮弦数。由于风气木旺，是金衰不能制木，而木复生火，风火皆属阳，阳主乎动，两动相搏，则为之旋转也。宜用二陈汤加酒芩、羚羊角、薄荷、川芎、甘菊、山栀，以清上降火、抑肝祛痰之治法。

**樊** 头晕目眩，呕吐涎沫，手足不随，痰盛泄泻。余曰：脉浮滑大，此由风痰涌盛，壅塞经络使然。亟用青州白丸子，姜汤送下三钱，以燥湿散寒、温经逐风。

**少农蒋载门**（肝风） 脉浮滑数，系风热上攻头目，痰涎壅于中脘，致生眩晕呕逆之疾。《内经》曰诸风掉眩，皆属肝木，风主动故也，宜清肝息风、导痰降火，则眩逆自已。

龙脑　薄荷　天麻　甘菊花　橘红　半夏　茯苓　羚羊角　甘草　泽泻

加淡竹叶三钱，生姜二片，水煎，温服。

**皖臬广定山**　左关浮数，右关沉滑，乃肝风内沸，气逆上冲，脾湿停饮，壅塞中脘，致有痰厥眩晕之恙。宜用息风消痰、清火利湿之剂。

半夏　茯苓　羚羊角各钱半　橘红　天麻　甘菊　石菖蒲　泽泻各一钱　甘草五分

水二杯煎一杯，加竹沥、生姜汁少许，冲服。

**梁孝廉**（肝火）　自山右抵京，忽头晕耳聋。有戚好知医，云想系路途劳碌，气虚所致，令服补中益气汤，讵服后神志躁、扰，运闭尤甚。余曰：左关洪大弦数，此肝胆之火上蒙清窍，且目为肝窍，胆脉络于耳，二经火盛，故眩晕耳闭也。宜投当归龙荟丸，每食后服五钱。服至四两，即得大泻，诸经火退，气爽神清。

**和**　素患头痛，时发时止，忽头目火旺，眩晕不可当。余视其形体壮盛，脉浮数滑，此肝经风火所动，上攻头目，热痰壅盛，致为上实之晕。当以酒炒大黄为末，茶汤调下四钱，下去痰火，自止。服四次，甚效。后用二陈汤及菊花茶调散，乃痊。

**庆**（湿痰）　素好饮酒，食少痰多，忽头晕眼黑，恶心烦闷，按右关沉滑。由于过饮则脾湿，多食生冷厚味则生痰，壅滞胸膈，兼之风虚内作，湿痰厥逆而上使然。议投半夏天麻白术汤，以祛湿除痰、健脾益气，使气道通利，则痰自降下，而眩晕亦痊。

**秦**　醉后忽头晕而重，口渴便秘，呕逆腹满，诊脉滑数大。此酒湿相乘，痰涎上逆，故上实下虚，阴受其伤也。当服五苓散加葛花、神曲，以清热利湿。

**朱**（暑火）　脉浮虚而数，此感冒暑火，上蒸于头，以致眩晕也。宜用黄连香薷饮加赤茯苓、山栀、甘菊，以清暑热，则头旋自已。

**那氏**（虚运）　崩淋去血过多，忽头晕眼黑，烦动则气喘昏厥，脉虚细涩。此肝脾肾三阴亏损，血虚气脱之证。即用贞元饮，重加人参，或冀渐痊。若用耗气化痰之剂，是速其危矣。

**唐氏**（肝风） 患头风眩晕有年，每发必掉眩，如立舟车之上。以虚症治之，不效。余诊之，曰：左关浮数而弦，乃诸经气郁血虚，肝有风热也。当宗生生子（孙一奎）用芎䒷散，以祛巅顶风邪而清湿热。

川芎一两 当归三两 羌活 旋覆花 蔓荆子 细辛 石膏 藁本 荆芥穗 半夏曲 防风 熟地 甘草各半两

每服五钱，姜三片，水煎。

**杨氏** 左关弦数，乃血虚气郁，肝火内动，致患头晕眼花。宜用八味逍遥散以疏之。

**吴氏** 头晕眼花，胸胁胀痛，食减痰多，诊左关弦数而劲。系土被木克，郁结生痰，肝胆火升，厥气上逆所致。当疏肝清火、消痰解郁，则前证自除。

柴胡 薄荷 甘菊 半夏 橘红 茯苓 羚羊角 郁金 山槐

水煎，温服。

**眩晕诸剂**

**当归龙荟丸**

当归 龙胆草 栀子 黄连 黄柏 黄芩 大黄 青黛 芦荟 木香 麝香

蜜丸，姜汤下。

**半夏天麻白术汤**

半夏 麦芽 神曲 白术 苍术 人参 黄芪 陈皮 茯苓 泽泻 天麻 干姜 黄柏

**青州白丸子**

白附子 南星各二两 半夏 水浸生衣，七两 川乌去皮脐，五钱

四味俱生用，浸晒为末，糯米糊丸如绿豆大，每服二十丸，姜汤下。瘫痪，酒下；惊风，薄荷汤下。青黛散嗜鼻取涎，治眩神效。

猪牙皂角一个　　延胡索八分　　青黛少许

共为细末，水调豆许，鼻内灌之，先仰卧灌鼻，俟喉间酸味即起，衔钱一文，涎自流下。

（《临证医案笔记》）

# 林珮琴

# 眩晕治裁

林珮琴（1772~1839），号羲桐，清代医家

头为诸阳之会，烦劳伤阳，阳升风动，上扰巅顶。耳目乃清空之窍，风阳旋沸，斯眩晕作焉。良由肝胆乃风木之脏，相火内寄，其性主动主升。或由身心过动，或由情志郁勃。或由地气上腾，或由冬藏不密。或由高年肾液已衰，水不涵木。或由病后精神未复，阴不吸阳，以至目昏耳鸣，震眩不定，甚则心悸舌辣，肢麻筋惕，窹不成寐，动则自汗，起则呕痰。无痰不作眩。此经所谓诸风掉眩，皆属于肝也。顾内风肆横，虚阳上升，非发散可解，非沉寒可清，与治六气风火大异。法宜辛甘化风，或甘酸化阴。叶氏所谓缓肝之急以息风，滋肾之液以驱热，肝风既平，眩晕斯止。其治法，如上焦窍络火郁，用羚羊角、山栀、连翘、天花粉、丹皮、生地、桑叶、钩藤、天麻以泄热，从胆治也。如中虚风阳扰胃，用人参、山药、黄芪、小麦、炙草、龙眼肉以填补，从胃治也。肝风内扰，阳明正当其冲，故须补中。如下元水涸火升，用阿胶、熟地、石斛、何首乌、杞子、天冬、黑芝麻、磁石、五味子以摄纳，从肝肾治也。其阳冒不潜，用牡蛎、淡菜、龟甲。痰多作眩，用茯苓、川贝、橘红、竹沥、姜汁。心悸不寐，用枣仁、麦冬、茯神、龙骨。厥阳不敛，用萸肉、白芍、牛膝炭。土被木克，呕吐不食，宜泄肝安胃，用橘白、木瓜、半夏曲、茯

芩。动怒郁勃，痰火风交炽，用二陈汤下龙荟丸。至于息风之品，如甘菊炭、煨天麻、钩藤之属，皆可随症加入者也。

**褚氏** 高年头晕，冬初因怒猝发，先怔忡而眩仆，汗多如洗，夜不能寐，左寸关脉浮大无伦。此胆气郁勃，煽动君火，虚阳化风，上冒巅顶所致。用丹皮、山栀各钱半，甘菊、白芍俱炒各三钱，钩藤、茯神各三钱，柏子仁、枣仁生研各八分，桑叶二钱，浮小麦二两，南枣四枚，二服悸眩平，汗止熟寐矣。随后用熟地、潞参、五味、茯神、麦冬、莲子、白芍，数服痊愈。凡营液虚，胆火上升蒙窍，须丹、栀、钩藤、桑叶以泄热，炒菊、芍以息风和阳，再加茯神、枣仁、柏子仁、小麦以安神凉心，风静汗止，必收敛营液为宜。

**丰氏** 眩晕痞呕，多酸苦浊沫，肝木乘土，胃虚食减，瘀浊不降，得虚风翔，则倾溢而出，厥阳上冒，清窍为蒙，故眩晕时作。诊脉涩小数，两寸尤甚。先用降浊息风。瓜蒌霜、苏子、半夏、茯苓、杏仁、天麻、甘菊炭、钩藤、橘皮，诸症平，思纳食矣。又照原方去苏子、杏仁、钩藤，加茯神、莲子、钗石斛、荷叶煎汤，十数服而安。

耳鸣，头晕欲呕，伏枕稍定，虚阳上巅，风动痰升，眩呕乃作。宜潜阳息风。牡蛎煅研、白芍、五味、甘菊炭、天麻（煨）、半夏（青盐炒）、生地炒、茯神、枣仁、桑叶，二服随愈。

**肖** 劳力先曾失血数次，近日头眩耳鸣目昏，心悸脘闷，两尺浮大弦劲。相火易炎，龙雷失制，痰随火乘，上干清窍，所谓无痰不作眩悸也。养阴潜阳。淡菜、牡蛎、熟地炭、石斛、甘菊、白芍、贝母、茯神，数服得效后，宜服六味丸。

**许氏** 中年经行太多，目眩头晕。用摄阴和阳。熟地、白芍、甘菊俱炒各二钱，当归醋炒八分，丹皮、牡蛎粉各钱半，甘草炙黑一钱，嫩桑叶三钱，红枣三枚，二服愈。

**王** 伏暑病后失调，脉虚疾，头晕热渴而烦，虚风上巅，议苦辛泄热，佐以甘润。山栀、甘菊、丹皮、麦冬、钗斛、天麻煨、党参、花粉、甘草、嫩桑叶，二服而愈。

**堂兄** 痞后舌辣，津不上朝，头眩肢麻，阳升风动。主和阳息风，佐酸味以生津。鲜生地、玉竹、石斛、白芍、五味、花粉、乌梅、甘菊炭、牡蛎粉、桑枝、黑芝麻，常服效。

**姜** 弱冠劳力伤阳，神疲头眩，发热口苦，食减呕浊，两寸脉数，厥气上冒，有风翔浪涌之势，治以镇阳泄浊。牡蛎、白芍、茯神、橘红、制半夏、吴茱萸、甘菊炭，金器同煎，二服浊降呕止，脉仍小数，头目不清，缘春温胆火上升。仿叶氏泄胆热法。丹皮、嫩桑叶、荷叶边、钩藤、白芍、山栀、生地炭，数服眩除热减，去桑叶、生地炭，加玉竹、茯神、杞子（焙）、山药、熟地俱炒，潞参、莲、枣，脉平。

**肖** 冒雨后湿郁成热，蒸而为黄，宿恙又经操劳，屡次失血，当春虚阳升动，咳而头眩，口干目黄，怔忡失寐。治先清泄火风。生地、石斛、山栀心、茯神、丹皮、羚羊角、杏仁、钩藤、甘菊炒。四服头目清，怔忡息，食进寐稳矣。但神疲力倦。去生地，加参、芍、莲、枣以扶脾元，数服更适。后去羚羊角、杏仁、钩藤、甘菊，加茵陈、松罗茶叶，黄渐退。

（《类证治裁》）

# 谢映庐

## 清痰息风，养血潜阳
## 治疗高年亢阳眩晕

谢映庐，名星焕，字斗文，清代医家

金衙桑观察，过于劳顿，虚阳上冒，更挟痰火，上阻清空，下流足膝，年逾古稀，体质偏阳，头晕脚弱，患此数年，退归静养，医治罔效，召余治之，脉浮滑数大，溢上鱼际，正脉法所云高年之脉也。余曰：高年亢阳为患甚多，徐洄溪云凡年高福厚之人，必有独盛之处，症似不足，其实有余也。

夫头面诸窍，乃清空之地，六阳经脉之所会聚，上窍皆奇，尤为阳中之阳。厥阴风火内旋，蒸腾津液，如云雾之上升，清阳不利，则为眩晕；且痰之为物，随气升降，无处不到，气有余即是火。其冲于上也，则为眩晕；流于下也，则成痿痹；入于肢节，则如瘫痪；藏于包络，则为痫厥。阴不足而阳有余，所谓上实下虚是也。

治以清痰火为先，次息肝风，终以养血潜阳，徐图奏效。

方用鲜橄榄数斤，敲碎煮汁，人乳蒸西洋参、川贝母、钗石斛、桑椹子、白蒺藜、麦冬、山栀皮、竹沥，少佐姜汁，同熬膏，入生矾末，每清晨用开水冲服三四钱，服之眩晕一得颇安。再诊改用茯神、人乳蒸西洋参、石斛、山栀皮、桑椹子、蒺藜、生牡蛎、甜杏仁、川贝母、麦冬、石菖蒲、竹沥、姜汁等，调理两月，渐能步履，而头晕终不能瘥，总须慎阴为是。

（《得心集》）

# 王九峰

## 眩晕案说

王九峰（1753~1815），名之政，清代医家

水亏于下，火炎于上，壮火食气，上虚则眩，头眩足软，如立舟中，咽干口燥，梦泄频频。少阴肾脉上循喉，有梦而泄主于心。精不化气，水不上承，明验也。清上实下，是其大法。肾水亏，必盗气于金，金衰不能平木，水虚不能涵木，木燥生火，煎熬津液变痰。丹溪所谓无痰不作眩是也。脉来软数兼弦，值春令阳升，防其痉厥。乙癸同源，法宜壮水。地黄汤加半夏、沙苑。

经以上气不足，脑为之不满，耳为之苦鸣，头为之旋，目为之眩。素本脾肾不足，抑郁不宜，气郁化火，土郁生痰，上扰精明之府，颠眩如驾风云，卒然愦乱，倏尔神清，非类中之比。脉来软数无神，原当壮水之主，上病下取，滋苗灌根。第痰伏中州，清气无由上达，下气无以上承。姑拟治痰为主，以半夏白术天麻丸加减。

半夏　冬术　天麻　南星　橘红　洋参　当归　川芎　柴胡　五倍子

共为末，用竹沥三两，姜汁和水为丸

上实则头痛，下虚则头眩，邪气盛则实，精气夺则虚。诸风掉眩，皆属于肝，头痛颠疾，下虚上实。河间云：风主动故也。风气甚，则头目旋转，风木旺，必是金衰。金衰不能平木，木复生火，风

火皆属阳，阳主乎动，两阳相搏，则头为之眩，故火本动也。火焰得风则自然旋转。上实为太阳有余，下虚乃少阴不足。少阴虚，不能引巨阳之气则颠痛，肾精虚，不能充盈髓海则颠眩。润血息风，肃金平木，固是良谋。然上病下取，滋苗灌根，又当补肾。

熟地黄　鹿胶　枸杞子　龟甲炙　牡蛎　怀山药　当归　山萸肉　菟丝子

血虚肝风上扰，头眩肢酸，腰脊时痛、当归养荣加味。

四物加蒺藜　丹参　柏子仁　杜仲　桑枝　香附　炙草　芝麻　大枣

脉弦细，按之稍滑，营卫两亏，痰气结中，中脘板闷，嗳气不舒，内热食少，有时肢抽肉瞤所谓血虚肝风扰络，延久须防晕厥。拟进化痰镇逆法。

代赭石　橘络　苏梗　香附　茯苓　枣　金沸草　蒺藜　党参　沉香　当归　藕

（《王九峰医案》）

# 蒋宝素

## 风亦能眩，痰亦能眩，保元为主
## 肝病治脾，心病治肾，治当缓图

蒋宝素（1795~1873年），丹徒人，号问斋。清代名医

头眩为小中风。中风即大头眩。外风之眩犹真中，内风之眩犹类中。然无虚不眩。风亦能眩，痰亦能眩，保元为主。眩晕欲倾，卧不能起，恶风不欲去衣，咳喘痰多，食少。风乘虚入，扶正为先。

苏叶　人参　赤茯苓　甘草炙　制半夏　陈橘皮　甜杏仁泥　甜桔梗　桂枝　赤芍药　生姜　大枣

高巅之上，惟风可到。风从虚受，头为之旋，目为之眩。汉光武感风吐、眩，可为风眩之据。桂枝汤加味主之。

桂枝　人参　甘草炙　赤芍药　制半夏　明天麻　冬白术　生姜　大枣

经以春脉太过，令人眩冒。风邪入脑，引目系，脑转则头旋。

独活　荆芥　桂枝　白菊花　赤茯苓　甘草炙　制半夏　新会皮　生姜

眩，悬也。目视动乱，如物悬摇无定。当从风治。

大生地　人参　老苏梗　川芎　白菊花　制半夏　冬白术　明天麻　荆芥

素称善饮，痰热素盛，醉卧当风。风眩，卧不能起。

制半夏　冬白术　明天麻　天花粉　黄芩　川黄连　白菊花　牛胆星　酒制大黄

无灰酒一杯，和长流水煎。温服。

肝郁化火，脾湿生痰，火炎痰扰，热甚生风，风眩如载舟车。有类中、风痱之虑。

川黄连　黄芩　川黄柏　黑山栀　制半夏　制南星　陈橘皮　甜桔梗　明天麻　淡竹沥　生姜汁

经以诸风掉眩，皆属于肝。河间云：风主动故也。风气甚，则头目旋转者，由风木旺，必是金衰。金不平木，木复生火，风火皆属阳。阳主乎动，两动相搏，则头为之旋。火本动也，焰得风，则自然旋转是矣。

明天麻　白菊花　大麦冬　羚羊角　大生地　当归身　川黄连　抱木茯神

风眩屡发，阴亏为本，痰热为标。痰犹良民化为盗贼，岂可尽攻。阴难骤补，治当以渐。呕吐时作，虚火间起，良由过用神思，心劳肾损，脏阴营液潜消，已非一日，逮夫精力就衰，由微而竭，势所必然。法当补阴制火，清气化痰，标本兼治。宜乎裁节嗜欲，恬谈自守，方克全济。

大生地　怀山药　山萸肉　云茯苓　羚羊角　建泽泻　天花粉　黄芩酒炒　制半夏　制南星　生姜汁　淡竹沥

经以上虚则眩。汗为心液。五志过极，皆从火化。心神过用，虑竭将来，追穷已往，驯致肝肾阴亏，龙雷火起，汗眩交并，如驾风云。高卧不能动摇，动则天旋地转，甚则心烦虑乱，不知所从。似类中而近煎厥，难期速效。当以缓图，假以岁月，辅以药饵，方克有济。

大生地　怀山药　山萸肉　赤茯苓　建泽泻　川黄连　羚羊

角　淡竹沥　生姜汁

服药四剂，汗眩虽减，心更烦乱，脉仍细软。经以上气不足，脑为之不满，耳为之苦鸣，头为之苦倾，目为之眩。上不足者，必由于下。心烦乱者，必因肾虚。症本深思远虑，扰动五志之阳，化作龙雷之火，消烁脏阴营液。经旨有煎厥症名，近于此也。上病下取，滋苗灌根，实下为主。

大熟地　怀山药　山萸肉　云茯苓　人参　鹿茸　玄武板　大麦冬　五味子　生牡蛎　淡竹沥

实下之剂，又服四剂，汗眩渐平，心烦较定。然脏阴营液久亏难复。所谓阴者，即五脏六腑清淳之精，非独足少阴肾水之阴也。阴之受伤，由阳气先伤。所谓阳者，即五脏六腑五五二十五阳太和之气，非独手少阴心火之阳也。阳邪之至，害必归阴。五脏之伤，穷必及肾。火有君相，天一生水，坎离本不相离，水火同居一窟。心君百凡俱动，肾相翕然而起，煎熬阴液，昼夜不息，甚于愁火。补阴必得五脏六腑之精充，潜阳必得二十五阳太和之气固，岂独心肾为然哉。无阳则阴无以生，无阴则阳无以化。阳生阴长，阴从阳化，又当以化源为主。然脏腑各有化源，又非独脾肾为然也。用此观之，阴阳、水火、脏腑、气血，未易分途治也。爰以六味、三才、生脉、二仙、二至，合为偶方主治。

大生地　牡丹皮　建泽泻　怀山药　山萸肉　云茯苓　天门冬　人参　五味子　麦门冬　玄武板　紫鹿茸　女贞子　旱莲草

水叠丸。早晚各服三钱，淡盐汤下。

眩晕欲倾，心胆自怯。诸风掉眩，皆属于肝。上病下取，滋苗灌根，肝病治脾，心病治肾。

大熟地　怀山药　山萸肉　人参　云茯苓　冬白术　甘草炙　制半夏　陈橘皮　酸枣仁　远志肉

素多郁怒肝伤。曾患肠风下血，血去阴亏火旺，木燥风生。风火盘旋，头眩眼花，不能起坐。虚里穴动为怔忡，小便浑浊属于热。浊时形神舒展者，肝主小便，肝火下降也。清时反觉不安者，肝火上升也。得食诸症暂平者，显系内虚也。遍身疼痛，遊走不定者，二气源头不足以流畅诸经也。所服诸方都是法程，仍请一手调治，何必远涉就诊。

大熟地　粉丹皮　建泽泻　怀山药　山萸肉　云茯苓　人参　大麦冬　五味子

诸风掉眩，皆属于肝。肝木犯中，脾湿生痰。风振痰升，眩晕屡发。面色黄如秋叶，为阴黄。厥阴肝脉与督脉会于巅顶，肝阳上扰，巅顶蝉鸣。胃脉在足，胃气不得下通，故足冷至膝。木击金鸣为咳。虚里穴动为怔忡。阴不敛阳则不寐，内风鼓动则肉瞤，风淫末疾则肢颤，带脉不固则带下，阳虚汗自出，肝热溺自赤。脉来弦细少神，有类中偏枯之虑。切戒烦劳动怒，安心静养为宜。

大熟地　人参　白茯神　冬白术　甘草炙　当归身　柏子仁　酸枣仁　广木香　绵州黄芪　老生姜　大南枣

非风不眩，无虚不晕。当脐气动，筋惕肉瞤。《内经》有虚里穴动之旨。扁鹊、仲景有脐之上下左右动气，不可汗、下等症。总是阴亏气馁，法当脾肾双培。

大熟地　怀山药　山萸肉　云茯苓　人参　绵黄芪　冬白术　甘草炙　当归身　酸枣仁　远志肉　龙眼肉

头眩如立舟车，心内空悬无倚。

大熟地　人参　当归身　白茯神　冬白术　甘草炙　酸枣仁　柏子仁　大麦冬　五味子　大白芍

六淫头眩，属表。伤风咳嗽，亦令头眩。治宜平散。

荆芥　青防风　川芎　赤茯苓　甘草炙　制半夏　陈橘皮　桔

梗　生姜

痰因火动，头眩莫能自主，屡发不已。防转五痫。

川黄连　黄芩　制半夏　制南星　枳壳　化州橘红　天花粉　淡竹沥

邑邑不能久立。久坐，起则头眩，眊眊无所见，乃阴阳内夺之使然也。宜《医话》参茸六味汤。

人参　紫鹿茸　大熟地　牡丹皮　建泽泻　怀山药　山萸肉　云茯苓

（《问斋医案》）

# 马培之

## 眩晕医案举隅

马培之（1820~1903），名文植，晚清医家

**福建，陈松生** 心肾营阴不足，水不涵木，厥阴气火易升，作劳用心，则头眩胸闷，顽颡作干，严寒之时，则咽干益甚，此阳不潜藏，肾阴不能上承。养心育肾，兼柔肝木。

大生地炙 归身 淮药 黑料豆 柏仁 沙苑 合欢皮 乌芝麻 茯神 红枣 牡蛎 女贞子

膏方：加於术、麦冬、佩兰、广皮、玉竹、龙齿，去合欢皮。

**安徽，瞿左** 肾水不足，不能涵木，肝阳上升，脾胃之津被耗。火升、头眩、口干，甚则昏晕惺忪，汗出而冷，虑成煎厥之侯，不宜烦劳思虑。拟滋肾柔肝，兼养脾胃。

生地 当归 丹皮 黑料豆 茯苓 牡蛎 麦冬 女贞 石斛 沙参 杭菊 龙齿 柏子仁

**吕城，左** 肝阳风火上扰，头眩耳鸣，舌本及颊腮麻木，牙紧咽干，饮食不香。拟养阴柔肝。

丹参 南沙参 生地 僵蚕 羚羊片 玄参 麦冬 菊花炭 白芍一钱五分 石决 蔓荆子 甘蔗

**泰兴，章右** 肾水不足，加以操劳，心火肝阳上升。头眩耳鸣，惺忪目花，口鼻火生。拟滋水以潜阳光。

北沙参　天麦冬　丹皮　菊花炭　川斛　石决　玄参　淮山药　黑料豆　合欢皮

复诊：一水而以济五火，肾是也。烦劳伤阴，心火肝阳浮越于上，以致眩晕、耳鸣、惺忪、咽干作呛，口鼻火生。进滋水制阳，脉数较静，阴气稍复，阳火较敛。宗前法治。

大生地　北沙参　杏仁　玄参　丹皮　石斛　黑料豆　菊花炭　女贞　牡蛎　黑芝麻　天麦冬　象贝

膏滋方，加阿胶、茯神、龙齿、石决、毛燕，冰糖收膏。

**某**　脉形细涩关弦，血少脾虚，头目作眩，素有血疾，频频举发，两膝间时麻冷，肝藏血主筋，血虚筋脉不荣。拟养阴、舒络、息风。

当归　白芍　生地炙　蒺藜　丹参　秦艽　蚕沙　橘红　明天麻　桂枝　木瓜　桑枝　红枣

又洗方：当归、桂枝、羌活、秦艽、艾叶、木瓜，酒煎洗。

**徐**　肝肾阴亏血少，肝阳太旺，脾肾受伤，胸腹气撑作胀，心神不安，眩晕耳鸣，腰酸足软。当养阴以柔肝木。

沙参　当归　黑料豆　柏子仁　煅牡蛎　红枣　橘白　茯神　女贞子　合欢皮　生地　藕炭

**某**　自幼乏乳，阴分本亏，水不涵木，阳化内风，煽动不宁，四肢战震，心胆自怯。《经》云：诸风掉眩，皆属于肝。血少肝虚，当以柔息。

生地蛤粉炒　柏子仁　天麻　钩藤　当归　丹参　沙参　煅龙骨　白蒺藜鸡子黄拌炒　橘红　白芍　夜交藤

**周**　肝阴不足，肝阳有余，肺有积热，两目昏红，能远视不能近视，头目作眩，喉际粟颗梗痛，内热，脉细微数。当养阴以清肝肺。

沙参　川贝　麦冬　丹皮　桔梗　夏枯草　蝉衣　菊花　石决

枳壳　桑叶　黑芝麻

某　肝肾阴亏血少，厥阳上冒，头项作痛，眩晕心悸，甚则作吐，脉弦细右虚。当肝肾并调，兼息虚风。

归身　川芎　炙草　党参　天麻　白芍　杞子　冬术　法半夏　陈皮　潼白蒺藜　红枣

某　脾肾两亏，中阳受馁，肝火易升。偶遇外风，头眩脘闷，口干舌燥，下部乏力。拟调中养营，兼以柔肝。

当归　东洋参　牡蛎　枣仁　茯神　山药　潼沙苑　白芍　生地　黑料豆　甘草炙　红枣　陈皮

某　阴虚脾弱，胃气不和，胸脘不舒，纳谷不香，四肢乏力，卧而昏迷，不时耳鸣，头胀目痛，心肾液虚，阳不潜藏。宜先养心脾，以和胃气，后商补肾。

当归　淮山药　孩儿参米炒　佩兰　茯神　谷芽炒　黑料豆　芡实　陈皮　破故纸　丹参　莲子

某　肝肾阴亏于下，虚阳浮越于上，腰半以下重着无力，头目眩晕，理当填补于下，但舌苔黄滑，中夹湿邪，腻补非宜。拟育阴清上。

生地红花煎水拌炒　当归　怀牛膝　川断　杜仲　制半夏　陈皮　苡仁　女贞子　菟丝子　黑料豆　五加皮　红枣

某　左脉虚细而弦，是营亏而肝气胜也；右部亦弦而带滑，肝木反应于脾，是木乘土位也。且男以肾为先天，女以肝为先天，良以肝为血海，又当冲脉。故尤为妇科所重。平昔操劳，营血因之耗散，六经拂郁，肝木所以怒张。头眩、通体倦慵，肢节酸痛，胁肋不舒，饮食减少，实由于此。惟抱恙半载，虚体夹风，未易骤解。

先拟调营柔肝，兼和脾胃，俾风木渐定，再进补剂。

归身二钱　白芍酒炒，一钱五分　茯神二钱　丹参二钱　柏子仁

三钱　天麻八分　菊花二钱　郁金一钱　橘红五分　合欢皮三钱　石决五钱　橘饼一钱　桑枝三钱　玫瑰花五分

复诊：前投调荣柔肝，兼和脾胃，一夜安眠，胸中亦舒，颇为得效。宜继以荣卫并调，息风解郁法。

党参三钱　茯神二钱　冬术一钱　归身二钱　郁金杵碎，二钱　白芍一钱　牡蛎四钱　玫瑰花五分　明天麻一钱　龙齿二钱　菊花二钱　广陈皮一钱　砂仁一钱　橘饼三钱

（《马培之医案》）

张聿青

# 营亏肝旺，中气痞阻眩晕案

张聿青（1844~1905），名乃修，晚清医家

**陈右** 营血不足，肝气有余。中气痞阻，眩晕耳鸣，心悸少寐，宜养血息肝。

制香附　金铃子　白归身　白芍清　阿胶　枣仁炒　朱茯神　决明煅　白蒺藜　天麻煨　甘菊花

二诊：向有肝厥，肝气化火，劫烁明津，致营液不能营养，遍身筋骨作痛，眩晕心悸耳鸣，颧红火升，热熏胸中，胸次窒闷，肾水不能上潮于心，时常倦睡，脉细弦，尺涩。宜滋肾之液，以息风木。

阿胶珠　生地　天冬　黑豆　衣元参　白芍　女贞子　朱茯神　生牡蛎　白归身　淮小麦

三诊：《素问·生气通天论》曰：阳气者精则养神，柔则养筋。又曰：阳气者，烦劳则张，精绝，辟积于夏，使人煎厥。《内经》极言阳火内燃，气血煎熬，阴不含抱，阳火独炎，一时据述操持烦劳，甚于平人。显由烦劳激动阳气，壮火食气，遂致阳明络空，风阳乘虚入络，营血不能荣养筋络，是失其柔则养筋之常也。心为阳，心之神为阳中之阳，然神机转运，则神气灵明，神机不运，则神气蒙昧，所以离中必虚，其足以转运阳神者，阴津而已矣。今风阳亢盛，阴津日亏，虽有阳神，而机枢不运，所以迷沉善寐，是失其精则养神之常

也。舌苔或黄或白，或厚腻异常，有似阴虚之中，复夹湿邪为患。殊不知人必有胃，胃必有浊，浊随虚火升浮，舌苔自然变异，从可知浊乃假浊，虚乃真虚也。治之之法，惟有甘以益胃，滋肾祛热，以息风木，然必安静勿劳，方能奏功，不可不知。

大生地六两　白归身酒炒，二两　木瓜皮炒，一两五钱　杭白芍酒炒，二两　大熟地四两　黑元参三两　朱茯神三两　黑豆衣三两　肥玉竹三两　大天冬三两　金石斛劈开，四两　潼沙苑秋石水炒，二两

女贞子酒蒸，三两　大麦冬三两　西洋参三两　野於术人乳拌蒸，一两　甘杞子秋石水炒，三两　柏子仁去油，三两　厚杜仲秋石水炒，三两　小兼条参秋石水煎冲入，八钱　生熟甘草各七钱　粉丹皮二两　生牡蛎八两　陈阿胶溶化冲，四两　龟甲胶溶化冲，四两

右药煎三次，去渣，再煎极浓，以溶化二胶兼条参汤冲入收膏，每晨服七八钱，渐加至一两余，开水冲化。

（《张聿青医案》）

# 陈莲舫

## 毓阴潜阳寻常法，化痰开郁或佐之

陈莲舫（1837~1914），清末医家

## 眩 晕 耳 鸣

光绪皇帝，戊申四月十七日请得皇上脉弦数均减，重按轻按无力而软。以脉议证，头为诸阳之会，足为至阴之部，虚阳少潜，耳窍堵响未平，又为眩晕，真阴不充，足胫酸痛就轻，又移腰跨。先天之本虚，后天之气弱，胃之容物，脾之消滞，升降失度，清浊每易混淆，所以脘宇膜胀作嗳，更衣溏结不调。处方用药，谨拟阴不能不养，藉以解热息风；气不能不调，藉以运滞化湿。

生於术一钱　杭菊花钱半　夏曲炒，钱半　金毛脊去毛，三钱　金石斛三钱　生白芍钱半　黑穞豆三钱

引用干荷叶边（一圈）、酒炒嫩桑枝（三钱）。

四月二十二日请得皇上脉细软如前，又起数象带弦。弦属阴虚火旺，数属阳不潜藏，所以诸恙纷叠而来，耳响作堵，骤为眩晕，足跟尚痛，又觉酸软，种种上盛下虚。由于肾真亏弱，腰俞疼痛尤甚，咳嗽转动，皆为牵引。应当填补相宜，惟以中虚气滞，纳食消运尚迟，大便溏结不定。向来虚不受补，斟酌于虚实之间，谨拟镇肝熄热，安

中和络。

大生地三钱　龙齿煅，三钱　扁豆衣三钱　夏曲炒，钱半　川断炒，三钱　白蒺藜三钱　桑梗炒，三钱　抱茯神辰砂拌，三钱

引用丝瓜络钱半。

四月二十七日请得皇上脉左三关均细软无力，右寸关独见濡浮，此阴虚阳旺所致。《经》云：阴在内，阳之守也；阳在外，阴之使也。阴不敛阳，浮阳上越，阳不引阴，阴失下贯，遂至耳窍蒙听、鸣响不止、足跟酸痛、筋络时掣。阴阳本互为其根，其禀承悉由于肾封藏内虚，精关因之不固。遗泄后腰痛跨酸有增无减，诸恙亦未见平，头晕口渴，纳食泛酸，大便溏泄。按证调理，谨拟运水谷之精华，调气营之敷布，则令阳平阴秘，精神乃复。

野於术钱半　黑料豆三钱　西洋参钱半　甘草炙，四分　双钩藤钱半　川断炒，三钱　潼蒺藜三钱　杭菊花钱半

引用酒炒桑枝三钱。

五月初九日请得皇上脉左右皆软，两尺尤甚，由于夏季损气，气失运行。《经》云：百病生于气。表虚为气散，里滞为气阻，冲和之气致偏，气火上升则耳病，气痹不宣则足病。气之所以亏者又归肾，肾关久不为固，所谓精生气，气化神之用有所不足。腰跨之痛有增少减，且神倦无力，心烦口渴，食物运迟，大便见溏。总赅病机，按以时令，拟甘温其气，参以柔肝养心。

潞党参二钱　生白芍钱半　野於术钱半　白茯神三钱　焦夏曲钱半　甘草炙，五分

引用桑寄生三钱、陈橘络五分。

初十日请得皇上脉右寸濡细，属肺气之虚，左寸细小，属心阴之弱；左关属肝，右属脾胃，见为细弦，系木邪侮中；两尺属肾，一主火，一主水，按之无力，当是水火两亏之象。三焦俱及，

诸体欠舒，所以腰跨痛胀，大便溏稀，上起舌泡，下发遗泄，无非阳不潜藏，生风郁热。现在耳窍蒙堵，鸣响更甚。再谨拟和阳清阴之法。

潞党参三钱　辰茯神三钱　寸麦冬钱半　扁豆衣钱半　白蒺藜三钱元金斛三钱　生白芍钱半　双钩藤钱半

引用路路通三枚、桑寄生三钱、莲子心七根、阳春砂仁三分。

十一日请得皇上脉左右六部如昨，两尺细软更甚。肾为先天之本，肾家之症，虚多实少。肾为胃关，少宣行则纳食运迟也；肾司二便，少蒸化则大便不调也。且腰为肾腑，耳为肾窍，现在腰痛尚可支持，而耳堵日甚一日。古贤论耳病，实者在肝胆，虚者在肝肾。肝阳不潜，由于肾水不足，所有跨酸筋跳、心烦口渴，亦关封藏为主。谨拟三才封髓丸滋肾水、息肝火。汪昂云：合天地人之药饵，为上中下之调理。其推重如是。

天门冬糯米炒，一两　川黄柏盐水炒，六钱　甘草炙，四钱　潞党参三钱　大生地炒，二两　阳春砂仁七钱

上药先粗捣，再研细末，水泛为丸。每用三钱，早晚分服，亦可开水送下。

十二日请得皇上脉六部细软，今日略有数象，以脉论证，诸恙勿增勿减，吃紧者又在耳患。耳内由响而蒙，由蒙而堵，甚至听音不真。古人以《内经》详病，精虚则为蒙，属肾；气逆则为堵，属胆。胆与肝为表里，肾与肝为乙癸，所以肝火化风，一时俱升。至于腰俞酸重，跨筋跳动，脘满运迟，大便不调，神倦口渴，种种见证，谨拟煎丸分调，丸以补下，煎以清热。

制萸肉钱半　远志肉钱半　石决明三钱　霍石斛三钱　细菖蒲四分冬桑叶钱半　辰茯神三钱　钩藤钩钱半

引用荷叶边一圈、路路通三枚、红枣五个、炒麦芽及谷芽各三钱。

# 头胀兼马刀痈证

**李卓如**　木火心阳煽烁不息，两日来头顶发攻，目眩项胀增而不减，因之夜寐维艰，精神亦困，其内风为嗜撷，内痰为凝聚。脉今诊浮而兼弦。再拟清阴息风、和络化痰。

西洋参　上川连元米炒　杭菊花　川贝母　制女贞　桑麻丸煎入　黑料豆　石决明　抱木神辰砂拌　生白芍　竹沥夏　明玳瑁

冲濂珠粉一分，鸡子黄一枚。

少火不足，壮火转为有余，清空胀势有增少减，牵连不寐，必至起坐胀觉较松。龙雷跃跃为升内风，内痰与之扰攘。脉尚偏于弦，舌糙而腻。用潜阳育阴，参以息风化痰。

吉林须另煎　玄武板炙　左牡蛎　白蒺藜去刺　宋半夏　寸麦冬去心　竹二青　陈阿胶　生白芍　杭菊花　潼蒺藜　抱木神　海贝齿　鸡子黄调冲

头胀如前，疮势亦如前，连进数剂，一无小效。心为君主之权，肝为将军之职，脏病不同腑病，七情不同六淫，自难指日奏效。脉劲大病进，细软病退，病易变动，由于风痰起伏故也。

西洋参　杭菊花　龟甲炙　煅龙齿　白蒺藜　广橘络　洋青铅　陈阿胶　煅牡蛎　天竺黄　抱木神　沙苑子　海贝齿　竹二青　鸡子黄调冲

数十年宦途操心，心气不足，假用于肝。肝为罢极之本，遂至生风挟痰，扰攘头项。巅顶之上，惟肝可到，所以胀势更凶。肝与胆为表里。肝火煽烁，胆汁为痰，凝住坚块，属马刀痈，未至石疽。肝通于心，则为艰寐。心不交肾，小便反多，气火有升，津液内枯，大便容易艰燥。历治旬余，尚少把握，由于脉之早晚不定，起伏不定，大致弦滑为多，细软为少。种种气虚生痰，阴虚生风，痰热互郁，郁火内生。不能凉化者，为少火内亏也；不能温补者，为壮火内炽也。虽主潜阳育阴，而息风化痰必得配合其间，方无偏胜。大致夏热秋燥，与病不甚合一，大转机者，入中秋以后以冀向安，饮食起居尤须加意于服药之外。未识高明以为然否？

**轻方**

西洋参钱半　海贝齿钱半　广橘络一钱　丹参炒，钱半　丝瓜络三寸　元生地三钱　明玳瑁八分　东白芍钱半　川贝母去心，钱半　抱茯神三钱　杭菊花钱半　白蒺藜去刺，三钱　合欢皮三钱

**重方**

吉林须八分　煅牡蛎三钱　抱木神三钱　梧桐花钱半　丝瓜络三寸　陈阿胶蛤粉炒，钱半　东白芍钱半　海贝齿钱半　伸筋草钱半　龟板炙，三分　丹参炒，钱半　白蒺藜去刺，三钱　新会络一钱　濂珠粉一分　竹二青玫瑰露炒，钱半

**未来之证**

便溏汗多，气喘溺数，潮热头眩，足肿。

**现在之证**

艰寐，疮势抽痛胀大，头部胀甚。

**有备无患**

便溏加夏曲钱半　扁豆皮三钱　轻方去生地　玳瑁，重方去龟甲　阿胶。

汗多加炒淮麦三钱、稻根（一扎煎洗，用糯稻根为要）。

气喘加广蛤蚧炙去首足，八分、淡秋石八分。溺数加覆盆子三钱、桑螵蛸炒，钱半。

潮热不服重方，但服轻方，加青蒿子钱半，柔白薇钱半。

头眩而加汗多，心神恍惚，不得已服黑锡丹五分，一天三服，只服一天而止。

口干舌绛加寸麦冬去心钱半、霍石斛三钱。足肿加生於术钱半、白茯苓三钱、焦苡仁三钱，轻方去玳瑁，重方去龟甲、牡蛎。

难寐加夜交藤钱半，枣仁（炒）三钱。

现在两方加减：

疮势胀大加晚蚕沙三钱、醋炒青皮一钱、光杏仁三钱、白海粉三钱、白归须钱半、海藻钱半。

阳和汤不能服。

头胀甚加大熟地三钱，灵磁石三钱。或嫌重坠，用元精石三钱、虎头骨钱半。

以上之证，方中早已照顾，姑备数味参用。

旱莲草，霍石斛，萹蓄草，制女贞，竹三七，淡秋石，不得已服童便。

不用诸方：阳和丸，归脾丸，大活络丹，指迷茯苓丸，人参再造丸，都气丸。

可酌用丸方：天王补心丹、生脉散、酸枣仁汤、首乌丸。

夏天感冒风热：如身热咳嗽，头项更胀，口干，服二三剂不等，平即不服。

冬桑叶钱半　新会红一钱　焦苡仁三钱　佛手花四分　柔白薇钱半　光杏仁三钱　嫩钩藤钱半　川石斛三钱　左秦艽钱半　竹二青钱半　川贝母去心　杭菊花钱半　荷叶一角　香青蒿钱半

**感冒暑湿**

佩兰叶钱半　新会红一钱　益元散三钱　夏曲炒，钱半　白茯苓三钱　竹二青钱半　厚朴花四分　黄防风钱半　焦苡仁三钱　川通草四分　荷梗三寸

**食物酌用**

燕窝或白或毛　莲子　绿豆汤　稻叶露　白木耳　芡实　荷花露

鲜藕　梨　苹果　吉林参（逢节用荷花露煎服）。

冬天宜服：鱼肚、红旗参。

## 眩晕兼足弱证

**罗少耕**　久病痰体，痰邪随伏随起，自病以来，阴虚于下，阳冒于上，早有耳蒙，又有溺数。近复晕眩骤作，两足不能自持，步履维艰，大似上重下轻之势。上重者属热，心肝必有郁火；下轻者属寒，脾胃又为两亏。用药遂极其牵制，非铢两病端，实不易落笔。拟煎丸并用，煎主熄养其上，丸主温纳其下，调理分服，可通西法，所为上为压力，下为吸力是也。

**煎方**

大生地三钱　西洋参二钱　潼蒺藜三钱　白蒺藜三钱　黑料豆三钱　宋半夏钱半　川贝母二钱　桑寄生三钱　杜仲炒，三钱　淡苁蓉钱半　东白芍钱半　杭菊花钱半　梧桐花钱半　化橘红五分　宣木瓜钱半　竹二青钱半　丝瓜络钱半　灵磁石飞，辰砂拌打，三钱

**参茸丸方**

但能丸服，不能煎服；但能朝服，不能晚服；但能空肚服，不能饱肚服。

吉林人参五成，去芦，切片，研末　血蜡鹿茸五成，先刮去毛，酥油烘，切片研末

上味对半搭配，各研细，和匀再研。以龟甲胶炖烊酌量多少为丸，如梧桐子样大小。每晨空肚吞服八分，多至一钱，随即压以食物，俾药下趋不为上僭。此丸自冬至起服，至交春止，以四十五天为度。

**复少耕观察病由**

承示敬悉病在心肝之热、脾肾之虚，病后劳顿，《经》义谓之劳

复。水亏木旺，习习生风，忽为头眩，两足轻飘不能自持，中焦痰邪与之俱发，脉前诊屡歇，歇象见于浮部，病根本外强中弱，上重下轻。现届冬至节令，调理之法宜与前法变通，上焦宜清不宜温，下焦宜温不宜清，中焦必得升降其间，令痰邪得有出路，不与风火互扰，乃与诸病均有关涉。拙拟煎、丸两方，次第服之，应有小效也。

**又方**

湿痰禀体，无不阳虚。阳主气，又主火，气不蒸液，火转上炎，每每口舌干燥，以致不受辛温摄纳。入春少阳相火司令，力疾从公，触发肝阳，内风早动，又袭外风，风火交迫，蒸痰郁热，呜呜更甚，舌黄为之灰黑。得疏泄，继甘凉，痰为爽利，热潮平复，诸恙就轻。惟尾闾仍然软酸，左臂右足不甚利便，抽搐之势并无定处。合之脉情，两尺细软，右濡而迟，左关弦而不敛，属两肾真阴真阳俱为亏损。而肝邪独炽，化风化热，流走经隧，肺之痰、脾之湿与内风相互扰，深虑痱中之势。以气虚之体为阴伤之证，辛温之药则碍风阳，滋清之品则碍痰气，拟和营养络、通阳宣痹。生绵芪，竹沥夏，木防己，炒菟丝，焙甘杞，左牡蛎，嫩桑梗，广陈皮，海风藤，梧桐花，二蚕沙，炒补骨，炒杜仲，川桂枝，丝瓜络。

## 呕泻后头眩痛发热

**罗少耕大姨太太**　肝体不足，肝用偏旺，早有脘胀头眩。入夏来郁湿复滞中焦，脾胃受困，加以肝木来侮，勃发呕泻。现在呕止泻平，并无寒，惟胃纳总未见旺，着紧者尤在头部发热，热而痛，痛而晕，日轻夜重，其热势痛势上及巅顶，旁及眉棱。合之脉弦滑，舌苔光红，中心少液。证情似虚而非实、本而非标，虽属外因，当从调理。录方候政。

西洋参　风霍斛　制女贞　桑叶蜜炙　荷叶边　杭菊花　抱茯神　元精石　白蒺藜　竹二青　东白芍　丹参炒　苍龙齿　生、熟谷芽　红皮枣

**复方**

风从肝出，热从心生，属内风而非外风，虚热而非实热，所以上扰清空，则为头部眩晕；煽烁娇脏，则为气冲发呛。牵连诸恙，两耳时鸣，神志恍惚，有时出汗，有时泛痰。脉弦滑较减，仍细实少力，舌红势渐淡，仍光剥少液。虚非一脏，心肝两亏，肺脾亦为受病，须得持久调理，以冀次第复元。

西洋参　夜交藤　怀膝炒　东白芍　甜橘饼　红皮枣　灵磁石　抱木神　风霍斛　白蒺藜　糯稻根　全福花　丹参炒　冬青子　滁菊花　枇杷叶

**再复方**

手三阳之脉，受风寒伏留而不去，则名厥头痛，入连在脑者，则名真头痛，此《难经》之论头痛，专从外感立说也。兹则并无外感，都属内虚，虚则生风，上扰清空，向有头晕，晕甚为有根屡发。现在发而较平，痛或仍晕，耳鸣亦未平复。肝风之外，又挟肝气，侮于脾早有脘胀，刑于肺近为胸闷，甚至欲嗳不出，得食作酸。脉两手细突，舌光剥少液。再从熄养于和阴之中，参以调气，是否有当，即候政行。

西洋参　珠母粉　夜合花　奎白芍　新会叶　风霍斛　绿萼梅　抱茯神　丹参炒　淮膝炒　滁菊花　白蒺藜　竹二青　荷叶边

**三复方**

诸风掉眩，皆属于肝。肝气挟痰，刑于肺，屡发咳呛，胸次突塞；肝阳为热，扰于心，神烦不安，彻夜少寐，欲嗳不利，得太息较松，食入即胀。脉息弦减仍滑，苔红退转润。再拟清养。

北沙参　川贝母　抱茯神　玉蝴蝶　东白芍　淮膝炒　竹二

青 红皮枣 合欢皮 金石斛 远志肉 丹参炒 夜交藤 新会
红 代代花 鲜莲心

**四复方**

北沙参 刀豆子 全福花 玉蝴蝶 光杏仁 鲜莲子心 金
石斛 抱茯神 代赭石 川贝母 竹二青 枇杷叶 佛手花 远志
肉 夜交藤 淮牛膝 红皮枣

**五复方**

风气通于肝，高巅之上，惟风可到，是头痛属肝风为多。然痛连
眉棱者，张子和谓足阳明胃经，似不得专责诸肝，又当兼责诸胃。夫
胃与肝为表里，胃之经与胃之腑亦表里也。病情由表及里，即由经及
腑，头痛止后，纳食从此呆钝，口中并为乏味。土愈虚者木愈强，胃
系既属上逆，肝气从胃内侮，自脘宇上至胸膈抑塞鲜痛，欲暧不出，
转为呃忒，食物至咽，似乎格格不下。至于艰寐频仍，牵连而发，虽
属心阴不足，心阳有余，亦未始不关肝火之旺。《经》不云乎人卧则
血归于肝，胃不和则卧不安。以肝主藏魂，血虚则魂失安藏，惊悸不
能交睫。胃居乎中，气弱则中愆常度，上下因之失济。历诊脉情，弦
滑略减，六部皆见细软，舌苔红剥已平，略形滋润。目前调理，偏温
燥，恐碍营虚，偏滋腻，有妨气滞，铢两于两营之间；拟柔肝和胃为
主，佐以养心，兼以保肺，于干呛少痰亦能关涉。候政。

**第一方**

北沙参 全福花 佛手花 夜交藤 枇杷叶 红皮枣 川贝
母 代赭石 真獭肝 金石斛 竹二青 鲜莲子心 陈秫米 抱茯
神 绿萼梅 淮膝炒 鲜橘叶

附加减：如呃忒已平 去全福、代赭，加炒丹参、奎白芍。

如头痛发热，平而复作，加元精石、杭菊花。

如咳呛较甚，吐痰不利，加光杏仁。

如自汗盗汗，汗出甚多，加炒淮麦或加糯稻根。

**第二方**

西洋参　淮膝炒　夜交藤　新会红　红皮枣　元金斛　奎白芍　抱茯神　川贝母　忘忧草　潼蒺藜　丹参炒　佛手花　北秫米　竹二青

附加减：

如屡屡火升，夜寐不合较甚，加珠母粉。

如头部眩晕，行动即来，加明玳瑁。

如呃忒时来，喉间气逆，加全福花，代赭石。

如干呛少痰，胸次窒塞，加枇杷叶，光杏仁。

如口中不渴，呕吐清水，当脘懊侬，加仙露半夏。

如嗳气不爽，每每上泛作酸，舌苔不见光剥，口中不喜引饮，试加左金丸入药同煎，如见口渴舌剥，此丸即不能用。

**第三方**

吉林须　潼蒺藜　抱茯神　奎白芍　竹二青　西洋参　白蒺藜　海贝齿　归身炒　代代花　滁菊花　合欢花　新会皮　丹参炒

附加减：

如服后作胀，气升发嗳，用参须代水磨乌沉香一分冲药内服。服沉香后胀势仍少平复，只得不用参须，并沉香亦无须加入。

如服后面部大升，眩晕复来，方内亦去参须，加入盐水煅石决明八钱。

如大便四五日不解，用瓜蒌仁三钱，不应再加入火麻仁三钱。若大便畅解，即当除去不用，恐太过反为便溏也。少食者便自少，与寻常停滞腑闭不同，一切攻下之剂均在禁例。

备感冒风寒挟滞方：如头痛头寒，脘胀泛恶，便溏纳呆，舌白脉细等证，暂服此方一二剂，平即不服。

黄防风　川郁金　白茯苓　粉前胡　老苏梗　新会皮　姜竹茹　佛手柑　厚朴花　焦建曲

备感冒风热挟痰方：如咳嗽头疼，身热汗少，口渴引饮，脉浮舌黄等证，暂服此方一二帖，平即不服。

冬桑叶　光杏仁　柔白薇　杭菊花　方通草　川贝母　白茯苓　前胡蜜炙　薄荷梗　枇杷叶

（《陈莲舫医案》）

# 费绳甫

## 养肾平肝每为主，扶土化痰止晕眩

费绳甫（1851~1914 年），晚清医家

坎之为象，一阳居二阴之中。肾阴久亏，则头眩耳鸣，诸症作矣。而脾胃反无火熏蒸，运化失职。以致水谷之气，不生精血，变为痰湿，随气上泛，则噫气呕吐，诸症作矣。人徒见噫气呕吐，责之脾胃，头眩耳鸣，责之肝胆。而岂知发病之原，皆由精伤于下，火越于上哉？西昌喻氏以真阳譬鱼，此说是矣。然鱼得水而后潜伏不动。若西江之水，一朝不可骤得。而涸鲋已无生机，虽置介类以镇之，将同索于枯鱼之肆矣。鱼而有知，能不先飞越以求生活耶？故善畜鱼者，必求源远而流长，而令鱼泳游自得。诗云：水深鱼极乐，信哉！故治法以养肾阴，纳命火为第一义。平肝胆次之；健脾胃又次之。盖肾阴养足，则火得水而下潜。犹鱼得水而下伏也。

经云：肝者，将军之官，胆者，中正之官。肝与胆皆属木，有水以灌溉，而犹不潜滋暗长，欣欣向荣，有是理乎？则树静风定，头眩耳鸣，不复发作，安然无事矣。夫脾胃戊己土也。无木以克之，有火以生升之，自能运化水谷，上输精华，尚何有湿痰逗留，而为噫气呕吐？是知脾土之健，非脾土自健也，釜下有火以熏蒸也；肝木之平，非肝木自平也，堤边有水以灌溉也；肾阴充足，命火归原，阴以抱阳，阳以摄阴，阴阳生长，诸病不生，坎之义大矣哉！向泣枯鱼者，

今可在濠濮间而观鱼之泳游自得也。人固知鱼之乐，而不知鱼亦知人之乐焉否耶？

**佚名** 肝乃将军之官，其体阴其用阳，故为刚脏。肾水不足，木失涵养，木盛生风，风能生火，上犯胃土，土受木制，不能健运。阻滞中脘，积湿生痰，痰本湿也，得火而燥。湿本虚也，得火而实。痰火上升，以致头眩眼花，牙齿微疼。宜养血祛风，扶土化痰。

沙参　丹参　茯苓　山药　麦冬　鲜首乌　制半夏梨汁炒　橘红　石决　贝母　白芍　瓜蒌仁　玫瑰花

**佚名** 脾肾久虚，中无砥柱之权，下失封藏之固，肝阳升腾无制，挟素蕴之痰热土阴清道，头眩作痛，已经两旬，脉来沉细而弦。治宜养阴清肝，兼化痰热。

冬青子三钱　黑料豆三钱　生白芍一钱五分　生甘草三分　天花粉三钱　川石斛三钱　川贝母三钱　杭菊花二钱　冬瓜子四钱　连皮苓四钱　鲜竹茹一钱　鲜竹沥二两

**崇明杨少卿** 肝火挟痰热，销灼肺胃，阴液宣布无权。乳生痰核，火升头眩，心悸口干，苔黄，大便燥结，脉来细滑而弦。治宜清肝养阴，兼化痰热。

北沙参烘研，四两　大麦冬烘研，三两　女贞子研，四两　南杜仲研，三两　大白芍研，一两五钱　牡丹皮烘研，二两　杭菊花研，一两　细青皮研，一两　蒲公英烘研，一两　甜川贝研，三两　瓜蒌皮烘研，三两　天花粉研，三两　僵蚕烘研，炙，一两　云茯神研，二两　薄橘红研，一钱

依法取末。

用川石斛三两、鲜竹茹一两、冬瓜子四两、丝瓜络四两、桑枝三两、荸荠一斤，煎汤泛丸，每早用开水送下三钱。

**郑汝成夫人** 阴血久虚，肝阳挟湿热销灼营阴，津液宣布无权，胸脘疼痛，头眩心悸，内热口干，腰背阴酸，两腿浮肿，经来色淡，

脉来细弦而缓。治宜养血清肝，兼化湿痰。

北沙参四钱　女贞子三钱　酒炒黄连一分　淡吴萸一分　甜川贝三钱
川石斛三钱　连皮苓三钱　地肤子一钱　内金炙，三钱　冬瓜子皮各三钱
杭白芍一钱五分　广皮白五分　生熟谷芽各四钱

**常州李某**　血虚生风，肝阳引风入络，以致头眩心悸，眼皮重
叠，沉幛不开，遍体酸疼，内热口燥。急宜和营抑木，清气舒筋。

白归身二钱　大白芍一钱五分　云茯神二钱　蕤仁泥一钱五分　谷
精草三钱　净蝉衣二钱　甘菊花二钱　木贼草二钱　羚羊角八分　生石
决八钱　潼沙苑三钱　白蒺藜三钱　川郁金二钱　细青皮一钱　甜瓜
子三钱　荞饼四钱　桑枝二尺

**佚名**　肝阳上升，销灼肺胃阴液，肺金清肃无权，胃气流行失
职，湿热无从宣泄，蕴结于中，最易生痰，阻塞气机。舌干作麻，苔
黄带灰，纳谷无多，头眩鼻塞，脉来沉细而弦。清养肺胃，必先平
肝。叶香岩谓肝为刚脏，非柔不和，即高明柔克之义。拟清肝肃肺，
和胃化湿法。

冬青子四钱　北沙参四钱　甜川贝三钱　川石斛三钱　栝楼根三钱
钩藤钩后入，一钱五分　冬瓜子四钱　生熟谷芽各四钱　鲜竹茹一钱
广皮白五分　荸荠三枚

**某**　经谓：诸风掉眩，皆属于肝。又谓肝开窍于目。头眩作痛偏
左，时常眼花，肝阳上升，挟痰灼阴，痰热蕴结已著，劳动口干，阴
虚阳盛，脉来沉弦而滑。治宜益肾清肝，兼化痰热。

冬青子三钱　生白芍一钱五分　川石斛三钱　大麦冬三钱　生甘
草五分　黑料豆三钱　北沙参四钱　瓜蒌仁三钱　川贝母三钱　杭白
芍二钱　鲜竹茹一钱　生熟谷芽各四钱

（《费绳甫医案》）

# 陈良夫

## 阴充阳涵，血旺风天，清熄疏达治眩晕

陈良夫（1868~1920），字良夫，号静庵，

弃儒习医，行医30年，名盛当时

**朱妻**　血为阴属，所以营养百脉者也。心主血而不能藏，夜则复归于肝，肝藏血而不能主，昼则听命于心。心肝两经，全赖营血以涵之也。血虚则络燥，络燥则生风，且心寄君火，肝寄相火，血分既虚，心肝失养，君相之火，亦易化风浮越，昔人是以有风从火出，火自风生之说也。平素经事淋漓，且有带下，或为耳鸣，或为心悸，自汗多而四肢欠暖，甚则气升及脘，即觉气怯，眩晕随之，偶或便下艰涩，尤形不适，入夜未能安寐，目视时或带花，脉来细滑而弦，舌淡红，苔中脱，边部薄黄。种种现象，良由阴血内亏，风阳偏旺。或冲扰于神明则为寐少；或升浮于巅顶则为耳鸣；其汗多而目瞀者，亦属心肝阳亢之征。盖汗为心之液，目者肝之窍，心肝之火有升无降，逼液为汗，上蒸其窍。丹溪谓气有余，便是火，时觉气逆，非气之逆，实火之浮也。总之气宜降不宜升，升则为火而风动，火降则风定而气亦平，有时便下通畅，便觉舒适者，此即风静火降之征也。况心主血，肝藏血，心与肝为子母之藏。赖阴血以护之，经事过多，血从外泄，若久耗而不复，便有晕厥昏痉之变。目前证象，欲冀风火之渐熄，须求阴液之内充，爰拟滋养为主，清熄为佐，能得阴血滋生，风

阳递熄，庶可日臻佳境。

生地盐水炒　上清胶蛤粉炒　甘杞子　奎白芍　制女贞　潼蒺藜　辰茯神　枣仁川连炒　白薇　煅牡蛎　生石决

另用西洋参、枫斗石斛煎汤代茶

眩晕，有肝阳上亢，肝火上炎，或肾水不足，阴虚阳亢，或气血不能上荣诸因，且常兼夹风痰湿邪上扰，但总以肝阳上亢导致眩晕者较为多见。本案风阳偏旺系由阴血内亏所致。陈氏以《内经》心主血、肝藏血的理论为依据，指出阴血不足是本，风阳扰动是标，若不顾其本，一味平、潜、清、熄，则阴日亏而阳更无制。陈氏宗"欲潜其阳，先充其阴"；"欲熄其风，先养其血"之意，以大队滋养为主，辅若干介类潜熄为佐，冀其阴充阳涵、血旺风灭之目的。

### 蒋女

初诊：郁则为肝气，发则为肝火，盛则为肝风，一定之理也。头眩耳鸣，乳头抽痛，舌红苔糙，此属肝火之窜越，但脉来沉涩，木气之郁滞尚盛矣。目前征象补剂难投，只宜舒郁清肝主治。

炒白芍　制女贞　川芎炒　广郁金　穞豆衣　川楝子　佛手片　橘络　小青皮　钩藤　煅石决　山栀

二诊：气有余便是火，火盛则生风。头眩耳鸣，遍体筋搐，乳头抽痛，脉沉弦，苔薄黄。木气化火，火复化风而走窜。宜以清熄疏达为治。

炒白芍　潼蒺藜　广郁金　夜交藤　滁菊花　穞豆衣　大秦艽　橘络　天麻煨　钩藤　生石决　山栀

三诊：肝为风火之脏，赖血液以濡之。火盛则生风，血虚亦生风。乳头抽痛已止，筋脉仍有抽搐，头眩耳鸣，皆风阳窜越之征，亦即血不营肝之候。脉沉细弦，苔薄糙，治宜养之、熄之。

生熟地　女贞子　潼蒺藜　甘杞子　阿胶珠　怀牛膝　穞豆

衣　白芍炒　滁菊花　钩藤　橘络

此案虚实相间，一因肝火上炎，一因肝肾阴亏。陈氏一二诊中用山栀、石决、钩藤、白芍、滁菊清降肝火；佐以郁金、佛手、青皮等疏肝，先治上盛之标。三诊转投熟地、女贞、蒺藜、杞子、阿胶、牛膝、稽豆、白芍等滋养肝肾以固下虚之本。陈氏所谓"欲平其火，当养其阴"即属斯意。

### 金女

初诊：心与肝为子母之脏，心火欲其降，肝气欲其平。若营血内乏则心肝两脏均失营养，于是虚火，虚风为之翔越，或走窜经脉而为肉瞤筋惕，或冲扰少阴而为心悸寐少；甚或气郁于内为嗳为矢，火升及巅为眩为晕。症状之倏往倏来，时缓时甚，总不外乎气郁化火，火甚生风二语可以扼要。按脉六部均细，左手弦滑。考脉经，细为阴血之不足，弦滑为风火之未静，舌红，苔薄淡黄，拙拟平肝理气，清火息风，参益阴为治。

白芍炒　佛手片　广郁金　制丹参　合欢皮　潼蒺藜　辰茯神　山栀　煅石决　野稽豆　甘杞子　霍石斛

二诊：风与火皆属阳邪，营与血悉为阴属。阳欲其秘，阴欲其平。肝病虽多，气、火、风三者而已。进清熄润养，佐以舒郁之剂，头晕、失眠渐得安宁，心悸、惊惕虽减未净，腹胀纳少，频频嗳气，且有泛泛之状，脉细滑，苔薄糙，木气内郁，脾胃之升降有乖，营血内乏，肝火之旋扰未降，拟和中疏木，清火益阴，从标本两顾之。

生白芍　枳壳炒　广郁金　橘皮炒　代代花　谷芽炒　煅石决　山栀　霍石斛　女贞子　潼蒺藜　酸枣仁

本案眩晕兼见心悸、嗳气等症，一因肝气郁结化火，犯胃扰心；一因营血内乏，心肝之阴不足，虚阳浮动所致。虚实相杂互见，故一则以疏肝和胃、清肝息风治其标；一则以益阴柔肝治其本，而标本两顾。

**叶男** 人之阴阳本互为其根，阳欲上浮有阴以涵之则不浮，阴欲下脱有阳以吸之则不脱，此自然之理也。肝为刚脏，体阴而用阳，其脉环绕少腹挟胃贯膈，其支者上至巅顶。气与火皆从肝出，攻冲于胸胁者多属气，升浮于头面者多属火，且肝与肾为子母之脏，肾水内亏则肝木失于灌溉，于是肝火升而肝阳亦浮矣。前进益气存阴以平气火之法，察视神气虽尚可恃，而仍有眩晕，口燥咽干，颈面不时烘热，此即肝阳上越之征；纳少嗳气，正是肝气内郁之象。舌苔干糙中有灰色，舌底略绛，阴液亏于下，虚阳浮于上，显然无疑。脉象左关弦大，两尺细小，其肝肾俱病可知也。想内伤之证重在于脉，《内经》谓独大者病，独小者亦病，凭脉论证，不得不注重肝肾。目前治法，拙拟滋养肾阴以安肝木，俾得阴阳相恋，庶无虚脱之变。

吉林参须　生地炭　辰茯神　知母　杞子　郁金　西洋参　制冬青　白芍　牡蛎煅　代代花

肾藏精而主五液，肝为风木之脏，内寄相火，肾虚则水不涵木，阴不济阳，以至肝风鸱张。本例正是肾虚肝风内旋，相火上升之眩晕证。方以补肾益肝，治病求本之意也。

**汪女**

初诊：人之阴有三，肺胃之阴津液也，心脾之阴血脉也，肝肾之阴真精也。经有云：阴精所奉其人寿。先哲云：人之气阴，依胃为养。今眩晕耳鸣，纳少脘痞，筋惕咽疼，或寐熟汗泄，脉来细弱，舌苔中黄，其为阴液大亏，虚火化风旋扰，逼液外泄可知。考经有云：少阴之脉，上循喉咙。肝为风火之脏，当以滋养下元，参以理胃，冀其阴液来复，庶肝经之气火亦不治而愈矣。

西洋参　郁金　谷芽　鳖甲　牡蛎　沙参　川石斛　辰茯神　石

决明　钩藤　冬青　潼蒺藜

二诊：古称下焦之病多属精血两亏。又云心脾之阴血脉也，肝肾之阴真精也。血脉亏则心悸而寐不能安，真精亏则阳升而眩晕耳鸣，纳少腹胀，脉细苔薄。症脉合参，总属阴不涵阳，阳易升浮，古人谓阳欲上浮，阴下涵之则不浮，阴欲下脱，阳上吸之则不脱。计维以养阴制阳主治，惟肝郁未舒，佐以解郁尤为至要焉。

西洋参　灵磁石　辰茯神　牡蛎　丹参　潼蒺藜　金石斛　女贞子　龙齿　郁金　佛手　谷芽

三诊：津、精、汗、血、液，诸般灵物皆属阴。薛立斋云：妇人以心脾为立命之源。汗为心之液，而《内经》论汗则分脏言之，寐中汗泄责之心病，醉饱汗泄责之脾病。前进养阴制阳法，诸觉妥适，而昨因食蟹，腹中渐觉膜胀，至夜寐少，自汗淋漓，脉来六部细弱，苔色边黄，脾气先滞而心肝之阳陡然升逆，故液失所守，诸疴蜂起也。仍宜前法参以和中治之。

西洋参　煅龙齿　煅牡蛎　女贞子　辰茯神　干瘪桃　石斛　熟枣仁　浮小麦　山楂肉　制丹参　谷芽

景岳谓"无虚不作眩，当以治虚为主。"本例为阴液大亏，以致木少滋营，化风旋扰发为眩晕。证属下虚上盛，本虚标实。一、二诊补阴生津以治下虚；平肝潜阳以治上盛；并佐以理气和胃。三诊因饮食不慎，食滞气机，心肝之阳陡升，汗随阳泄，故方中加入消食敛汗之品以顾其标。

（《陈良夫专辑》）

# 曹沧洲

## 治肝为主，开郁行气治疗眩晕

曹沧洲（1849~1931），字智涵，清末民初医家

**某右** 头晕胸闷，嗳不出，得食腹痛，舌白，二便俱通，宜肝脾两治。

石决明一两 广郁金一钱半 旋覆花包，一钱半 沉香曲三钱 灵磁石生，三钱 枳壳一钱半 瓦楞粉煅，一两 大腹皮洗，三钱 白蒺藜四钱 陈佛手一钱 鸡内金炙去垢，三钱 绿萼梅去蒂，一钱 炒谷芽绢包，五钱

此属肝脾失和，脾失健运，痰浊中生，风阳上扰之眩晕。故治以平肝镇逆，化痰助运为主。以石决明、磁石重镇之品平肝降逆，得白蒺藜则肝风易息。枳壳、绿萼梅、佛手、郁金行气宽中止痛，得大腹皮、旋覆花则胸腹气机易复。谷芽、鸡金、神曲消导助运，脾运复则痰易消。

**某右** 下摄不足，肝升有余，曩明大病之后，至今不能复原，动即头旋目花耳鸣，舌黄，脉软弦，宜标本两治。

鳖甲心火炙，四钱 灵磁石生，三钱 茯苓四钱 川断盐水炒，二钱 制首乌四钱 橘白一钱 川贝去尖，三钱 沙苑子盐水炒，三钱 石决明盐水煅，一两 制半夏一钱半 川石斛四钱 谷芽炒，包，五钱

此例乃水不涵木，风阳上扰之眩晕。治以滋水涵木，平肝潜阳为

主。方中用川贝母者，一取助金生水，二则益肺平肝。

**某右**　正升之气自肝而出，肝为刚脏，必得肾水以濡之，血液以养之，血脱气浮，肝木得以独亢，由是头旋耳鸣目花，火升之患，坐则心荡，食后不运，脉细软，宜守前法进步。

石决明煅，一两　橘白一两　鸡金去垢，炙，三钱　杜仲盐水炒，三钱　灵磁石生，三钱　盐半夏二钱　大腹皮洗，三钱　川断盐水炒，三钱　赤芍三钱　香枣仁炒，一钱　资生丸绢包，四钱　藕节五钱　生谷芽绢包，五钱　震灵丹绢包，三钱

眩晕源于土虚失运，阴血乏源而木失滋荣，化风上扰。故治以平肝息风，健运中洲，以充仓廪。方中重用石决明平肝，合灵磁石重镇降逆，资生丸合谷芽、鸡内金补中健运，川断、杜仲补肝肾，合震灵丹则脾肾兼顾而心神得安。

**某右**　阴不涵阳，阳升作晕轰热，阳有余便是火，火降则畏寒，胸闷纳少，少寐，舌黄，咽干口燥，带下，脉软弦数，病杂宜治所急。

细生地四钱　石决明盐水煅，一两　朱茯神四钱　夜合花三钱　归身炒，一钱半　灵磁石生，四钱　鳖甲心水炙，五钱　瓦楞粉煅，一两　白芍一钱半　酸枣仁上川连三分同炒，一钱半　左牡蛎盐水煅，七钱　广郁金切，一钱　生熟谷芽绢包，五钱

阴虚阳亢化风，治以养阴息风。以四物汤合吴鞠通二甲复脉汤意化裁。方中生地、白芍、当归滋阴养血，鳖甲、牡蛎滋阴潜阳，石决明、灵磁石重镇潜阳，夜合花、茯神、酸枣仁、黄连以清心安神，火平神宁，则风阳不致上煽，立方构思之精细可见。

**某左**　胆胃气火痰热，每易相搏而升，升则寐少心悸，头晕气短，辄于为患，脉突弦，拟先从标分立法。

紫贝齿生敲，一两　竺黄片一钱半　鲜竹茹二钱　北秫米四钱　盐半

夏三钱　抱木茯神朱拌，四钱　远志去心炒，一钱　首乌藤四钱　连翘带心，三钱　橘红盐水炙，一钱　枣仁上川连四分同炒，一钱半　白薇炒，一钱半

眩晕由胆胃不和，痰热夹气火上扰清空所致。方从半夏秫米汤合黄连温胆汤意变通。此叶天士所谓"少阳阳明同治法"。而沧洲公用紫贝齿者，取其一镇心肝、二化痰热，实非泥古之辈可比。变化之妙在于以连翘易黄连、橘红易陈皮、茯神易茯苓，盖病属气火，偏走上焦，易扰心神，故作如此变通。

眩晕一证，其机可参《素问·至真要大论》："诸风掉眩，皆属于肝。"故《证治汇补·卷之四》："眩为肝风，然亦有因火、因痰、因虚、因暑、因湿者。"气有余，便是火，风易动，阳易升，故沧洲公所列五案中，四案皆从肝为主论治。而重视解郁行气，亦吴门曹氏之经验特色之一。

（《吴门曹氏三代医验集》）

# 贺季衡

## 风火痰浊相兼为病，水涸阳亢标本两顾

贺季衡（1856~1933），名贺钧，清代医家

眩晕的治法，主要有泻火平肝、育阴平肝、息风化痰三种。但由于风、火、痰之为病，每多兼夹；阳亢与阴虚之证，每多相互影响（或由阳亢而致阴虚，或由阴虚而致阳亢），故立法往往虚实并图，标本两顾。

**马男** 头巅痛，按之炙手，额际如覆物，耳轰鼻衄，腹痛、呛咳亦退，惟动则眩晕，脉弦细，右手数，舌根仍黄。木火初潜，虚阳未敛耳。守原意更谋进步。

大生地炙，六钱 生牡蛎先煎，一两 杭菊炭一钱五分 天麻五分 大白芍二钱 乌梅炭五分 清阿胶鸡子黄拌炒，二钱 乌玄参四钱 白蒺藜盐水炒，三钱 云苓三钱 川黄柏酒炒，一钱 灵磁石煅，先煎，四钱

二诊：经治来，头巅久痛，按之炙手如燎者大平，呛咳、鼻衄及腹痛亦退；惟仍眩晕，右太阳跳动，额际如覆物，脉弦细，舌根尚黄。木火虚阳甫有就范之机，守原意更进一步。

大生地炙，五钱 生牡蛎先煎，一两 杭菊炭二钱 大白芍二钱 清阿胶鸡子黄拌炒，二钱 乌玄参四钱 白蒺藜盐水炒，四钱 苦丁茶二钱 生石决先煎，一两 明天麻八分 灵磁石煅，先煎，四钱 荷叶一角

另：生军末二钱　川黄柏一钱　黄丹一钱　生明矾五分　共研细末，用鸡子清调做成饼，贴于太阳穴。

三诊：右太阳穴跳动、头巅久痛，按之炙手者俱退；惟仍不时眩晕，日来又增呛咳，痰难出，曾经鼻衄，脉弦细，舌心尚黄。木火虚阳甫有就范之机，肺胃之痰热未清。守原意更多肃化。

北沙参四钱　大杏仁三钱　生石决先煎，一两　白蒺藜四钱　杭菊炭二钱　大白芍二钱　冬桑叶一钱五分　川贝母一钱五分　青蛤壳先煎，五钱　旋覆花包，一钱五分　苦丁茶二钱　枇杷叶去毛，炙，三钱

**膏方**：滋水为抑木之本，育阴为潜阳之源。

北沙参四两　大生地五两　黑料豆四两　粉丹皮二两　甘杞子盐水炒，二两　淡天冬三两　生牡蛎八两　陈橘白一两　女贞子四两　肥玉竹五两　乌玄参四两　白蒺藜盐水炒，三两　杭菊花二两　大白芍二两　云苓三两　旱莲草四两　灵磁石四两

上味煎取浓汁，文火熬糊，入清阿胶二两烊化，再入白蜜十两收膏。

头痛连巅，按之炙手如燎，耳鸣眩晕，脉来细弦，良由阳亢阴伤，木火虚阳并从上扰。故立法一则平肝息风（天麻、杭菊、牡蛎），一则育阴潜阳（阿胶、鸡子黄、玄参、生地）。意在使水火既济，阴阳可以恢复平衡。又因木火尤盛，宜乎苦降、酸收，故用苦丁茶、乌梅以降火柔肝；相火偏旺，宜乎苦泄，故专用黄柏以泻龙雷之火。外用药贴太阳穴，其作用亦在于泻火、沉降。

本例收效的关键，在于虚实并治，补泻兼施。若只泻不补，则虚阳难潜；只补不泻，木火又难平。

**朱男**　右眉棱骨久痛，来去如电光之迅速，右牙关开合则牵引，不能饮咽，脉弦细，舌红苔白。水亏木旺，风阳上扰，窜入脉络而来，业经已久。先以滋水潜阳，息风解痉。

大生地五钱　生石决先煎，一两　杭菊炭二钱　白蒺藜四钱　甘杞子二钱　僵蚕炒，二钱　粉丹皮二钱　明天麻一钱五分　大白芍二钱　生牡蛎先煎，一两　灵磁石煅，先煎，四钱

另：杞菊地黄丸三两，每服三钱，开水下。

二诊：右眉棱骨久痛，来去如电之迅速者已退，牙关开合及饮咽亦利，多言亦无妨，脉之弦象亦折，舌白转黄。风阳初潜，当再滋水抑木，更谋进步。

大生地六钱　生牡蛎先煎，一两　甘杞子盐水炒，二钱　杭菊炭二钱　明天麻一钱五分　大白芍二钱　清阿胶二钱　料豆衣四钱　白蒺藜盐水炒，四钱　肥玉竹五钱　云苓三钱　灵磁石煅，先煎，四钱

三诊：右眉棱骨痛，来去如电，及牙关开合牵引，不得饮咽者俱退；惟右额及发际尚有余痛，久而不清，脉弦细而滑，舌苔腐白。风阳日潜，痰浊未清也。

大生地六钱　竹沥　半夏一钱五分　甘杞子盐水炒，二钱　杭菊炭二钱　白蒺藜盐水炒，四钱　生牡蛎先煎，八钱　明天麻一钱五分　僵蚕炒，二钱　净橘络八分　云苓三钱　灵磁石煅，先煎，四钱　荷蒂四个

右眉棱骨痛如电击，右牙关开合及饮咽均被牵引而受限，舌红苔白，此由水亏木旺，风阳上窜络脉所致。故先以滋木水（生地、阿胶）潜阳（石决、牡蛎）、息风解痉（天麻、僵蚕、杭菊）为法。继因牵引退而余痛未已，舌苔腐白，故从原方去阿胶，加竹沥、橘络，以化入络之痰热。本例若治用疏风升散，势必导致阳升风动，掉眩不已。

**林男**　始而左耳流脓，继之右畔头痛如刺，寒热迭作，得汗则解；今右手足掣痛，按之灼手，无以屈伸，兼之阳缩，溲时马口痛，不时呃逆，脉弦滑细数，舌红苔黄。肝家气火夹湿热壅遏脉络，经气无以流行。此为仅见之候。

龙胆草一钱五分　旋覆花包，一钱五分　黑山栀二钱　海桐皮三钱

云苓神各二钱　怀牛膝二钱　忍冬藤四钱　双钩藤三钱　大白芍桂枝三分拌炒，二钱　粉丹皮一钱五分　丝瓜络炙，二钱　地龙一钱五分

另：以生地龙敷腿部。

二诊：昨为泻肝火、清络热，热退呃止，阳缩亦减，右足之掣痛亦折其半，惟尚未能移动，脉之弦象化为小滑，舌黄亦脱，舌根尚黄腻。可见肝家之气火就平，络中之湿热尚留结未去也。

细生地六钱　汉防己酒炒，三钱　怀牛膝二钱　宣木瓜一钱五分　忍冬藤四钱　海桐皮三钱　赤白芍各二钱　双钩藤三钱　西秦艽二钱　地龙炙，一钱五分

三诊：进泻肝火清络热一法，寒热、呃逆及阳缩虽退，而右腿痛势复甚于昨，筋脉无以移动，脉复弦数，舌红根黄。肝火及湿热窜入血分而乘脉络，不通则痛也。守原意加进。

细生地八钱　汉防己三钱　川黄柏二钱　忍冬藤四钱　宣木瓜二钱　海桐皮三钱　怀牛膝二钱　西秦艽一钱五分　白茄根一钱五分　京赤芍二钱　丝瓜络炙，二钱　地龙炙，一钱五分

另：小金丹一粒，陈酒化开，开水过口。

四诊：今日大腑畅行两次，纯属黑污，阳缩及呃逆俱退，惟右腿仍肿痛，不得移动，时若火燎，筋掣而搐，左脉仍弦数。风阳湿火交乘脉络见端，势难一击即溃也。

龙胆草酒炒，一钱五分　京赤芍二钱　怀牛膝二钱　海桐皮三钱　粉丹皮一钱五分　甘草节一钱　忍冬藤四钱　宣木瓜一钱五分　汉防己酒炒，三钱　丝瓜络炙，二钱　川黄柏一钱五分　桑枝五钱　地龙炙，一钱五分

五诊：今日大腑又畅行两次，仍属黑污，阳缩、呃逆先退，右腿肿痛亦日减，筋掣亦平，而又忽热忽退，多汗，咳不爽，音嘶不亮，气逆如喘，脉虚数而滑，舌苔砂白。络中湿火初解，中宫痰热又来阻仄肺气之宣行，枝枝节节，殊难着手也。

旋覆花包，一钱五分　丝瓜络炙，三钱　法半夏一钱五分　白苏子炒，二钱　海桐皮三钱　象贝母三钱　净橘络一钱　忍冬藤四钱　瓜蒌皮四钱　竹茹炒，一钱五分　枇杷叶去毛，炙，三钱

本例病机由于肝家气火夹湿热横扰络脉，经气无以流行，故见左畔头痛如刺，右手足掣痛灼手，屈伸不利等症。其阳缩、溲痛，亦为湿火下注足厥阴之络所致。初诊立法以泻肝火（龙胆草、黑山栀）、清络热（忍冬藤、丝瓜络、地龙）为主，皆为此病机而设。用生地龙外敷腿部，亦取其具有清热通络之功。二诊时阳缩得减，掣痛亦折其半。无奈其络中湿火留结，未能一击即退，因在三诊时，右腿痛势复甚，正如原案所称"肝火及湿热窜入血分"，敢于原方加重生地用量以凉血，如加黄柏以清湿热，更用小金丹以化痰湿、祛瘀通络。药后阳晕缩、呃逆俱退，惟右腿肿痛未消，故于原法复加龙胆草着重泻肝家湿火，于是肿痛减，筋掣平，络中湿火初解。本例治程中右腿肿痛虽曾几经起伏，但泻肝火、清络热之治法，始终未变。至五诊时，顿增中宫痰热阻仄肺气之象，治法亦转以宣降肺气、清化痰热为主。本例结果如何，惜无续案，难加臆测。

**黄男**　水不涵木，肝家气火化为风阳，盘旋于上已久，左半头痛，波及颊车牙关，舌底腐肿，脉弦细，舌黄。当滋水抑木，以潜风阳。

大生地六钱　大麦冬二钱　云苓三钱　清阿胶二钱　杭菊炭二钱　乌玄参四钱　黑山栀二钱　双钩藤四钱　生石决先煎，一两　料豆衣四钱　生竹茹一钱五分　灯心十茎

二诊：舌下腐肿已退，而左半头仍痛，清晨尤甚，颊车或强紧，舌红苔黄，脉弦细。风阳初潜，水源未充。原法出入。

大生地六钱　乌玄参四钱　大麦冬二钱　僵蚕炒，二钱　白桔梗一钱五分　大白芍二钱　杭菊炭二钱　生牡蛎先煎，一两　清阿胶二钱　怀牛膝

盐水炒，一钱五分　灵磁石先煎，四钱

**周男**　虚阳木火上升，扰动阳明痰浊，头目昏胀，耳鸣目眩，入夜少寐，间或便红，切脉虚弦而滑，舌红无苔。虚象显然，非实火可比，柔降为先。

大生地盐水炒，五钱　生牡蛎先煎，一两　甘杞子盐水炒，二钱　大白芍二钱　骨碎补三钱　潼白蒺藜各二钱　竹沥　半夏一钱五分　明天麻一钱五分　杭菊炭二钱　云神四钱　灵磁石先煎，三钱

另：杞菊地黄丸二两、磁朱丸一两，和匀，每服三钱，开水下。

虚阳上升，扰动痰浊，以致耳鸣、目眩、寐少、便红、舌红无苔，故立法以滋阴柔降为主，兼以清化痰热。不用苦降泻火者，以其非实火可比。

**黄男**　平昔多用脑力，脑髓暗耗，水不涵木，虚阳不藏，暴升无制，头目眩昏，重视尤甚，间或耳鸣、少寐，切脉左部沉细而滑，舌红中黄。阳明间有宿痰之象，当从上病下取立法，以潜虚阳为先。

大熟地四钱　甘杞子二钱　生牡蛎先煎，一两　明天麻一钱五分　大白芍二钱　料豆衣四钱　云神四钱　潼白蒺藜各三钱　杭菊炭一钱五分　霞天曲一钱五分　灵磁石煅，先煎四钱

另：杞菊地黄丸二两、磁朱丸一两，和匀，每服三钱，开水下。

二诊：从王太仆上病下取立法，木火虚阳就潜，头昏、耳鸣、少寐俱减，右脉弦象亦平，惟舌心尚黄，水泽未充。刻值初春，肝木用事。当守原意，更增益肾清肝，仿乙癸同调法。

大熟地五钱　甘杞子盐水炒，二钱　女贞子三钱　云神四钱　杭菊炭二钱　黑料豆盐水炒，四钱　潼白蒺藜各二钱　生牡蛎先煎，一两　大白芍二钱　净萸肉盐水炒，二钱　肥玉竹四钱　灵磁石先煎，四钱

**韩女**　头眩，心慌，气升则烦扰，神无主者已减；惟越日仍须发一次，如间疟然，脉弦滑，舌根久腻。气火化为风阳，与宿痰相乘，

气有偏胜也。

当归二钱　明天麻一钱五分　远志肉一钱五分　川郁金矾水炒，二钱　白蒺藜四钱　大白芍二钱　天仙藤三钱　旋覆花包，一钱五分　川贝母一钱五分　双钩藤后入，四钱　竹沥半夏一钱五分　怀牛膝一钱五分　炒竹茹一钱五分

二诊：气火上升则呕恶烦扰，神无所主，头眩，心慌，抽掣多汗，如是者间日一发，脉弦滑，舌根黄腻。风阳鼓动痰湿所致。

大生地六钱　清阿胶二钱　生牡蛎先煎，一两　煅龙齿先煎，五钱　远志肉一钱五分　明天麻一钱五分　大麦冬二钱　大白芍二钱　杭菊炭二钱　双钩藤后入，四钱　灵磁石先煎，四钱

另：珍珠五分　川贝母一钱　生明矾五分　煅龙齿三钱　共研细末，每服二分，开水送下。

三诊：气火升扰之势就减，发则仍心烦意乱，肢冷，咽梗多汗，痰咯不爽，如是者间日一发。症情蹉跎，速效难求。

生石决先煎，一两　生牡蛎先煎，一两　杭菊炭二钱　清阿胶二钱　远志肉一钱五分　大白芍二钱　双钩藤后入，四钱　煅龙齿先煎，五钱　大麦冬二钱　云神四钱　灵磁石先煎，四钱　竹茹炒，一钱五分

四诊：间日则心烦意乱，烦虑懊恼，莫知所从者已减；而痰仍难出，脉沉滑数，舌根黄腻。一派痰之为患，速效难求。

大麦冬二钱　竹沥半夏二钱　川贝母一钱五分　明天麻一钱五分　大白芍二钱　陈胆星一钱五分　白蒺藜四钱　远志肉一钱五分　枳实炒，一钱五分　青龙齿先煎，五钱　云神四钱　灵磁石先煎，四钱

本例立法从治痰为主者，是根据脉来弦滑，舌苔久布黄腻的苔而定。其病机为气火化为风阳，与宿痰相乘。《丹溪心法》有谓："无痰不作眩，痰因火动。"故用药侧重于清化痰热，如竹沥半夏、生明矾、川贝母等。因其是火化风阳，所以息风潜阳（龙齿、牡蛎、珍珠、磁

石）之品亦配用其中。特别是研末吞服的药物，是先祖常用于本类证候而且屡有效果的治法。风火相煽，久必阴伤液耗，是方中配以生地、麦冬的用意所在。用阿胶者，不仅意在滋阴，而且有"育神"之效（昔贤杨士瀛有"阿胶育神"之说）。

本例与癔症相近似。先祖当时称之为"症情蹊跷"，并且是"速效难求"，此诚实事求是的判断。经治后症状有所改善，颇有可玩味之处。

**李女** 肝为刚脏，郁怒则气火上升，眩昏多汗，心烦脘仄，或呕吐吞酸，脉弦数而细，舌红苔白。荣阴暗亏，先当清镇柔肝。

生牡蛎先煎，八钱 大麦冬二钱 大白芍二钱 云神四钱 乌梅炙，一钱五分 黄郁金二钱 白蒺藜四钱 煅龙齿先煎，五钱 左金丸八分 合欢皮四钱 金橘皮四钱

另：珍珠三分 川贝母一钱 龙齿二钱 伽楠香一分五厘 研取细末，每服三分，开水下。

**张女** 头痛连及目珠，项向后吊，痛甚如鸡啄，业经两旬有余，时轻时重，月事适行即止，干咳咽痛，日来神志不清，舌苔燥黑，脉沉细小数，久按则不清了。风阳暴升，触动阳明积热，症绪非止一端，的属仅见之候，殊非正轨也。

生石膏先煎，一两 香白薇三钱 连翘朱拌，二钱 双钩藤后入，四钱 黑山栀二钱 僵蚕炒，二钱 云神四钱 川贝母一钱五分 淡竹叶十三片 灯心朱染，十茎

改方：加礞石滚痰丸一两（杵，包煎）。

从本例证候特点分析，似非外感时病，而属于内伤杂病范围。因为病经两旬，初起无寒热，其非外邪可知，见头痛甚则如鸡啄，时轻时重，项向后吊，日来神志不清，舌苔燥黑，可见不是由邪热传变以致内陷风动，而是风阳暴升，触动阳明积热所致。当时限于现代医学

检查条件，无从确诊晕是否为脑部病变，但已认识到"症绪非止一端，的属仅见之候"。其立法：一用清阳明气分之热（石膏）和血分之热（竹叶、白薇），一用息风化痰（钩藤、僵蚕、川贝母）。改方用礞石滚痰丸，意在泻顽痰实热。本例惜无续诊病案，故难以做进一步分析。

**丁男**　肝阳夹湿热上升，右半头痛，左鼻衄，左耳或掣痛，脉弦数，舌苔糙黄满布。清降疏泄并施。

生石决先煎，一两　白桔梗一钱五分　瓜蒌皮四钱　刺蒺藜四钱　蔓荆子三钱　云苓三钱　京赤芍二钱　粉丹皮二钱　冬桑叶二钱　川方通八分　通天草一钱五分

二诊：左半头痛已减，左耳流脂无多，耳内刺痛，脉小数，舌苔糙黄已化。湿热渐清，肝阳未潜也。

冬桑叶一钱五分　细木通一钱五分　刺蒺藜四钱　蔓荆子四钱　白桔梗一钱五分　川黄柏酒炒，一钱五分　粉丹皮一钱五分　赤苓四钱　大力子炒，四钱　苦丁茶二钱　通天草一钱五分

另：龙胆泻肝丸三两，每服三钱，开水下。

本例所以诊断为"肝阳夹湿热上升"者，是因为脉弦数，舌苔糙黄满布。故治从清降（龙胆泻肝丸、苦丁茶）、疏泄（蔓荆、桑叶、刺蒺藜）并施。用通天草（即荸荠苗）能达巅顶以通鼻衄。

按：上列病案，其病因病机，多为风阳与痰热上扰清空所致。其中由于在辨证上有虚实之分，在病情传变上有化火或入络之别，因此治法则同中有异。马男，是阳亢阴伤，木火虚阳上扰，故治法以平肝息风与育阴潜阳为主；但因木火过尤，仅用滋潜，则此火难平，因又配用苦降泻肝，攻补并进。朱男，其本虽属水亏木旺，不同之处在于本例兼夹风阳与痰热窜扰络脉，故立法一以滋潜，一以息风解痉、化痰通络。林男，为肝家气火夹湿热横扰络脉，故治以泻肝火、清络热为主。黄男、周男、黄男，在病机上均为水不涵木，虚阳上扰，但表

现症状上却各有不同：或为偏头痛牵及颊车，且舌下腐肿，或是以头目眩晕为主，而三者的立法用方，却均以滋阴潜阳，方选杞菊地黄丸加减，此属"异病同治"之类。韩女、李女，在症状表现上均有头眩、心烦、呕吐等，是其共同之点。其不同点是：韩女为间日定期发作，发时则神无所主；李女为持续发作，吐而吞酸，且有胸闷不舒。病机上两例同是风阳为患，但韩女是风阳与痰热交病，李女是气郁化火为患。故治疗上前者则侧重息风化痰为主，兼以育阴；后者则潜镇与柔肝（左金丸）、解郁（伽楠香）并进。张女，头痛症状与上列各例有相同之处，而其不同点在于伴有"项向后吊，日来神志不清，舌苔燥黑"，故立法一用清阳明之热，一用息风化痰。丁男，为肝火夹湿上升，是以清泻肝火为主，兼以疏散风热。其与李女之清阳明与息风化痰者有别。

（《贺季衡医案》）

# 赵文魁

## 肝阳上亢与肝脾两伤眩晕案析

赵文魁（1873~1934）浙江绍兴人，出身御医，医道高玄。

### 肝阳上亢眩晕案

**胡右** 65岁。

肝阳上逆，冲犯清明，头晕耳鸣，心悸不安，甚则呕逆，四肢发麻，脉弦且细，沉取有力。平肝降逆，摄纳心神。

白蒺藜三钱　法半夏三钱　生石决明一两　朱茯神四钱　菊花三钱白芍三钱　晚蚕沙三钱　生牡蛎一两

所谓肝阳上逆，系指由肝阴不足所致肝阳升动太过，亢而为害所出现的证候（多属本虚标实）。因其本病阴虚，标病阳亢，所以病理上又称阴虚阳亢。其特点是阳亢于上，出现上盛的症状，阴虚于下而见下虚的病候，病理上虽属上盛下虚证，其实质是肝本身阴阳失调。可以从阳亢开始，"阳盛则阴病"导致阴虚，初期表现为实证，后期则为虚实错杂；亦可以从阴虚开始，渐至阳无所制而升动，则为本虚标实证。如本病案，以症测之，是从阳亢开始导致阴虚。肝肾阴虚不能制阳，阳亢于上，清窍被扰则头晕耳鸣；阴虚阳亢而精血不足，心失所养，故心悸不安；阳亢欲于化风，冲逆于胃，则呕逆；阴虚阳亢，气血周流不畅，则四肢发麻；脉弦主郁，细为阴伤，沉取有力。证乃阳亢化风内扰，故平肝降逆以制其阳亢，摄纳心神，求其寐安。

药用白蒺藜苦平之品，平肝疏肝，用于肝阳上亢所致的头痛、眩晕；用菊花疏风清热，清利头目，泄肝经风热、实火；用晚蚕沙平肝除浊，泄化滞气，三药相配降肝之逆。用半夏燥湿化痰，降胃止呕；用朱茯神化湿健脾，兼以安神，二药相合，和胃降逆，化痰安神。根据上述两组药物可以看出，在脏腑上常常是肝脾共调；在病邪上往往风、痰同治，而根据临床表现再有所侧重。加白芍和肝柔肝，使其疏泄条达。用生石决明咸寒之品，平肝潜阳，用生牡蛎咸寒散结，重镇潜阳，治疗肝阳上亢之眩晕。浮阳下潜，阴精谧藏，则诸症可除。

## 肝脾两伤眩晕案

**许右** 67岁。

阴虚则阳亢，亢则化火，心烦失眠。六脉细数，细为血少，数乃阴伤。头眩目花，舌红光绛，全属忧思抑郁引起肝脾两伤。木喜调达，土当疏泄，肝得血而能养，脾欲调而运化。清肝养阴，和血通络。

生地黄二钱　白芍三钱　清阿胶烊化，三钱　鳖甲炙，四钱　钩藤三钱　当归身三钱　甘草炙，一钱　木瓜三钱　生牡蛎八钱

本病案应与上一案结合起来看，上案提到"肝阳上亢"证其来源有两个方面，一为由阳盛致阴虚的阳亢；一为由阴虚而致阳盛的阳亢证。本案为阴虚导致阴不制阳而成的阳亢证。肝阳上亢，扰动心神，则心烦失眠。阴虚血少，虚热内生，则六脉细数。阴虚阳亢，髓海空虚，则头眩目花。肝肾阴虚，营分郁热，则舌红光绛。阴虚阳亢的成因非常复杂，一般而言，先天不足、肾阴虚多影响肝阴不足（肝肾同源），后天失养，阴精耗伤，或因饮食不节，恣嗜辛辣，肥甘化热伤

阴；或因情志刺激，忧思抑郁，久而化火伤阴，阴虚不制其阳，升动太过。本案素有情志不遂，郁久化火，损伤脾阴，又逢年老阴衰，故肝脾阴衰，以致阳盛亢逆，故以清肝养阴活络为法。

药用生地甘苦之品，清热凉血，养阴生津；用白芍柔肝养血；当归补血和血为主，上药共合，成四物汤之义，是为补血之剂，不仅血虚之证可用其补血，即血滞之证亦可加减运用，于虚热之证亦可化裁。用阿胶育阴养血，此血肉有情之品，滋阴润燥，清心除烦；鳖甲咸寒滋阴，入于阴分而清阴分虚热，二药相配，清虚热，滋真阴，降相火游动。用钩藤平肝潜阳息风；用生牡蛎重镇潜阳，平肝阳之亢逆；用木瓜缓肝急，疏通筋脉，三药相配，平肝降逆。用炙甘草调和诸药，缓和药性。从上药可看出，组方一则养血育阴补其不足，一则镇肝潜阳制其有余，故稍加炙甘草从中调和之。

（《赵文魁医案》）

# 范文甫

## 眩晕多虚，六味通用

范文甫（1870~1936），名赓治，又字文虎，晚清民国医家

眩晕病因病机，前人论述颇不一致，有主虚、主风、主火、主痰诸说，可谓是仁者见仁，智者见智。先生博采众议之长，结合自己亲身实践体会，概括其病机，则为气血虚弱、脾弱肾虚和肝阳上亢。赞同张景岳"眩晕一症，虚者居其八九，而兼火、兼痰者不过十中一、二耳"及"无虚不作眩"的认识。尽管病发期间难有绝然界域，其病因虽往往是互相影响、互为转化，但总以体质为本。如肝阳上亢作眩，常与肝肾不足互为因果；痰浊上蒙作晕则与脾虚运迟不无关系。临床审证求因，着重辨其虚实；立法用药，则当以补虚为本。

《灵枢》曰："上气不足，脑为之不满，耳为之苦鸣，头为之苦倾，目为之眩"。先生遵循经旨，临床治疗眩晕多采用补法，其常用法，或补气血之虚，或补肝肾之阴，或补脾肾之阳，手法多变，不一而足。即使对虚中挟实之患，应用泻实之药也绝不过量，并于邪去之后即改用调补之法以善其后。临床具体治法，如头晕动则加剧，遇劳则甚，面色苍白，唇甲无华，心悸失眠，神疲懒言，舌淡、脉细之气血虚弱者，方选归脾汤补气益血。若遇肝肾不足，头目眩晕，视物昏花，腰腿酸软，五心烦热，舌瘦苔少者，多选用杞菊地黄汤滋水涵木；兼有肝阳上亢，头目眩晕，甚则昏痛，伴烦躁恼怒，舌红、苔薄

黄，脉来弦细者，则于六味地黄汤中加入白菊花、钩藤、天麻、石决明等平肝潜阳，标本兼顾。如见眩晕，伴倦怠无力，不思饮食，记忆力差，腰酸肢软，便溏尿数，四末不温，舌淡脉弱之脾胃阳虚，浊阴上泛之证，方用《金匮》近效术附汤加味温阳益气。

此外，先生根据本病以虚为多，又虚实互间的特点，针对临床眩晕病者，基症虽剧，但肝、脾、肾之虚、风、火、痰之实，皆不甚明显，而又是诸因相间为病，则选用《普济本事方》头痛头晕门"治风眩头晕"之川芎散，改散为汤，并易名为"头晕六味方"。方以党参为主药，取其补脾胃而益肺气，既适宜于脾胃虚弱及气血两虚之眩晕，也适用于虚实相杂之证以扶正祛邪。山茱萸、怀山药为辅，养肝补脾固精，藉以复气血不足之源。配川芎活血化瘀，祛风止痛，藉其善于走窜，能行血中之气，通上行脑海之径，输精、气、血以养脑元，又佐茯苓淡渗健脾，菊花平肝明目，既除内湿之留聚，防肝阳之妄亢，又能预制川芎之温窜，泻有余之实。六药相伍，配合默契，补中有泻，寓泻于补，成通补开合之剂。用治肝肾不足，气虚脾弱，或挟风、挟痰所致之眩晕。

（《范文甫专辑》）

# 周小农

## 眩晕医案选辑

周小农（1876~1942年）字伯华，无锡人，近代医家

**孙明琛妻**　大孙巷。疟后风痰留恋，外风引内风，头晕宿恙又发，咳嗽，痰韧色白，气逆自下而上，自觉虚甚，不寐，口腻味酸。脉虚数，苔白。肝阳挟痰不降，肺气不肃。症情虚而挟实，清肺潜肝、安神化痰为法。

粉北沙参、冬甜瓜子、光甜杏仁、象川贝母、青蛤散、旋覆、赭石、紫石英、磁石、天麻、薏仁、潼白蒺藜　青盐半夏、秫米、苇茎、金器、青铅。另濂珠、血珀、伽楠香、辰砂，研末，灯心汤下。

庚申九月廿八日方。

复诊：投剂之后，得寐二时许，头晕略减，咳嗽痰声，气逆由脐而上，不时火升自汗。苔腻，前半苔蜕皮碎红痛，未蜕者色灰，脉细软无力。阴虚阳浮，痰浊招恋，疟后虚热不清，小溲尚黄。症情夹杂，犹恐精神不能潜守，余热蒸痰昏迷。再清上潜下、安神涤痰为法。

冬甜瓜子、瓜蒌皮、蛤粉、决明、紫菀、光甜杏仁、南北沙参、旋覆、白芍、牛膝炭、冬虫夏草、淮小麦、鲜首乌。另磁石、紫石英、金器、芦根、灯心，先煎代水。

猴参、川贝母、濂珠、伽楠香四味研，竹沥温调。

廿九日方。

三诊：大便秘而已通，寐亦较久，惟昏晕时作，不肯多言，胸中懊恼，咳痰不爽，气短火升，自汗略止，溲色仍黄。脉虚软无力，苔炙，前半红痛。阴虚阳浮，烁津蒸痰，下虚上实。再益阴潜阳、安神化痰为法。

天麻、潼白蒺藜、钩勾、滁菊、象川贝母、竹茹、竹黄、蛤粉、蒌皮、珠母、杞子、牛膝、北沙参、功劳子叶、阿胶。另龟甲、鳖甲、牡蛎、海蛇、地栗、苇茎、金器，煎汤代水。另濂珠、蛤蚧尾、猴枣、血珀，研末，竹沥调服。

十月初一日方。

四诊：昏晕大定，心中懊烦亦退，夜寐较安，咳嗽气短均减；惟头晕，鼻气灼热，舌上亦觉灼然，火升已平，溲色尚黄。脉象虚软，左较有力，舌根浊中蜕，色红有刺。外觉形寒，阴虚风阳消烁，津液被伤，多汗表疏。再拟清养。

金川石斛、北沙参、天冬、首乌、杞子、天麻、滁菊、潼白蒺藜、阿胶、归身、牛膝、象川贝母、蛤粉。

初三日方。

五诊：头昏未泯，舌上火出，夜寐已酣，因咳即醒，日间则否，溲色带黄。脉象虚软，左较右著，苔已全蜕，舌红。阴虚阳气消烁，诸症未能尽熄。再拟育气阴，潜阳安神，以摄冲气。

霍石斛、西洋参、天麻、杞子、潼白蒺藜、滁菊、二冬、白芍、首乌、茯神、参仁、萸肉、淮麦、冬虫夏草。另三甲、龙齿、胡桃，煎汤代水。

初六日方。二剂。

六诊：服前药稍能起坐，饮食两碗，畏药而辍五日。十三日小雪，头晕复起，肢麻异常，心中难以名状，怕烦畏寒。脉虚软无神，苔剥灼然。良由阴血大亏，虚阳未泯，扰于心神则难过，恐虚中生波。

生地、苁蓉、白芍、杞子、西洋参、制首乌、二冬、归身、天麻、蒺藜、萸肉、丹皮、五味、冬虫夏草、阿胶。另三甲、龙齿、贡淡菜，煎代水。

十四日方。

七诊：头晕火升，肢麻，虚烦退而未止。脉虚弦，重按杳然，舌上灼痛。阳升烁阴，尚防留恋，不易复原。

霍石斛、二冬、玉竹、生地、白芍、归身、西洋参、首乌、杞子、桑寄生、枣仁、阿胶、天麻、蒺藜。另珠黄散掺于舌剥处。

十六日方。

此后就西医治，三反四复。最后有人知为肝阳，静养食疗竟愈。

**谢蕙卿之室**　向有血崩，肝阳易僭。丁巳冬诊：眩晕畏风，头痛，带下腰楚，少寐，火升颧红，兼症痰多白腻。脉细濡，苔白。初疏驱风化痰之法，甚宜。继思上实下虚，不耐劳勚，与匮药丸方，服之眩晕不甚作矣。

大生地、山萸肉、杞子、山药、磁石、龟甲、丹皮、滁菊、龙骨、杜仲，研，以阿胶化水泛如火麻仁人，晒干。复加台参须、天麻、远志、於术、茯苓神、半夏、泽泻，取末，用新会皮、夜交藤煎汤，泛于前丸，令大如绿豆为度。每晨空盐汤下三钱。

**萱庭**　向有肝风眩晕。始于中年血崩损营，滋潜育濡，直至花甲时眩晕仍作。忆辛亥四月下旬，午餐后谈及外戚某事，忿怒气火上冲，昏眩欲呕，倒卧椅中，四肢冷麻，遍身自汗，黏腻湿透衣衫，面色顿变，目不见物，耳不闻声，肌体强直，指甲青白，是厥气兼肝阳上僭。

严君欲投痧药止之。顾道源推拿亦云气闭，针中脘及合谷穴，神识未清。继于脐下气海一针，神省能言，肢转温，肤软汗止。

内服旋覆、川贝母、半夏、郁金、赭石、牡蛎、珍珠母、枣仁、天麻、白芍、茯苓、磁石等，一剂未受，重购复煎以进，未呕，弃二煎，复撮三剂。

服后稍能起坐，眩晕未定，晚仍少寐。

翌晨脉之，弦大未敛。苔白干。早晨投平肝降胃运食：天麻、石决明、旋覆花、赭石、香橼、香附、连皮苓、橘叶、远志、鸡内金、谷芽。

晚进滋肾潜肝安神：

熟地、五味、杞子、天麻、磁石、龟甲、鳖甲、牡蛎、龙齿、远志、珍珠母、枣仁、白芍。

服后眩大定，得寐。续拟善后方：

熟地、五味、山萸肉、苁蓉、龟甲、茯苓神、柏子仁、杞子、白芍、牡蛎、龙齿、首乌、阿胶、料豆等，数剂而康。

袁姥，年五十余，沪南。庚子诊。因上年血崩之后，每眩晕头痛，寅卯少寐，便艰带红，牙酸微痛，暮分腿胫轰灼，黎明掌心微汗方敛，腰酸体软，兼有燥咳，痰味觉咸，清肺摄纳方效。是血虚阳僭，肺阴不足，心肾不交。

首乌、山萸、熟地、当归、白芍、杞子、龙齿、百合、枣仁、茯神、甘菊、牡蛎、天麻、菟丝、苁蓉、女贞、香附、乌鲗、潞党、沙参、麦冬、杜仲、川断，阿胶、龟甲胶　煎收膏。

服一料，足胫夜热、腰酸、便红均愈；惟眩晕头痛，越数月举发，仍以滋养取效。

**华左**　己未夏，病眩晕欲仆，屡治不痊。继诊其脉浮弦不实，审系接内时得外人惊讯而致阳忽寂。进育阴潜阳。

龙、牡、珠母、白芍、紫石英、玉竹、萸肉、干地、稽豆、牛膝、龟甲、胡桃肉。

眩晕减而阳仍寂，后遵履素氏温纳浮阳法。参、地、茯苓、五味、枣仁、巴戟、远志、二冬、杞子、菟丝、锁阳、山药、鹿角胶等出入，多剂乃瘥。

**周梅坡** 向在某银行任经理。甲寅二月来延余诊，乃晕眩之症。前医息风镇肝，方已数纸。最后用大定风珠意，犹不能离枕。余因诊脉，弦中带滑，盛在右部，苔中腻白，兼有恶心。是明有痰浊留膈。而梅坡系有力之家，已投育阴，病久不便独异。初用抽去滋补，转用息风，复入化痰之品。

复诊：病情相安。竟用清气化痰丸。主家亦知医，有无所适从之概。缘疏滋补者乃七十余之老者，彼此相较，离题太远。嗣即停药，但以食疗，不一月而起床。

果然挟痰之症。痰能作眩，岂欺人哉！噫，在云遮雾掩之际，多人不易察出也。

**华左** 阴虚肝旺，耳鸣多梦，习为常事。春仲晨起蹶仆，肢软足痿无力，片刻眩定。脉虚弦，苔滑。

生地、元参、丹皮、鳖甲、龟甲、白芍、五味、地骨、川断、决明、龙骨、牡蛎、磁石、天麻等，毓阴镇阳。

眩晕定，气自脐下冲上，肝旺冲气不纳，势仍鸱张，更用：

熟地、元参、牛膝、归身、白芍、五味、紫石英、萸肉、龟甲、沉香、胡桃肉、左牡蛎、淡菜诸品。

冲气不作，足软无力，仍用滋养肝肾之药煎膏，服之而愈。

**严君** 丁巳六十七岁。冲气不时而发，原由十年前血痢致伤，肾肝不充，虚风攻注，足胫酸痛，或如钻刺，事烦则少寐。诊脉虚弦，苔白。营虚络衰，阳不下潜，冲气上升，剧发可忧。拟滋潜养络，益血安神。

首乌、寄生、杜仲、牛膝、菟丝、杞子、白芍、苁蓉、归身、茯神、柏子、参仁、二冬、元参，研末，用胡挑肉去皮研，炼蜜糊丸如绿豆大。

服之冲气即潜，钻刺之痛亦定。

(《周小农医案》)

# 范中林

## 眩晕六经辨治举隅

范中林（1895~1989），蜀中名医，经方大家

### 太阳证眩晕

**罗某某**  女，34 岁。成都市某场工人。

1976 年 5 月，突感眩晕，如坐舟中，卧床不起。成都市某某医院内科确诊为"美尼尔综合征"。数日后转来求诊。

初诊：四天前，下班回家，自觉头胀痛，眩晕甚，颇欲吐。次日上班，到厂后片刻即晕倒。呕吐频繁，吐出大量清涎，头晕似天旋地转。恶寒、咳嗽、无汗。舌质偏淡，苔微黄。此太阳证，寒邪闭阻，水饮内停而致眩晕。法宜先从温化寒饮，祛痰降逆入手，以半夏干姜散加味主之。

法夏 18g　干姜 18g　云苓 30g　甘草 3g

二诊干呕消失，头胀痛、眩晕减轻。再宜表里同治，散外寒，涤内饮，以小青龙汤加减主之。

麻黄 10g　法夏 15g　干姜 10g　甘草 15g

2 剂。

三诊头晕、咳嗽进一步好转，痰涎减。表邪未尽，阳气尚虚，继

112

以麻黄细辛附子汤，助阳解表。

麻黄 10g　制附片 久煎，60g　辽细辛 6g　桂枝 10g　干姜 60g　甘草 30g

4剂。

服药后，自己单独乘公共汽车前来诊病，尚有头晕胀之感，舌淡红，苔薄白微黄。又少进散寒除湿，安中攘外之品，数日后病愈。1979 年 10 月 26 日追访，三年来坚持上班，病未复发。

《金匮要略》云"干呕、吐逆、吐涎沫，半夏干姜散主之"。故首用此温中止呕之法。重加茯苓，取其健脾利水渗湿，既能扶正，又可祛邪，且为治痰主药。服药两剂，病情好转。次用小青龙汤与麻黄细辛附子汤，取其善涤内饮，助阳驱邪之功。

## 太阴少阴证虚劳

**李某某**　女，48 岁。成都某厂家属。患头痛，眩晕约十年。1971年 3 月，病情逐渐加重，经常昏倒，头晕如天旋地转，并发展到头项及四肢僵直，俯仰伸屈不利，身觉麻木，一年中有半载卧床不起，1974 年 6 月专程赴西安某军医院，经内科、骨科、神经内科和神经外科检查，确诊为"脑血管硬化"及"美尼尔综合征"。后转回成都，病情未见好转。同年 11 月前来就诊。

初诊　已卧床不起，神志不清，心悸气喘，呼吸困难，头剧痛频繁，自觉似铁箍紧束，昏眩甚则如天地旋游。头项强硬，手足厥冷，全身浮肿，不欲食，三天来只略进少许流质。两手麻木，感觉迟钝，小便短少，大便先秘后溏。经期紊乱，每月三四次，色暗黑，血块甚多。眼胞双颊浮肿，眼圈乌黑，舌质暗淡，苔白滑浊腻，脉微细。此证属太少二阴，脾肾阳虚日甚，已成虚劳。法宜调阴阳，利气化，逐水饮，以桂枝去芍药加麻黄细辛附子汤主之。

桂枝 10g　生姜 60g　甘草 30g　麻黄 10g　辽细辛 6g　制附片久煎，60g

3 剂。

二诊　上方服三剂，神志渐清，头剧痛减，咳半卧于床，原方再服八剂。

三诊　身肿、手麻稍有好转，神志已清；仍头痛眩晕。肢体尚觉沉重，稍动则气喘心累。苔腻稍减，病有转机；唯阳气虚弱，阴寒凝滞已深。方药虽对证，力嫌不足。原方附子加重至 120g；另加干姜、炮姜各 60g，以增强温经散寒，祛脏腑痼冷之效。连进十剂，头痛、眩晕著减，可起床稍事活动。原方附子减至 60g，去干姜、生姜，再服十剂。

四诊　头痛止，尚有轻度眩晕。活动稍久，略有心悸气喘。浮肿已不明显，头项及四肢强直感消失，食纳增加，诸症显著好转。但痼疾日久，脾肾阳虚已甚，须进温中健脾，扶阳补肾，兼顾阴阳，拟理中汤加味缓服。

党参 30g　干姜 30g　白术炒，20g　甘草炙，20g　制附片久煎，60g　茯苓 20g　菟丝子 30g　鹿角胶烊，30g　龟甲胶烊，30g　上肉桂冲服，12g

服上方月余病愈。1979 年 12 月 25 日追访：患者谈到治病经过，精神振奋，五年来病未复发，并承担全部家务劳动，身体如常。

此例迁延日久，病情复杂，酿致沉疴，而出现多种衰弱证候，故病属虚劳。按六经辨证，其手足厥冷，心悸神靡，食不下而自利，舌淡苔白，实为太阴、少阴同病一派阴气弥漫。进而剖析，头目昏眩，痛如紧捆；全身浮肿，上肢麻木不仁；自利稀溏。此为阴气上腾，阳气下陷，阴阳相隔，气血无所统制，水饮搏于气，壅滞于周身，《金匮要略》桂枝去芍药加麻黄细辛附子汤方，原主"气分，心下坚……

水饮所作"。尤怡注:"气分者,谓寒气乘阳气之虚而病于气也"。"不直攻其气,而以辛甘温药行阳以化气"工藤球卿云:曾用此汤治多种气血虚损坏病,每获奇效……。据金匮阴阳相得,其气乃行,大气一转,其气乃散故拟用此方也(《方函口诀》引)。今变通用于本例,以寒气乘阳之虚而病于气之理,温养营卫,行阳化气,助阳化饮发散寒邪,诸症自当迎刃而解。

## 厥阴证头痛眩晕

**黄某某** 女,34岁。成都市某商店职工。

1970年以来,经常患头痛、眩晕、干呕,甚则晕倒,经数家医院皆诊断为"美尼尔综合征"。

初诊 1972年1月来诊。头顶痛甚,干呕,吐涎沫;眩晕时,天旋地转,如坐舟中,四肢无力,手足清凉。面色萎白无华,舌淡润少苔,脉微细。此为肝胃虚寒,浊阴上逆,病属厥阴寒逆头痛眩晕。法宜暖肝温胃,通阳降浊,以吴茱萸汤主之。

吴茱萸 10g 潞党参 20g 生姜 30g 红枣 30g

4剂。

在《伤寒论》中,吴茱萸汤主治病证有三条:一属阳明之胃家虚寒;二属少阴吐利;三属厥阴寒证。其共同之点,皆有呕吐这一主症。阳明虚寒食谷欲呕;少阴吐利;厥阴干呕吐涎沫,其病机之共性,皆为中虚气逆,浊阴上犯。

但本例厥阴干呕吐涎沫,还有头痛一证,此乃病属厥阴经之显著特征。其所以成为特征,一是因为厥阴受邪,循经气而上逆巅顶,故头痛,且其部位常在头顶。二是厥阴受寒,肝木横逆,寒邪挟浊阴之气上逆而犯胃土,以致中气虚弱,脾气不升,胃气不降。清阳不足,干呕气逆上冲则头痛；其眩晕，正如《素问·至真要大论篇》所云："诸风掉眩，皆属于肝。"总其要，厥阴肝寒为本，阳明胃寒为标，病属厥阴寒证。

二诊　上方服四剂，呕吐止。头痛，眩晕，明显减轻。但仍眩晕，其所以眩晕者，因其病在肝，而其根在肾。宜继进温补脾肾之剂，以理中汤加味缓缓服之。

潞党参 20g　白术炒，18g　甘草炙，15g　干姜 30g　制附片久煎，30g　茯苓 15g　上肉桂研末冲服，10g

服二十余剂，诸恙悉安。1979 年 7 月追访，自从痊愈以来，再未重犯，始终坚持全勤。

本例厥阴头痛眩晕之证，与美尼尔综合征相似。其病因现代医学至今尚未完全清楚。中医虽无此病名，但根据辨证，多属肝肾。《灵枢·海论篇》云："髓海不足则脑转耳鸣，胫酸眩冒，目无所见"，亦即此理。邪入厥阴，从阴化者居多，常见干呕，吐涎。其标在胃寒，其病在肝寒，其根在肾寒，故先后投以燠土、暖肝、温肾之剂，病祛根除而晕痛皆止。

（《范中林六经辨证医案选》）

# 袁鹤侪

## 清降肝胃，养血疏风治头晕

袁鹤侪（1879~1958），名琴舫，字其铭，
华北国医学院教授，临床家

**王某某** 女性，49 岁。1954 年 10 月 25 日。

头晕，西医诊为"高血压"，脉象左关弦，右关滑，右寸数，拟用清肺肝降逆之法为治。

川贝母 10g　夏枯草 12g　小枳实研，4.5g　白蒺藜 12g　柿子霜 6g
远志肉 10g　忍冬藤 15g　云茯神 12g　南沙参 10g　干地黄 12g

水煎，分二次服。

二诊：1954 年 11 月 12 日。

头晕，脉象左尺沉滑，右寸无力，右关脉滑数，拟用清胃肾热之法。

川贝母 10g　夏枯草 15g　南沙参 10g　白蒺藜研炒，15g　枳壳 10g
远志肉 10g　忍冬藤 18g　干地黄 15g　云茯神 12g　郁金 4.5g

水煎，分二次服。

三诊：1954 年 12 月 10 日。

服前药后头晕轻减，惟心中时懊侬。脉象左尺沉数，左关弦，两寸脉无力。拟用调气和肝法。

淡豆豉 6g　炒栀 4.5g　川贝母 10g　潞党参 10g　茯神 12g　干地

黄 12g　杭芍炒，10g　生草 6g　姜半夏 4.5g

水煎，分二次服。

四诊：1954 年 12 月 14 日。

药后诸症悉减，惟时有气短，拟照前方化裁。

干地黄 12g　柴胡 1.5g　淡豆豉 4.5g　山栀炒，3g　党参 10g　广陈皮 10g　姜半夏 4.5g　云苓 12g　杭芍炒，10g　建泽泻 10g　川贝 10g　生甘草 6g　生姜 3 片

水煎，分二次服。

**蒋某某**　女性，53 岁。1955 年 11 月 22 日。头晕，耳鸣，肢倦乏力，遇热则头昏汗出，遇寒则栗，两肩痛，腰疼。脉象左寸浮大，余部均细弱，尤以左部为甚。系血虚感受风邪所致，拟用养血疏风药为治。

羌活 3g　当归 12g　杭芍炒，12g　川芎 6g　云苓 12g　生薏米 12g　桂枝 6g　酒芩 3g　桑枝 10g　生草 6g　生姜 3 片

水煎，分二次服。

二诊：1955 年 11 月 24 日。

服前方后，头晕、耳鸣、肩腰疼痛均轻减，脉象两寸浮，右寸兼大，余部脉细弱象已较前为好，拟照前方加减。

羌活 4.5g　当归 12g　杭芍炒，12g　云苓 12g　连翘 10g　桑寄生 10g　桂枝 6g　酒芩 6g　生薏米 12g　生草 6g　生姜 3 片　威灵仙 10g

水煎，分二次服。

三诊：1955 年 11 月 27 日。

药后诸症悉除，惟两臂上举略觉吃力，拟照前方加减。

羌活 6g　当归 12g　嫩桑枝 12g　连翘 10g　桂枝 6g　威灵仙 10g　酒芩 6g　云苓 12g　生薏米 12g　杭芍炒，10g　生草 6g

水煎，分二次服。药后，两臂上举已觉轻爽，病遂告愈。

**王某某** 女性，48 岁。1955 年 2 月 23 日。

头晕，头闷，恶心，睡眠欠佳，脉象左关弦数，右关滑数，西医诊断为高血压，拟予以清肝胃之法调治。

忍冬藤 15g　甘菊花 10g　生杭芍 10g　川贝母 12g　白蒺藜研，12g　云茯神 12g　夏枯草 15g　香附炙，10g　生甘草 6g

水煎，分二次服。

二诊：1955 年 2 月 27 日。

高血压头痛、耳鸣，睡眠欠佳，服前方症状见轻，脉象左寸数，左关弦大，右关滑大，拟用清肝胃兼益肺法。

忍冬藤 24g　姜连 3g　夏枯草 15g　川贝母 12g　竹茹 12g　白蒺藜研，12g　甘菊花 10g　茯神 10g　金石斛 12g　香附炙，10g　杭芍 10g　山栀炒，4.5g　姜半夏 6g　生草 6g

水煎，分二次服。

三诊：1955 年 3 月 6 日。

高血压服前方小效，耳鸣，睡眠仍欠佳，脉象左关尚弦大，右关较好，拟照前方加减。

川贝母 10g　潞党参 10g　夏枯草 15g　淡竹茹 12g　白蒺藜 12g　甘菊花 10g　山栀炒，6g　云茯神 12g　夜交藤 12g　忍冬藤 12g　生甘草 6g　姜连研，3g

水煎服，如前法。

此三例同为眩晕案，然一例为血虚受风，两例为"高血压"，所用治法则有清肺肝降逆及清肝胃之不同，处方亦各有所异，似与一般常法不同，学者于此处当留意焉。

（袁立人　整理）

# 叶熙春

## 审虚风实风夹痰夹火
## 详滋阴升清凉肝潜镇

叶熙春（1881~1968），临床家

《证治汇补》曰"眩为肝风。"肝风与眩晕本属同类，而叶老在习惯上对证缓者称为眩晕，病急者名之为肝风。叶老治此证，注重肝脾肾三脏，风火痰三邪，亦兼及于胆，良以肝胆脏腑相合，故常以肝风胆火相煽合而论之。大凡病于肝者，或郁勃激肝，肝旺生风，或肝血不足，血虚生风，总以实证为多，虚者偏少。病于肾者，因肝肾乙癸同源，母子相依，肾水内虚，木少水涵，燥而生风，又少阴内寄相火，阴虚火旺，激动肝风，故每见肝肾同病，证以虚者为多，亦有虚中夹实者。病于脾者，一则脾处中州，号称砥柱，脾虚阳升无力，即《内经》上气不足，头为之苦晕也。又脾为卑监阴土，主湿，为生痰之源，每见肝风激动伏痰，风痰合邪，上逆旁窜，发为眩晕。故病在脾，以虚为主，肝脾合病者以实证居多。叶老认为，临证中对于虚风实风之异，夹火夹痰之别，气虚血虚之辨，实为辨证之要点。治疗时应用益气、升清、滋阴、养血、清火、凉肝、化痰、息风、镇潜诸法，随证参合以进，其间加减增损，活泼灵动，因证而异，虽有成方可据而又不为其囿。常用方药如补气升清用黄风汤、补中益气汤加仙鹤草，滋阴养血采四物、二至，常用药物有细生地、熟地炭、制首乌、女贞子、旱莲草、阿胶、丹参、白芍、枣仁、桑椹子，其他如清火有山栀、夏枯草、石蟹，凉肝有羚羊、丹皮、石决明，息风有决明子、茺蔚子、天麻、菊花、钩藤，镇潜有鳖甲、磁石、龙骨、牡蛎，化痰有竹沥、川贝、橘红、瓜蒌仁、天竺黄、半夏等。其中对于滋阴药物，应用中慎辨痰浊之轻重，痰多者避腻滞，仅用女贞子、旱莲草、桑椹子之气味俱薄者；无痰者方用首乌、生地、阿胶之浓浊填补；若有痰而量少，则用少量细生地，或以少量熟地炒炭予之，并加砂仁为伴，以防其滞。对于化痰药，叶老喜用温胆汤治疗，郁而生热加黄连，若病久热深而燥化者，则原方去半夏、茯苓、甘草，加竺黄、瓜蒌、川贝等。其变化之巧妙，用药之精当，确为后学者之楷模。

**例1** 孙某，男，45岁。3月，上海。

肾水不足，不能上济于心，遂致心悸不宁，睡眠不酣，目眩头昏，昏甚欲倒，两耳蝉鸣，健忘，有时咳嗽多痰，脉象左弦右滑，舌苔白腻。肾亏心虚肝旺，三者同病，治当兼顾。

猪心血　紫丹参炒，五钱　枣仁杵，炒，三钱　辰茯苓五钱　紫贝齿杵，先煎，五钱　青龙齿杵，先煎，四钱　夜交藤四钱　煨益智仁二钱　决明子四钱　三角胡麻五钱　宋半夏二钱半　生杜仲一两　制熟女贞子三钱　旱莲草三钱

二诊：阴亏于下，阳亢于上，眩晕耳鸣，心悸寐劣，水火不交，心肾失济，脉象弦滑，舌苔薄腻。痰湿未清，难投滋腻。

生晒术二钱　仙露半夏二钱半　北秫米炒，包，四钱　益智仁二钱　辰茯神五钱　枣仁炒，杵，四钱　夜交藤四钱　三角胡麻四钱　生杜仲一两　莲子去心，七粒

三诊：睡眠转酣，头昏目眩自瘥，心悸耳鸣亦减。近日腰膝酸软，步履无力，脉象尺部重按少力。滋益清潜，合而治之。

熟地炭八钱　绵芪清炙，三钱　生杜仲一两　夜交藤四钱　枣仁炒，杵，三钱　益智仁煨，二钱　辰茯神五钱　三角胡麻五钱　珍珠母杵，先煎，一两　柏子养心丸吞，三钱

四诊：心悸渐宁，睡眠得酣，头眩耳鸣亦减，惟腰酸跗软尚存，脉象如前，舌尖微绛。下虚上实，中气又馁。再当两益气阴，以潜亢阳。

大熟地炭一两　清炙芪四钱　桑椹子盐水炒，三钱　生鳖甲八钱　生杜仲一两　辰茯苓五钱　三角胡麻四钱　夜交藤四钱　枣仁炒，杵，三钱　莲子去心，七粒　柏子养心丸另吞，三钱

按语　本例为心肾两虚，肝阳偏亢，兼夹痰浊之症，最难用药。叶老用清潜之法，养阴而不碍湿，化浊又顾其阴，兼证虽多，药不芜杂。

**例2**　陈某，男，55岁。3月，昌化。

肝胆风阳上越，头部筋掣作痛，甚至眩晕耳鸣，目睛干燥，右胁胀痛。风火相煽，有耗津液，口苦舌干，渴喜饮水，胃纳尚佳，二便如常，舌尖绛，苔中黄，脉来弦劲。凉肝滋肾，潜阳息风。

羚羊角另煎三小时，冲，一钱　细生地五钱　甘菊二钱半　赤白芍各一钱半　明天麻二钱　马蹄决明四钱　夏枯草二钱半　八月札三钱　川石斛四钱　生石决明杵，先煎，七钱　珍珠母杵，先煎，一两

二诊：前药服后，头痛、眩晕、耳鸣、胁痛、渴饮俱减，脉弦。再当育阴潜阳，疏达木郁。

细生地六钱　制女贞子三钱　赤白芍各一钱半　甘菊二钱　决明子四钱　明天麻二钱　夜交藤四钱　川石斛四钱　金铃子盐水炒，三钱　生甘草一钱半　生石决明杵，先煎，七钱　生灵磁石杵，先煎，一两　桑椹膏另冲服，一两

经云："诸风掉眩，皆属于肝。"厥阴为风木之脏，少阳相火内寄，

风火皆属阳而主动，两者相煽，则头痛目眩，脉象弦劲，舌绛苔黄，胁痛渴饮，皆阴虚木火内炽之象。故凉肝息风，滋阴潜阳，以疏其有余之气，养其不足之阴。

例3　陈某，男，60岁。2月，武康。

肝胆风火上僭，头部两侧晕胀掣痛，痛连两目，视物不清，右胁胀疼，脉象弦数，舌质边绛苔黄。当清肝胆风火。

羚羊角先煎，四分　杭菊二钱　决明子三钱　生白芍一钱半　青葙子包，三钱　黑山栀三钱　明天麻二钱　夏枯草三钱　制女贞子三钱　蔓荆子三钱　生石决明杵，先煎，八钱

二诊：泄肝清胆法服后，头晕胁痛均减，而颞部之痛未除，两目视物不明，脉弦。拟再养阴，清肝，息风。

大生地六钱　甘菊二钱　石蟹先煎，五钱　青葙子包，三钱　粉丹皮一钱半　赤白芍各一钱半　黑山栀三钱　夏枯草三钱　明天麻二钱　制女贞子三钱　晚蚕沙包，四钱　石斛夜光丸分吞，二钱半

肝脉布于胁，上达巅顶，开窍于目。头痛及目，视物不明，为风火内炽，上扰清空所致，故以凉肝清热，以泄内风内火。肝木升逆，必耗肾水，次方养阴清肝，即属斯意。

**附：肝风案**

例1　张某，男，48岁。10月，武康。

阴虚多火，灼液为痰，复受惊恐，肝胆阳升，痰气郁结，扰及心神，以致心烦懊恼，悸惕不安，彻夜无眠，颧红烘热，手指清冷，肢臂作麻，脉来弦劲，舌红苔黄。肝风内动，势虑厥闭，亟拟泄浊扬清，以平气火。

苏合香丸用竹沥一两和入姜汁六滴先化吞，一粒　雅莲六分　枳实麸炒，一钱　竹茹姜汁炒，三钱　双钩后下，四钱　天竺黄二钱　化橘红一钱半　川贝三钱　粉丹皮二钱　黑山栀二钱　青龙齿杵，先煎，五钱　广郁

金二钱　瓜蒌仁杵,四钱　鲜枇叶刷,四张

二诊：前方服后，神志见安，夜能酣寐，懊恼烦闷顿解，烘热肢麻亦除，肝胆风阳稍戢，痰浊内滞未清，有痰不易外吐，大便未落，再拟涤痰泄下，以通腑气。

全瓜蒌杵,四钱　火麻仁杵,三钱　广郁金二钱　白杏仁杵,三钱　京川贝三钱　化橘红一钱半　甘菊二钱　双钩后下,四钱　生白芍一钱半　粉丹皮二钱　川雅连四分　竹茹姜汁炒,三钱　枳实麸炒,一钱　鲜枇杷叶刷,四张　苏合香丸另吞,一粒

患者多火多痰，本缘水亏木旺，复加惊恐，则肝风胆火随之而升，扰及心神，症见烦懊悸惕，烘热不眠。盖痰得火而沸腾，火得痰而煽炽，内风暗动，故而手冷肢麻，厥闭之萌，即肇于此。方用苏合丸合黄连温胆汤加味，开结导痰，降火安神，使火降痰消，则内风自熄。

**例 2**　惠某，男，55 岁。9 月，临安。

从前喜饮烈性之酒，不独伤肝伐胃，抑且助火耗津。近月来，右手难于举动，下肢酸软麻木，步履维艰，头部筋掣作痛，夜少安寐，两手脉象细弦，重按无力，舌绛苔薄。乃肝肾阴亏，内风鸱张。拟滋水泄木，以平内风。

大生地盐水炒,一两　阿胶珠五钱　生杜仲一两　生龟鳖甲各六钱　生白芍二钱半　决明子四钱　三角胡麻五钱　忍冬藤四钱　络石藤三钱　桑寄生四钱　淮牛膝三钱

二诊：前方服后，头部掣痛见差，下肢麻木亦减，步履尚觉无力，睡眠胃纳见佳，脉舌如前。仍守原法。

细生地六钱　麦冬米炒,四钱　制首乌四钱　辰茯苓五钱　生龟鳖甲各六钱　三角胡麻四钱　生杜仲一两　决明子四钱　鸡内金炙,六钱　生赤白芍各二钱

三诊：内风虽见稍平，阴虚未易骤复，右手差能举动，头痛不若前甚，而腰腿酸软，举步尚艰，下元欠亏，仍进滋熄之剂。

大生地盐水炒，八钱　生杜仲一两　制首乌四钱　麦冬米炒，三钱　生鳖甲八钱　生赤白芍各二钱　马蹄决明三钱　夏枯草四钱　三角胡麻四钱　桑椹膏另冲服，一两

四诊：迭进滋阴潜阳，平肝息风，诸恙渐见平复，腰酸不若前甚，步履已见复常，再宗前方增损可也。前方去马蹄、决明，加茯苓五钱，桑寄生四钱。

肝风之起，由于阳亢，亢阳之本，由于阴亏。直上巅顶，则头痛筋掣，旁窜四肢，则麻痹不仁。今脉象细弦，舌绛苔薄，步履痿软，乃肝肾久亏，内风鸱张，故用滋肝益肾，以固下虚之本，泄风清火，以治上盛之标。

（《叶熙春专辑》）

# 姚国美

# 眩晕临证纲要

姚国美（1893~1952），名公裳号佐卿，江西省著名老中医

发热，咳嗽，头目昏眩者，此风邪夹热，法宜辛凉散风，桑菊饮主之。

**桑菊饮**

杏仁　连翘　薄荷　桑叶　菊花　苦桔梗　生甘草　芦根

眩晕，口苦，耳聋，喜呕，脉象弦数者，此肝胆风火，法宜清火息风，黄芩汤加菊花、竹茹、蛇胆陈皮之类治之。

黄芩汤加菊花、竹茹、蛇胆陈皮。

头眩，张目不眠，舌燥唇红，大便燥结，解后眩晕稍止，此燥极生风，头目为之瞀乱，法宜釜底抽薪，治以调胃承气汤。

夏月，头脑昏闷，心烦，口渴，溲赤，脉虚者，此暑气上冒，清气不升，法宜清暑益气，与生脉散加鲜荷叶边、菊花、佩兰叶之类治之。

**生脉散加鲜荷叶边、菊花、佩兰叶**

人参　麦冬　五味子　鲜荷叶边　菊花　佩兰叶

头眩，背恶寒，气自小腹上冲，状若奔豚者，乃肾阳不足，寒水上凌，法宜温化，与桂苓术甘汤；若头重目眩，口吐痰沫，脉象迟滑者，主有痰饮，与半夏天麻白术汤醒脾健运，甚则脾气困倦，四肢乏力者，治以理脾涤饮。

### 桂苓术甘汤

桂枝　茯苓　白术　甘草　半夏

### 天麻白术汤

法夏姜制　天麻　白术炒　麦芽　神曲　人参　陈皮　黄芪蜜炙　茯苓苍术泔浸　泽泻　干姜　黄柏酒洗

### 理脾涤饮

黄芪　白术　砂仁　白蔻　半夏　干姜

眩晕发厥，口吐涎沫状如痫证，但醒后仍眩，舌苔滑腻，此属风痰，宜白附子丸，以温开之；若大便秘者，法宜重镇苦降，礞石滚痰丸主之。

### 白附子丸

全蝎炒　白附子泡　天麻　菊花　半夏　南星制　川芎　橘红　旋覆花　干姜　僵蚕炒

各等份，共为末，姜汁为丸，用荆芥汤送下。

### 礞石滚痰丸

青礞石一两　沉香五钱　大黄酒蒸　黄芩各八两

将礞石打碎，用焰硝一两，同入瓦罐，盐泥封固，晒干，火煅石色如金为度，研末和诸药水丸。

头眩，嘈杂，欲吐不吐，眉棱骨痛，寸口脉沉者，此属肝胃气郁，清不升而浊不降，宜越鞠丸加蒺藜、茶叶、蚕沙之类，或用加味逍遥散以条达之。

### 越鞠丸加蒺藜、茶叶、蚕沙

香附醋炒　苍术泔浸,炒　川芎　神曲　栀子炒黑　蒺藜　茶叶　蚕沙

### 加味逍遥散

当归酒拌　白芍酒炒　柴胡　茯苓　白术土炒　甘草　薄荷　栀

子　丹皮

头眩，动作则甚，身形解亦，惊悸，脉缓者，此肝血不足，虚风涣散，法宜酸收重镇，都气丸加乌梅、石决明、蛇胆陈皮之类；若脑转，目系急，甚则昏仆，此风木掉眩，气血空虚，宜守中丸以两补之。

**都气丸加乌梅、石决明、蛇胆、陈皮**

熟地　山药　山萸肉　茯苓　丹皮　泽泻　五味子　乌梅　石决明　蛇胆　陈皮

**守中丸**

人参　白术　菊花　枸杞　山药　茯苓　生地　麦冬

血后眩晕，怔忡，夜不成寐者，因亡血过多，肝脏失养，法宜育阴息风，补肝养营汤主之，黄连阿胶汤亦主之。

**补肝养营汤**

当归　川芎　白芍　熟地　橘皮　菊花　甘草

汗后头眩，心下悸，筋惕肉瞤，振振欲擗地者，此属汗多亡阳，宜真武汤回阳固本；若头目眩晕，阴头寒，小腹弦急，尺脉独浮者，此下元虚寒，阳气浮越，法宜潜阳温肾，桂枝加龙骨牡蛎汤主之，附桂八味丸亦主之。

**真武汤**

附子炮　白术炒　茯苓　白芍炒　生姜

**桂枝加龙骨牡蛎汤**

桂枝　芍药　甘草　生姜　大枣　龙骨　牡蛎

眩晕，少气懒言，常欲近火，欲得暖手按之者，此属气虚，主以补中益气汤加天麻、附子之类。

**补中益气汤加天麻、附子**

黄芪蜜炙　人参　白术炒　甘草　陈皮　当归　升麻　柴胡　生姜

大枣　天麻　附子

头眩耳鸣，迎风流泪，脉象细弦者，乃水不养木，宜杞菊地黄汤以补其母。

### 杞菊地黄汤

熟地　山萸肉　山药　茯苓　丹皮　泽泻　枸杞　菊花

眼生空华，如有物飞动，或视物旋转，见物为二，两寸脉虚者，属髓海空虚，宜龟鹿二仙胶合磁朱丸，填精补髓佐以镇摄；虚甚者则用鹿茸研末，酒水各半煎服。

### 磁朱丸

磁石二两　辰砂一两　神曲一两

依法研末，炼蜜为丸，如桐子大。

凡头目眩晕，时时迷冒，及头脑卒然大痛，或泄泻，两眼发黑者，皆凶证也。

（《姚国美医学讲义合编》）

# 陈道隆

## 肝风眩晕案析

陈道隆（1903~1973），字芝宇，浙江名医

**景俊士**　女，50岁，1963年4月9日就诊。

营亏失于涵养，肝阳亢逆于上，木来乘土，犯胃失降，头尚晕眩，且有偏痛，胸脘痞闷，呕恶泛漾，辄作辄缓。肝主魂，心主神，赖血以养，则神定魄安，不然寐不成寐，幻梦纷纭，肝气又复横逆，窜扰无定，定于腹部，则生膜胀，嗳气矢气较前舒适，风湿尚留，经隧不和，肢节漫肿而已变形。脉来弦濡，重按细数软。病在营亏肝炽为主题，神驰气滞为次要，风湿当缓图之，治以柔和疏展为主，至于养血固本，容再议酌。

旋覆花包，三钱　代赭石六钱　霜桑叶三钱　双钩藤后下，四钱
白蒺藜三钱　生石决打，先煎，八钱　小川连炒，五分　明天麻二钱　橘
叶一两　橘皮二钱　炒竹茹二钱　枇杷叶炒，去毛，四钱　络石藤三钱
荷叶边四钱　枣仁四钱炒，研　朱茯苓四钱

**汤翠莲**　女，成年，1963年1月27日就诊。

上实下虚，谓之厥巅，头脑昏眩，颜面麻木，手指麻木，痰滞不爽，二足软弱，脉弦劲而数，仍防卒中，再拟柔肝息风为治。

珍珠母先煎，一两　左牡蛎先煎，一两　灵磁石先煎，一两　全蝎尾
五分　竹沥半夏二钱　明天麻二钱　粉丹皮二钱　杭甘菊三钱　杭白芍

二钱　桑枝五钱　桑叶三钱　双钩藤四钱　怀牛膝后下，四钱　白蒺藜三分　桑寄生四钱

1963年1月30日二诊：肝阳尚未靖驯，头脑昏眩已瘥，而尚疼痛，颜红，手指麻木，痰滞不爽，脉弦势未敛，再当柔肝息风为治。

珍珠母先煎，一两　左牡蛎先煎，八钱　灵磁石先煎，八钱　竹沥半夏二钱　盐水橘红一钱五分　全蝎尾五分　明天麻二钱　粉丹皮二钱　杭甘菊三钱　白蒺藜三钱　桑叶三钱　桑枝七钱　双钩藤四钱　怀牛膝四钱　桑寄生四钱　杜仲炒，四钱

1963年2月5日三诊：肝阳尚未靖驯，内风较前潜息，颜面手足麻木渐瘥，足膝尚冷，胸膺微痛，脉弦趋缓，续当柔和为要。

珍珠母先煎，一两　灵磁石先煎，八钱　桑叶三钱　桑枝五钱　全蝎尾五分　粉丹皮二钱　白蒺藜三钱　杭甘菊三钱　双钩藤后下，四钱　枇杷叶去毛，包，四钱　怀牛膝四钱　女贞子三钱　宣木瓜二钱　荷叶边四钱

**郦秀珍**　女，52岁，1962年12月16日就诊。

肝阳化风，口眼㖞斜较正，午后面颜微浮，目糊不清，悸宁寐安，脉小弦，苔中剥，再拟柔肝息风为治。

生打石决明先煎，八钱　珍珠母先煎，一两　全蝎尾五分　杭白芍二钱　杭甘菊三钱　白蒺藜三钱　桑叶三钱　桑枝五钱　决明子四钱　双钩藤后下，四钱　川石斛四钱　泡远志一钱五分　女贞子三钱

1962年12月23日二诊：脉弦较缓，肝阳渐靖，内风较息，口眼㖞斜已渐居正，午后面容浮肿，目糊未清，脉来虚弦，续当柔养为治。

生石决打，先煎，八钱　珍珠母先煎，一两　灵磁石先煎，八钱　女贞子三钱　杭甘菊三钱　旱莲草三钱　全蝎尾五分　杭白芍二钱　白蒺藜三钱　钩藤后下，二钱　桑叶三钱　桑枝五钱　大生地砂仁八分拌捣，二钱　谷精草三钱　夏枯草四钱　泡远志一两

**高晓兰** 女，63岁，1963年3月22日初诊。

前服育阴潜阳，滋水涵木之剂，头昏目眩、耳鸣心悸俱已减瘥，寐安纳馨，浮肿未退，盗汗未瘥，再拟前法加减之。

灵磁石先煎，八钱 左牡蛎六钱 生石决打，先煎，八钱 杭白芍二钱 女贞子三钱 杭甘菊三钱 朱茯苓四钱 枣仁炒，研，四钱 北秫米包，四钱 仙半夏二钱 浮小麦四钱 料豆衣四钱 生苡米四钱 泽泻三钱 糯稻根八钱 柏子仁二钱

1963年4月3日二诊：脉来虚弦，虚属阴虚，弦系肝亢，厥阳蠢蠢，心火熠熠，磅礴于上，上凌清空，为头脑昏眩，后项攀痛，神驰不敛，魂不返窟，心慌不宁，寤不夙寐，藩篱较固，盗汗较减，再当柔肝滋木，养心安神为治。

生石决打，先煎，八钱 珍珠母先煎，一两 灵磁石先煎，一两 霜桑叶三钱 双钩藤四钱 杭白芍二钱 杭甘菊三钱 朱茯苓二钱 枣仁炒，研，三钱 夜交藤二钱 竹茹炒，二钱 小枳实一钱 仙半夏二钱 浮小麦四钱 橘皮一钱

**童李代** 女，1963年3月21日就诊。

营阴不足，肝阳偏盛，化风窍络，左手指麻木已减，畏热烦躁，项筋尚攀，头昏心悸已减，再拟柔肝戢风以濡络道为要。

珍珠母先煎，一两 灵磁石先煎，八钱 桑叶三钱 桑枝五钱 大生地四钱 杭白芍二钱 女贞子三钱 杭甘菊三钱 双钩藤后下，四钱 制首乌四钱 黑芝麻四钱 白蒺藜三钱 夏枯草四钱 朱茯苓三钱 荷叶边四钱

**刘怀骁** 女，64岁，1962年12月25日就诊。

肝阳未驯，心神较敛，胃肠未和，头昏目糊，耳鸣心悸，寤寐较安，腹胀未瘥，便溏已减，当柔和为治。

生石决打，先煎，八钱 灵磁石先煎，一两 白蒺藜四钱 滁菊花三

钱　蒸桑叶三钱　夏枯草四钱　佛手花一钱　青陈皮各一钱五分　鸡内金砂仁八分拌，三钱　楂肉炒，三钱　双钩藤后下，四钱　香荷叶炒，四钱　枣仁炒，研，四钱　泡远志一钱五分

**程瑞华**　女，44岁，1962年12月25日就诊。

肝阳偏胜，心神骛驰，头昏耳鸣，心悸气急，寤不安寐，腰背酸楚，脉虚弦。当以柔肝益心为治。

生石决打，先煎，八钱　紫贝齿先煎，八钱　灵磁石先煎，八钱　女贞子滁菊花三钱拌炒，三钱　杭白芍二钱　白蒺藜三钱　夏枯草四钱　远志泡，一钱五分　枣仁炒，研，三钱　柏子仁研，四钱　朱灯心四分　仙半夏二钱　北秫米包煎，四钱　桑寄生四钱　杜仲炒，四钱

（《丁学屏陈梦月主编《陈道隆学术经验集》）

# 张子琳

## 自拟平肝清晕汤治疗眩晕

张子琳（1895~1983），字桂崖，号宏达，临床家

## 平 肝 清 晕

《素问·至真要大论》曰："诸风掉眩，皆属于肝。"临床上也以肝阳上亢证的眩晕最为常见。此类眩晕每逢用脑过多或情绪激动、神经紧张而增剧，常伴有目糊、口干、少寐、心慌等症，其脉多弦数。症状可轻可重，病程可长可短。张子琳先生治疗这种眩晕的经验极为老道，他认为证属肝阳上亢，则治当平肝潜阳。经过数十年的反复验证，他创拟了著名的平肝清晕汤，方由生白芍12g，生石决明15g，生地12g，白蒺藜12g，菊花9g，生龙骨15g，生牡蛎15g组成。药仅7味，却剂无虚投，试以医案论说之。

**原某** 男，80岁，退休职员。门诊号：72723。

1978年4月14日初诊：

患者八十高龄，身体素健，喜食肥甘，从不服药。近几天来忽觉头晕眼花，睡眠不好，西医诊为高血压（血压220/120mmHg），尚患有老年性白内障，服西药未见效，故想服中药治疗。诊得：食欲尚可，二便调，口干，脉弦而急。此为肝阳上亢，上扰清空，拟平肝潜

阳，用平肝清晕汤加减：

生白芍 12g　生石决明 15g　麦冬 12g　白蒺藜 12g　菊花 10g　生龙骨 15g　生牡蛎 15g　夏枯草 10g　杜仲 12g　怀牛膝 12g　桑寄生 15g

2 剂，水煎服。

4 月 20 日二诊：

上方只服 1 剂，头晕即止。血压下降至正常，精神已复原。

本案系平肝清晕汤治验案。因患者虽然素来身体强健，但毕竟年逾八旬，肾气自亏。故于方中加怀牛膝、桑寄生、杜仲，补肝肾强腰膝，以固其本。加夏枯草辛苦性寒，善治肝阳上亢之头痛、头晕，以加强菊花、决明之功用。以麦冬易生地者，以其口干明显宜重养阴也。张老云：此案主要是患者素不服药，现在药证相合，故 1 剂而效。

**孟某**　女，64 岁，太原人。门诊号：63381。

1974 年 4 月 7 日初诊：

眩晕耳鸣多年，春季发作频繁，此次发病 10 日。外院诊为美尼尔综合征，伴轻度脑动脉硬化。现症：头晕甚，耳鸣不止，食欲不佳，恶心嗳气，喜进冷食。头晕不得转侧，如坐舟车，稍动则恶心，呕吐，眼糊，目眩，以闭目静养为安。左手左足发热，右手右足觉冷，伴有心慌，失眠，手足抽搐，溺黄，大便尚可。脉沉弦无力。

分析：眩晕耳鸣，恶心呕吐，风阳上扰之象；手足冷热不匀，抽搐不安，其病在筋；每逢春季发作频繁，其应在肝。此则肝阳上亢无疑，治宜平肝潜阳。

生白芍 12g　白蒺藜 12g　生石决明 15g　菊花 10g　竹茹 6g　代赭石 10g　远志 6g　生龙牡各 15g　夜交藤 12g　钩藤 10g　桑枝 15g　麦冬 10g　龙胆草 5g　枣仁炒, 15g　丝瓜络 10g

水煎服。

4 月 10 日二诊：

服上方2剂后，头晕减轻，已能进食，恶心轻微，但吐酸水，余无不适，脉沉弱稍弦。上方去龙胆草，加半夏10g，继服2剂后诸症均安。

按：本患者呕吐较重，故在平肝清晕汤的基础上加竹茹、代赭石降气止呕；伴有心慌、失眠，加远志、炒枣仁、夜交藤，养心安神；四肢抽搐，加钩藤、桑枝、丝瓜络，通络止痉。药证相符，丝丝入扣，才能使多年宿疾，数剂而愈。

**郑某** 男，45岁，轩岗煤矿干部。门诊号：22707。

1975年8月5日初诊：

1971年初开始头晕，日趋严重，是年7月初突然自觉天昏地旋，恶心，呕吐，急送入某医院，诊为"美尼尔综合征"。缓解后见头晕，伴耳鸣，眩晕欲仆。在行走时如果预感病发，必须立即卧伏于地，否则摔倒。有时眼睛侧视也会引起阵阵眩晕，不能坚持工作，急躁易怒，全身不适，下午尤甚。有规律的是，每逢年底必晕倒住院治疗。患者惶惶不可终日。四五年中多处求医，曾作脑电图、心电图、眼底检查、电测听、肝功能等各种理化检查，亦未能找出原因，最后诊为"神经官能症"。有的大夫诊为"虚损不治之症"。现症：头晕，耳鸣，心慌，心悸，失眠或嗜睡，口干，舌燥，食欲尚好，腰困，身疲无力，大便干，小便正常。脉沉虚弦，舌苔黄腻。此乃肝肾阴虚，水不涵木，肝阳上亢之证。治宜平肝潜阳，方用平肝清晕汤加减。

生白芍12g　生石决明15g　白蒺藜10g　菊花10g　远志6g　夜交藤12g　龙齿15g　麦冬10g　柏子仁10g　生地12g　枣仁炒，15g　甘草炙，5g　桑叶10g　菟丝子12g　枸杞子10g

水煎服。

9月3日来信问诊：

上方加减服18剂，症状多变，反复无常。现症：精神好，严重的阵发性头晕缓解，头皮麻木，头痛减轻，曾有几天浮肿亦消退。以下肢无力，两侧头胀，失眠多梦，舌干，腰酸不能久立，食纳差，阳痿，早泄为主要痛苦。舌质淡红，苔白微黄。治以补肾壮阳，平肝清晕。

生白芍 12g　生石决明 15g　蒺藜 10g　菊花 10g　远志 10g　枣仁炒, 15g　生龙牡各 15g　鸡内金 6g　杜仲 12g　枸杞子 10g　黄芪 15g　五味子 10g　淫羊藿 10g　肉苁蓉 10g　锁阳 6g　怀山药 12g　熟地 15g　当归 10g

水煎服。

10 月 31 日来信再次问诊：

上方经 3 次加减化裁，共服 39 剂，阵发性头晕再未发生，头晕轻微，腰酸痛亦缓解，二便、睡眠均好转，但梦多，身体疲困，阳痿、早泄同前，胃纳好，较前嗜咸，口中有咸味。口咸乃是肾液上乘也，仍尊上方，熟地增至 18 克，肉苁蓉、五味子增至 12 克，加乌贼骨 12g，女贞子 10g，水煎服。

11 月 15 日来诊：

前后共服药 90 剂，月初因精神较好，饮酒少量，随即气短，翌日稍头晕。11 月 4 日因琐事引起暴怒，以致旧病复发。恶心，头晕，全身乏力，行走飘然，臂部隐痛，脉沉弱。其胃痛乃动怒之故，因此仍遵原法加减治疗。

生白芍 12g　生石决明 15g　蒺藜 12g　菊花 10g　远志 6g　枣仁炒, 5g　枸杞子 10g　杜仲 12g　五味子 6g　生地 10g　熟地 10g　淫羊藿 10g　生龙牡各 15g　女贞子 10g　乌贼骨 12g　当归 10g　砂仁 5g

水煎服。

1976 年 2 月 9 日来信问诊：

上方经 4 次加减化裁，1 个多月以来，病情平稳，头晕轻微，不恶心，下午身无力，食纳、二便好，偶有失眠，轻度耳鸣，腰困，脉沉较前有力。继守原法加减，上方去生地、淫羊藿、生龙牡、乌贼骨、砂仁，加麦冬 10g，山药 12g，水煎服。

3 月 16 日来信问诊：

病情逐渐好转，诸症均安，唯下午稍感不舒适，行动猛急时稍有眩晕。此为肾经精气不足之象，欲荣其上必灌其根，用景岳左归饮加减治之。处方：

熟地 24g　山药 10g　女贞子 10g　肉苁蓉 10g　枸杞子 10g　茯苓 10g

川芎 6g　细辛 2g　砂仁 3g　甘草炙，3g

水煎服。

4 月 16 日来信问诊

上方服 14 剂，疗效良好。近日诸症均安，稍感下午脑力迟钝，轻微头晕。比半年前显著好转。嘱其坚定信心，坚持治疗，一定能痊愈。以后减量服用平肝清晕汤加减，患者共服药二百余剂。

1978 年随访

4 月 12 日患者来信："自服张老方后，病情虽然多变，但逐渐好转。目前除感冒引起以外，眩晕症状已经消失，有时下午尚有不适之感，胃纳良好，睡眠正常，虽然记忆力较差，但日常工作应付自如，躯体灵活，神态恬愉，我认为已得再生。"

本案亦系平肝清晕汤治验病例。张老常说：治疗慢性病，不但要辨证准确，而且要敢于守法。本例病魔缠身，多年不能正常工作，几成废人。辨证治疗，虽见效，但症状变化无常，如果不确信病机为水不涵木，肝阳上亢，治法始终谨守平肝潜阳，标本兼顾，而随症易法，必归失败。本患者坚持治疗 2 年之久，服药三百余剂，才使如此复杂的病证基本得愈。守法之重要，观此例可知。事实上该病例的治疗经历了初期平肝潜阳、重镇安神，急则治其标；中期症状初步控制，略显肾虚端倪，平肝潜阳、重镇安神为主，辅以补肾，阴中求阳；症状胶着多变，平肝阳、滋肾阴并重，随症加减；后期补肾阴为主，平肝阳为辅阶段。此乃守中之变，张老常说：不但要敢于守法而且要善于守法，这是收效的关键。

张老曾说：平肝清晕汤乃遵《素问·至真要大论》"诸风掉眩，皆属于肝"之旨，从张锡纯建瓴汤（生山药、怀牛膝、代赭石、生龙骨、生牡蛎、生地黄、白芍药、柏子仁）衍生而得的经验方。方中生石决明镇肝潜阳，为治疗眩晕之要药，为君。生龙骨、生牡蛎重镇潜阳，兼有敛阴安神之功；生白芍、生地黄滋阴养血，合而用之，既能滋养肝肾之阴，又可沉潜上亢之阳，乃方中治本之品，为臣辅。菊花、白蒺藜清肝明目，而兼祛头风，起引经报使作用，此乃方中治标之品，为佐使之药。全方虽仅7味，却能标本兼顾，共奏滋阴镇肝，潜阳清晕之功。对于肝阳上亢之眩晕，不论其病因如何，皆能切中病机，效如桴鼓。临床使用本方还应重视其加减法，如眩晕甚者，加天麻、钩藤、玉竹等柔肝息风之品；如耳鸣甚者加磁石；如大便干者，加当归、火麻仁；如手足心烧者，加丹皮、地骨皮；如恶心者加竹茹、代赭石；如失眠者加远志、炒枣仁；如食少纳呆者去生地；如肾阴虚明显者，合六味地黄丸；如气虚明显者，加黄芪、人参；如血压偏高者，加怀牛膝、桑寄生、生杜仲。

## 下元水涸灌其根

对于肾亏精气不足之眩晕，张老以种树为喻："欲荣其上，必灌其根"，主张以左归饮加减治之。

熟地21g　山萸肉9g　肉苁蓉12g　山药9g　茯苓9g　枸杞子9g　炙甘草4.5g　川芎6g　细辛3g

服此方诸症减轻之后，可继服杞菊地黄丸以善其后。

**田某** 男，24 岁，农民，五台县人。门诊号：45958。

1971 年 7 月 16 日初诊：头晕胀闷疼痛 5 个多月，曾经中西医治疗，效果不明显。伴有眼睛发胀，冒金花，晚上看灯起红晕，眼干，口干，手心发热，脉沉弱。此为肝肾阴亏，髓海不足之眩晕，治宜滋肾益肝，平肝明目。

生地 10g 熟地 10g 山萸肉 10g 怀山药 10g 丹皮 6g 云茯苓 5g 知母 5g 菟丝子 10g 枸杞子 10g 白芍 10g 柴胡 1.5g 菊花 10g 石决明 12g

水煎服。

7 月 27 日二诊：服上方 4 剂后，头晕闷痛好转，眼胀、发花均见轻，晚上看灯时仍见红晕，眼干、口干同前，手足心热，脉沉弱。上方加白蒺藜 12g 继服。

7 月 29 日二诊：服上方 2 剂后，诸症痊愈，但脉仍沉弱，眼稍发花。嘱其继服杞菊地黄丸 1 个月以巩固疗效。

《灵枢·海论》说："脑为髓之海……髓海不足，则脑转耳鸣，胫酸眩冒，目无所见，懈怠安卧。"本案眩晕而视物昏花，脉沉弱，实为肾精不足。肾生髓，脑为髓之海，肾不足则髓海空虚，故眩晕作；"目为肝之窍"，"肾之精为瞳子"，肝肾阴虚，精气不能上注于目，故视物昏花，眼干涩不适；阴虚阳盛，故手足心热、口干等症并作。用杞菊地黄滋肝肾，填脑髓，治昏花。加少量知母以清虚热，热不运则阴难复；加白芍、石决明平肝明目，合用为滋补肝肾，清晕明目之方。药证相合，故见效颇速。而后以丸药缓缓固本，以图全功。

眩晕一证，类型颇多，除上述肝阳上扰、肾精不足证以外，尚有气血亏虚，痰浊中阻等型。气血亏虚之眩晕，多兼见面色㿠白或萎黄，神疲乏力，倦怠懒言，身体消瘦，或见心悸失眠，舌淡苔白，脉来虚弱细小，张老每以补中益气汤或归脾汤加减治之。若痰浊中阻型之眩晕，多兼见头沉如裹，咽憋，胸闷，恶心，纳呆，多寐，体型肥胖，苔腻，脉弦滑，张老每用二陈汤或《医学心悟》半夏白术天麻汤加减治之。因此二型辨别治法相对容易，故不多着笔墨。

# 魏龙骧

## 术附加味治眩晕

魏龙骧（1911~1992），北京名医，临床家

眩晕一证，以病因言大别之有四：一曰肝风上扰；二曰气血亏虚；三曰肾虚不足；四曰痰浊中阻。四者各有主症，辨证亦异，如众所知，勿庸赘叙。然人身各脏之相互关系，见证亦有交叉，未可执一而论也。《医学从众录》总结前人之理论，以为风者非外来之风，指厥阴风木而言，与少阳相火同居，厥阴气逆，于是风生火动，故河间以风火立论，丹溪以痰火立论也。肾为肝之母而主藏精，精虚则脑海空虚而头重，故《内经》以肾虚及髓海不足立论也。其言虚者言其病根，实者言其病象，理本一贯。陈氏之论前四者悉该备焉。

1973 年 4 月间，遇一眩晕患者，陈某，年 35 岁，在某单位任翻译。一日持介绍信来我科。询之，眩晕已一年，为阵发性，每周约二三发，常突然而来，荡漾如坐舟中，开目则恍同天地旋转，屋舍如倾，卧床闭目，则头难少动，未敢翻身。继之恶心、冷汗随之而至，约持续一刻钟左右，方可渐缓。每发一次，恒数日不能起床，遂在家全休。平素体弱，时易感冒，不禁风袭，失眠纳减，不梦自遗，大便不实，腰痛足跟酸痛诸症，颇为苦恼。在我院先后经内科、脑系科、耳鼻喉科诊治，概称为神经官能症，眩晕综合征，迄未确诊。药则谷维素、清晕合剂、安定等，也曾注射甘油磷酸钠，所服中药半多为滋

阴潜阳息风化痰之剂，偶予苓桂术甘汤，症减少。余参与会诊，取脉沉细而微结，尺部微不应指，舌淡苔薄腻而滑，总察病情始末及前药之反应，显属脾肾阳虚，浊阴不化，上干清阳所致，非温补脾肾不为功，乃试设术附汤加味，处方为：

川附片二钱　白术一两　生姜三钱　茯苓四钱　大枣六枚　生龙牡各一两　磁石六钱

前方不数投，每周只小发作一次，症既小效勿再更张，守之三十余剂，眩晕不复作矣。其他头木蒙蒙，梦多寐少，神衰等候，予二加龙牡汤亦逐见康复。今病隔四年，迄未复发，闻现参加外语进修，年已近四旬，尚能坚持不懈云。

"近效术附汤"见《金匮要略方论·中风历节病脉证并治第五》"治风虚头重眩苦极，不知食味，暖肌补中，益精气。"附有方解说理明达，录之于后：

"肾空虚，风邪乘之，漫无出路，风挟肾中浊阴之气，厥逆上攻，致头中眩苦之极，兼以脾气亦虚，不知食味，此非轻扬风剂可愈，故用附子暖其水脏，白术、甘草暖其土脏，水土一暖，犹之冬月井中水土既暖，阳和之气，可以立复，而浊阴之气不驱自下矣。"

（李俊龙编著《中国百年百名中医临床专家丛书·魏龙骧》）

# 魏龙骧

## "百合滑石代赭汤"治溺后眩厥

一次，魏老询问刘宝玲："看病有何收获？"刘即答曾治一便秘且屎细之人，用"苓桂术甘汤"愈。魏老点头称许，并告此病名曰"笔管屎"，采自《何廉臣医案》。刘并叙一解放军团长，年四旬以上，病小溲后眩厥，用补法及升提法均未获效，魏则兴奋非常，言其也曾治斯病也，用药即愈，且可引经据典。故引我二人至其家，旋即翻其医案及治愈患者之感谢信，令观之，并令刘宝玲翻阅《金匮》查"百合病篇"条下，念其语云：其人头痛，小便后浙然，头眩者，用百合滑石代赭石汤。其记载与今人所患之症，丝毫没有两样，故用百合汤投之，无不中的。我们惊讶不已，然惊定思之，深怪自己于经典学习中，大欠学问矣！

以后我们凡遇这样的患者，疏方贰付，药仅三味，皆能获效，已成袖中之秘。

溺后眩厥，详细说是平常人小便排空后，当站起或者抬头时，突然感到头部眩晕，一片空白，身体失去控制，猛然栽倒，随即清醒，爬起后一如常人。这种症状如果偶尔发生，也许患者不太在意，但数日内连续发生，则会引起恐惧和留意，也担心栽倒后头部碰伤酿成大祸。这样的"阴阳气不相顺接"的一时性眩厥，在《金匮要略·百合狐惑阴阳毒第三》篇中并没有明确记载，但其病机却是阴虚由燥、动静乖违的"百合病"病机的继续演化。因为仲景叙述了"百合病"有

"每溺时头痛"、"若溺时头不痛，淅然者"和"若溺快然，但头眩者"等较轻浅的症状。以仲景所述"微数"之脉来测证，是虚而有热，水不济火而然，而小便时头部或疼或眩，都是由于水阴下夺，头部阳气失去滋济而浮动上升使然。如果小便排尽之际，在膀胱"气化"交替的瞬间，人体气血下注而头部虚阳浮飞，即可发生短暂的厥逆，待人的体位平伸，阴阳气接，则可恢复常态。因此在治疗上用主药百合，润燥安神，用滑石利尿泄热，通下窍之阳以复阴气，用代赭石镇敛上逆，下潜浮动之气，以助百合完成滋阴镇逆通神之功，打乱了病态的气血逆乱，也就恢复了分之为百脉，合之为一宗的原有生理性的经络循环协调作用，眩厥即可停止发作而向愈。

用"百合滑石代赭汤"治溺后眩厥，是魏老熟谙仲景著作而逢源于临证实践的又一个创造！魏老对眩晕一证，曾有小结，谓为："一曰肝风上扰，二曰气血亏虚，三曰肾虚不足，四曰痰浊中阻"，这其中的因于"气血亏虚"的一方面中，也有因不甚亏虚而气血失调的清降滋润法，真可谓规矩之内而法又多多矣！

（李俊龙　整理）

# 刘渡舟

## 虚审阴、阳、气，实辨风、火、痰

刘渡舟（1917~2001），原北京中医药大学教授，著名中医学家

眩晕要与头昏相鉴别，头昏在古书中也称"昏冒"，指患者感觉头目昏糊不清，如压如裹、如醉如迷。金人成无己在《伤寒明理论》中所谓"昏迷"者，即是指的这种症状。他说："运为运转之动，世谓之头旋者是也；冒为蒙冒之冒，也谓之昏迷者是也。"

古人对眩晕病因病机的认识大多以虚实分之，其属实者无非风、痰、火；其属虚者多为阴阳气血不足。古人所谓"无痰不作眩"、"无风不作眩"和"无虚不作眩"的说法，正是这种认识的反映。根据临床观察，眩晕的中心病位在于脑。头为清空之地，脑为元神之府。清空之地决不能容邪，如果邪气扰之则可能作眩；元神之府需要阴阳气血营养，所以阴阳气血不足亦可能导致眩晕。在实证眩晕之中，由风、火、痰所致者最多，这是因为头为至高之地，唯风与火能抵达，而痰既能生风，又能随风而升。故息风、清火、化痰是实证眩晕的三大治法。在虚证中，由气虚、血少、阴亏和阳弱所致者皆较常见。

需要注意的是，临床上常见有虚实夹杂的病证，其中因虚而生风者与阳虚而夹饮者较多。因而在治疗上，补虚与息风、温阳与化饮往往同时并用。

刘氏受张仲景学说的影响较大，故他特别强调少阳风火上旋以及

阳虚水饮上逆在眩晕发病中的重要性。证之临床，这两种类型的眩晕在实际病例中也确实占相当大的比例。少阳属东方风木，内藏相火，喜条达而恶抑郁，若少阳郁勃，相火内发，则少阳风火上旋，干扰清空，导致眩晕。《伤寒论》263条提出"少阳之为病，口苦，咽干，目眩也"，其中目眩一症的提出就是对这种病变规律的把握，说明了少阳抑郁致眩的某种必然性。至于阳虚不化，寒饮上干头目而致眩，其病变机理是十分明了的。

刘氏在临床上对眩晕一证，主要分为如下几种类型进行辨证论治：

## 风证眩晕

少阳胆与厥阴肝互为表里，应东方风木。风木之气善动，动则为眩为晕。故肝胆病有产生眩晕的倾向，这种眩晕可以称之为"风证眩晕"。少阳证眩晕的临床表现特征一般符合《伤寒论》所总结的"柴胡八症"，即口苦、咽干、目眩、往来寒热、胸胁苦满、默默不欲饮食、心烦喜呕、脉弦。在杂病临床上，往来寒热常常不见。此外，对此类型病证特征的认识，还要遵循《伤寒论》第101条所言"伤寒、中风，有柴胡症，但见一症便是，不必悉具"的原则，不要拘泥于八症必备。治之宜用小柴胡汤疏泄少阳，清泻相火，少阳气畅则相火温煦，相火温煦则风不上旋，而眩晕止。若相火内郁过甚，导致腑气不通，形成结实，出现舌苔黄，大便干秘，心下急结，呕吐频，用大柴胡汤疏泄少阳，兼通腑泻热。

厥阴肝风眩晕每由肝血不足或肝火上炎引起，而肝气郁结也是导致肝风眩晕的常见原因。肝火化风作晕者用羚角钩藤汤，肝脏阴血不足作眩者用镇肝息风汤，肝气郁结作眩者用逍遥散或丹栀逍遥散。刘氏治疗阴血不足而肝气偏盛的眩晕每每重用归、芍，因此二物能养阴血而敛肝气。刘氏追忆说，早年治一人患眩晕，知其肝血不足而肝阳不潜，用药似无不妥，却屡治罔效。后患者易医治之得愈，觅得其方而视之，所处方药基本相同，唯其方重用"白芍一两"，自斯始知收敛肝气，平抑肝风要重用芍药。

## 火 证 眩 晕

火性上炎，火能生风，风火上干清空则眩晕作矣。此种眩晕必见一派火热之象，如心烦口渴、便秘尿黄、头昏或胀痛，舌红苔黄、脉洪大或滑数。此证往往有突然昏倒，牙关紧闭，或舌謇语强，宜用黄连解毒汤清热降火。火甚者可再加龙胆草以加强泻火之力；如果大便燥结，在黄连解毒汤的基础上加入大黄一味，是为栀子金花汤。如此火清则阳潜，阳潜则风自熄，而眩晕自止。然火甚者多见阴伤，清热用苦寒，息风用甘寒，因而在火甚伴阴伤时，一方面要用芩、连、山栀清热泻火，一方面要用生地、白芍、玉竹、丹皮养阴制热，另外羚羊角、石决明、钩藤等凉肝息风之品亦应斟酌加入。

## 痰（饮）证眩晕

痰饮眩晕是眩晕的一大类型，临床上所见到的病证又可以分为水饮眩晕和痰证眩晕二类。若水蓄下焦，气化不行，水气上冲头目而见眩晕者，其特征有小便不利，小腹满，口渴喜饮者，治之用五苓散化气行水。《金匮》载五苓散主症时言"有巅疾"，"巅"指头目，故巅疾包括眩晕在内。若水饮停于中焦，上冲头目而致眩晕者，其特征有心下逆满，气上冲胸，胸闷短气，治之用苓桂术甘汤温心脾之阳而消饮。如果水饮在上，局灶性地阻碍头目，以致于"其人苦冒眩"而无他症者，则用《金匮》泽泻汤直捣其穴。五苓散中包含有泽泻汤，而刘氏在使用苓桂术甘汤时，若见苔白而厚，舌体硕大者，每于方中加入泽泻一味，亦是用泽泻汤之意。若阳虚较甚而病及命火者，其眩晕必伴跗肿，小便不利，心悸，四肢逆冷或四肢沉重疼痛，或下利，甚至身体振振然动摇，欲擗于地，此证则要用真武汤温阳利水。其方术、附并用，包含有近效术附汤之义。若脾虚不运，化生痰饮，阻碍头目，致令清阳不升而作眩晕者，则用东垣半夏白术天麻汤。

## 虚证眩晕

临床上常见有气虚眩晕、阴血虚眩晕和阳虚眩晕。阳虚眩晕多为水饮作祟，即真武汤所主之证，已如上述。单纯血虚者见面色萎黄，舌淡脉细，用四物汤加荆芥穗治之。中气虚陷而致眩晕者，用补中益气汤。气血两亏者，用八珍汤双补气血。

若中气虚而兼有痰饮者，则用半夏白术天麻汤，已如前述。

# 刘渡舟

## 阐扬奥义识汤证，渗利水饮泽泻方

刘渡舟（1917~2001），原北京中医药大学教授，经方大家

泽泻汤一方见于《金匮·痰饮咳嗽篇》。这个方子以治疗心下有支饮、头目苦于冒眩为其特长。"支饮"为四饮中的一种。顾名思义，它好像水之有源，木之有枝，邻于心下，而偏结不散，故名曰支饮。

支饮的治法很多，就泽泻汤证言，是支饮之邪上犯头目，故出现冒眩的症状。冒，指目眩而见黑花撩扰。除此之外，"支饮"本身也有独自的证候。据《金匮》记载"咳逆倚息，气短不得卧，其形如肿"，是支饮的证候。

由此可见，辨认泽泻汤证时，应抓住两方面的证候：一应抓住支饮本身的证候，二应抓住泽泻汤的"苦冒眩"证候，然后才能确定用泽泻汤治疗。但是，令人遗憾的是，"咳逆倚息，气短不得卧"的支饮主症，在临床不一定同时出现，这时只凭一个"苦冒眩"症而肯定泽泻汤的治疗范围，就带来了一定的困难。

因此，对于泽泻汤的发病规律，就有一个重新观察和加以补充的问题。

泽泻汤证的"苦冒眩"，言其头目冒眩之苦，有莫可言状之意。它异于普通的头目眩晕症状。另外，这种冒眩的脉象或弦或沉，或者沉弦共见。这是因为弦脉主饮，而沉脉主水，方与水饮病机相适应。至

于它的色诊，或见黧黑，或呈黑黯，或色黄而晦暗，因人而异，不能一致。例如单纯水饮，而不兼他因的，则见黧黑之色，因黑为水色，合于证情而然；若支饮而夹有肝气，则色青而黯，因青为肝色，而黯则为饮；若黄晦不明，则反映了饮夹脾湿，以困阳气，因脾之色黄，故知有湿。

一般认为水饮病舌色必淡，因其寒也；苔多水滑，津液凝也；如果水湿合邪，则又出现白腻之苔，而且厚也。故泽泻汤证应以上述的舌脉作为诊断依据。然而泽泻汤证的舌体，则是特别肥大而异于寻常。它有质厚而宽，占满口腔而使人望之骇然。以证推理，我认为可能由于心脾气虚，又加水饮为患，浸膈渍胃之所致。因心开窍于舌，脾脉散于舌本，今心脾气虚，水饮上渍，所以形成舌体肥大。这是辨认心下支饮的一个有力根据。此外，泽泻汤证，尚不止于冒眩一症，据余临床所见还有头痛、头重、耳鸣、鼻塞等症。

为了理论结合实践起见，兹举泽泻汤证治验3例，借以推广泽泻汤临床应用。

**朱姓患者**　男，50岁，1967年因病退休在家，患病已两载，百般治疗无效。其所患之病，为头目冒眩，终日昏昏沉沉，如在云雾之中。且两眼懒睁，两手发颤，不能握笔写字，颇以为苦，切其脉弦而软，视其舌肥大异常，苔呈白滑，而根部略腻。辨证为泽泻汤的冒眩症。因心下有支饮，则心阳被遏，不能上煦于头，故见头冒目眩；正虚有饮，阳不充于筋脉，则两手发颤；阳气被遏，饮邪上冒，所以精神不振，懒睁眼。至于舌大脉弦，无非是支饮之象。

渗利饮邪，兼崇脾气。

泽泻 24g　白术 12g

方义：此方即泽泻汤。药仅2味，而功效甚捷。清人林礼丰认为："心者阳中之阳，头者诸阳之会。人之有阳气，犹天之有日也。天以日而光明，犹人之阳气会于头，而目能明视也。夫心下有支饮，则饮邪上蒙于心，心阳被遏，不能上会于巅，故有头冒目眩之病。故主以泽泻汤。盖泽泻气味甘寒，生于水中，得水阴之气，而能制水；一茎直上，能从下而上，同气相求，领水饮之气以下走。然犹恐水气下而复上，故用白术之甘温，崇土制水者以堵之，犹治水者之必筑堤防也。"他的话反映了泽泻汤证的病机和治疗意义。或问，此证为何不用苓桂术甘之温药以化饮？盖泽泻汤乃单刀直入之法，务使饮去而阳气自达；若苓桂术甘汤，嫌其甘缓而恋湿，对舌体硕大，而苔又白腻，则又实非所宜，此故仲景之所不取。若服泽泻汤后，水湿之邪已减，而苓桂术甘之法，犹未可全废，而亦意在言外矣。

患者服药后的情况，说来亦颇耐人寻味。他服第一煎，因未见任何反应，乃语其家属曰：此方药仅 2 味，吾早已虑其无效，今果然矣。孰料第二煎服后，覆杯未久，顿觉周身与前胸后背漐漐汗出，出手拭汗而有黏感，此时身体变爽，如释重负，头清目亮，冒眩立减。又服 2 剂，继续又出些小汗，其病从此而告愈。

**黄姓妇女** 32 岁。1973 年诊。患头痛兼发重，如同铁箍裹勒于头上，其病 1 年有余，而治疗无效。切其脉则沉缓无力，视其舌体则硕大异常，苔则白而且腻。

辨证：此证为水饮夹湿，上冒清阳，所谓"因于湿，首如裹"。渗利水湿，助脾化饮。

泽泻 18g　白术 10g　天麻 6g

照此方共服 4 剂，1 年之病，竟渐获愈。

**魏某** 男。60 岁，河南人。患头晕目眩，兼有耳鸣，鼻亦发塞，嗅觉不佳。病有数载，屡治不效，颇以为苦。切其脉弦，视其舌则胖大无伦，苔则水滑而白。

此证心下有饮，上冒清阳，是以头冒目眩；其耳鸣、鼻塞则为浊阴踞上，清窍不利之所致。拟法渗利水饮。

泽泻 24g　白术 10g

此方服 1 剂而有效，不改方，共服 5 剂，则头晕、目眩、耳鸣、鼻塞等证愈其大半，转方用五苓散温阳行水而收全功。

或问："朱案服泽泻汤后，为何汗出，殊令费解。"答曰："此证为水湿之邪郁遏阳气而不得伸，今用泽泻汤药量大而力专，利水行饮，下走水道为捷。叶香岩说：'通阳不在温，而在利小便'，今小便一利，水湿有路可去，而三焦阳气同时得达，故表里通畅出微汗使病得解。"

通过临床事实，不但证实了泽泻汤证的客观存在，而且也证明了该汤的效验确实。

# 江尔逊

## 风火痰虚相兼为患，驱清豁补数法一方

江尔逊（1917~1999），原乐山市人民医院主任医师，临床家

眩晕乃常见而多发之缠绵痼疾，根治颇难。其发作属于急症，病者头晕目眩，甚至感觉天旋地转，伴恶心、呕吐、耳鸣耳聋等，竟有卧床不起者，急需止之；亦有发作可自行缓解者，临床所见极鲜；又有重症予西药之镇静、安定、止吐剂及抗胆碱能药而收效甚微者，每转诊于中医。余按治此病甚众，尝推究其不能速止之故，而有千虑之一得。

何谓眩晕？眩者眼目昏花，晕者头脑晕转。细检历代方书，恒有将头昏、头重足轻（无旋转之感）亦赅于其中者，广义之眩晕也。而现代医学之"眩晕"，则分为"真性眩晕"与"假性眩晕"，堪称泾渭分明。其真性眩晕，亦称"旋转性晕"，由前庭神经或内耳迷路病变所致，临床表现为：头晕目眩，并感觉自身旋转，或周围景物旋转，伴恶心、呕吐、耳鸣耳聋、眼球震颤、头痛、共济失调等，此为真性眩晕之特征。中医学之眩晕，亦宜以此为龟镜，而避免定义过宽之嫌。晰言之，即将头昏、头重足轻而无旋转感者排除于"眩晕"范畴之外。名正自然言顺，识证方有准的。

运用中医学理论辨识真性眩晕，理应参验历代医家之论说。然如前所议，方书所称之眩晕多为广义，因此，参验历代医家之论说，应

予具体分析，含英咀华，切忌信手拈来，生吞活剥。如"无风不作眩"、"无火不作眩"、"无痰不作眩"、"无虚不作眩"等学说，虽各具至理，然未免失之偏颇；且均以眩晕之广义立论，若移来阐释真性眩晕之病因病机，又难免失之笼统与抽象。而仲景论眩，多从少阳相火上炎、痰饮上逆立论，主用小柴胡汤、苓桂术甘汤、泽泻汤、小半夏加茯苓汤等，颇与真性眩晕之特征相契。而此等少阳火升、痰饮上逆之证，犹有扑朔迷离之处，即其脉象及舌象无定体。舌苔腻，固为痰饮之征；而不腻或竟无苔者，亦未必非痰饮也。临证曾治不少病者，舌淡红苔薄白或无苔，补气血罔效，滋阴潜阳亦不效，改用涤痰逐饮，驱风清火反奏全功。陈修园论眩，以风为中心，以火、痰、虚串解之，颇能阐幽发微，切中肯綮。其曰："风非外来之风，指厥阴风木而言"，木旺则生风也；因厥阴风木"与少阳相火同届，厥阴气逆，则风生而火发"也。虚者，"风生必挟木势而克土"，又"肾为肝母，肾主藏精，精虚则脑海空虚而头重"，子盗母气也。痰者，"土病则聚液成痰"也。究之，风火痰为眩晕之标，脾肾虚为眩晕之本。故陈修园总括之曰："其言虚者，言其病根，其言实者，言其病象，理本一贯"（《医学从众录·眩晕》）。可见修园之论甚妙，若用来阐释真性眩晕之病因病机，可谓若合符节。然眩晕之发作，并非风、火、痰、虚四者单独为患，而是综合为患。尝览历代之论，多有偏责于虚者。如张景岳云："眩晕一证，虚者居其八九，而兼火兼痰者，不过十中一二耳"（《景岳全书·眩晕》）。然证诸临床，真性眩晕发作之时，无不呈现一派风火痰上扰之象，岂独脏腑气血阴阳之虚？而修园谓虚为眩晕之病根，暗寓其为潜在之病因。"无虚不作眩"之说，即是此意。反之，唯责风火痰之标象，而不孜孜顾念其本虚者，亦为一隅之见。此识证之大要也。

真性眩晕系风火痰虚综合为患，属本虚标实之证，治宜标本兼顾。而历代有悖逆于标本同治者，亦可引以为鉴。如陈修园尝讥评曰："河间诸以，一于清火驱风豁痰，犹未知风火痰之所由作也。"又曰："余少读景岳之书，专主补虚一说，遵不效，再搜求古训，然后知景岳于虚实二字，认得死煞，即于风火二字，不能洞悉其所以然也"（《医学从众录·眩晕》）。然修园治眩晕，或遵丹溪之法，单用大黄泻火；或径用一味鹿茸酒、加味左归饮、六味丸、八味丸补肾；或径用补中益气汤补脾，亦未尝标本同治。程仲龄、叶天士倡言标本同治，如健脾益气合化痰降逆，滋养肝肾合平肝潜阳等，平正公允，堪称良法。然若移来平息真性眩晕之发犹嫌缓不济急，难求速效。近世论治眩晕，或偏重于治标，如从痰挟肝气上逆施治而用旋覆代赭汤，从"支饮眩晕"施治而用泽泻汤等；或倡言发作期治标用温胆汤，缓解期治本用参芪二陈汤等，各有千秋，可资考验。余临证有异于诸贤之处者，在于其发作期即主张标本同治，熔驱风清火豁痰补脾之法于一炉，庶其迅速息止之。待眩晕息止之后，再缓治其本。或疑曰：前言本虚，责之脾肾；今言标本同治，何补脾而遗肾乎？答曰：眩晕发作之际，痰饮上逆之象昭著，而直接补肾之药，不仅缓不济急，且多有滋腻之弊，反而掣肘，难求速效。必待其息止之后，再议补肾可也。屡见有选用六味、八味、左归、右归以期息止眩晕者，结果收效甚微，实用之不得其时也。故余治本，着重于脾。而所谓补脾者，运脾和胃也。运脾可化痰饮，和胃能止呕逆；脾运昌能御肝木之乘，风木不得横恣；风木静，相火守谧。如是，则风火痰上逆之标象可除。此乃直接治本而间接治标，一举两得，何乐而不为之？

余临证既久，参验先贤论治眩晕之要，自拟"柴陈泽泻汤"以治眩晕。此方即小柴胡、二陈、泽泻汤合方另加天麻、钩藤、菊花而成。药用：

柴胡 10g　黄芩 6~10g　法夏 10g　党参 12~15g　甘草 3~5g　大枣 10~12g　生姜 6~10g　陈皮 10g　茯苓 15g　白术 10~15g　泽泻 10~15g　天麻 10g　钩藤 12g　菊花 10g

其中小柴胡汤旋转少阳枢机，透达郁火，升清降浊；二陈汤化痰降逆；泽泻汤涤痰利水。方中尚寓有小半夏加茯苓汤，亦可化痰降逆，豁痰止呕；又寓有六君子汤运脾和胃以治其本。加天麻、钩藤、菊花者，旨在柔润以熄肝风。以上药味虽平淡，而实具卓效。临证体验以来，凡真性眩晕之发作者，以此为基础，随证化裁，服 2~4 剂，多能迅速息止之，历用不爽，故敢确切言之。待眩晕息止之后，再详察五脏气血阴阳之虚而培补其本，以收远期之疗效。此外，根据"异病同治"之原则，可以扩大本方运用之范围。

如曾治高血压之眩晕及脑动脉供血不足之眩晕，凡具有真性眩晕之特征性证候者，均投以本方，亦收迅速息止之效。

**王某**　女，61 岁，门诊号 224271。1985 年 4 月 29 日初诊。

患眩晕病 10 年余，1 个月之内必发 1~2 次，发时中西药并投，中药曾用过补中益气、左归、右归、三甲复脉汤等，效均不著；且停药数日亦常卧床不起。今眩晕发作已日，起床即感天旋地转，频频呕恶，耳鸣，有闭塞之感，泄泻水样便（1 日 3 次），纳果，口干苦不欲饮，舌边尖红，苔白厚欠润，脉弦弱。此为风火上炎，挟痰饮上蒙清窍；脾失转输，迫水饮下趋大肠所致。苔白厚欠润者，为水饮未化，而脾阴已伤之兆。投以柴陈泽泻汤加山药、滑石、白芍。处方：

柴胡 10g　黄芩 6g　法夏 10g　党参 15g　甘草 5g　大枣 10g　生姜 6g　陈皮 10g　茯苓 15g　白术 15g　泽泻 15g　天麻 10g　钩藤 12g　菊花 10g　山药 30g　滑石 30g　白芍 15g

服药 1 剂，眩晕息止。泄泻如泡沫状，1 日 2 次。3 剂服尽，泄泻止，白日不卧床，纳增，耳鸣止，仍有闭塞感，口仍干苦不欲饮，舌尖红，苔薄白。上方去山药、白芍，加蔓荆子 10g，竹茹 12g，石菖蒲 6g，北沙参 15g，藿梗 10g，续服 3 剂，诸症渐退。后服香砂六君子汤加味治其本，连服 12 剂告愈。随访 1 年眩晕未再复发。

（余国俊　整理）

# 李今庸

## 眩 晕 指 要

李今庸（1925~　），湖北中医药大学教授，国医大师

　　眩，是指两眼昏黑发花；晕，是指头晕，旋转如坐舟车之中。临床上眩和晕常并见，即所谓头晕目眩，简称"眩晕"。轻者闭目少时即止；重者则常伴有恶心、呕吐，甚至昏倒等。眩晕多属风邪为患，或曰"无虚不能作眩"，或曰"无痰不作眩"等等，从不同的侧面阐述了眩晕的病因、病机。

### 肾 虚 眩 晕

　　左归饮证症见眩晕，腰膝酸软，耳鸣，口干舌燥，脉细弱等。

　　《素问·至真要大论篇》说："诸风掉眩，皆属于肝"，肝为肾之子，肾水不足，不能涵养肝木，则虚风上扰，故见眩晕；肾水不能上承于口，口舌失去津液濡润，故见口干舌燥；腰为肾之府，肾主腰脚，肾阴亏虚，其府失去濡养，故见腰膝酸软；肾开窍于耳，今肾精不足，不能濡养其窍，故见耳鸣；脉细而弱，亦乃肾精亏虚之征。此乃肝肾阴虚，水不涵木，虚风上扰而然；法当滋水涵木；治宜左归饮加减：

　　熟地10g　山药10g　山茱萸10g　茯苓10g　枸杞子10g　车前子10g
五味子10g　甘草炙，8g

上 8 味，以适量水煎药，汤成去渣取汁温服，日 2 次。

方中取熟地、山茱萸、枸杞子、车前子、五味子滋补肝肾之阴；取山药、炙甘草、茯苓益气补中，以助精血生化之源。

**患者某** 女，40 岁，住湖北省随州市某镇，家庭妇女。1993 年秋末某日就诊。3 日前，在月经期间入河水中洗衣被，从而发病，开始恶寒发热，月经亦止而停潮。经治疗未效，3 日后其寒热自罢，旋即转为头目眩晕，不能起床，目合不语，时而睁眼暂视周围而遂闭合，目光如常，脉细沉涩。乃正虚血瘀，风木上扰；治宜滋水涵木，祛瘀息风；方拟左归饮加味：

熟地 15g　山药 12g　山茱萸 12g　茯苓 12g　甘草炙，9g　枸杞子 12g　车前子 9g　五味子 6g

以水煎服，日 2 次。

第 2 天复诊。服上方 1 剂，即大便下血而诸症遂失，神清人慧。仍拟上方 1 剂续服，以巩固疗效。

《素问·至真要大论篇》说："诸风掉眩，皆属于肝"。肝在五行属木而主风，有疏泄之用，藏血而司月经。经为血，喜温而恶寒。患者月经期间，于秋凉时入河水中洗衣被，水寒外浸，《素问·离合真邪论篇》说："寒则血凝泣"，血气因寒而凝泣不流，则月经停止；寒邪外伤而营卫不和，则恶寒发热。患者正气素虚，3 日后邪气乘虚入深，外则营卫自调而寒热退，内则血气凝瘀而肝不疏泄，且失其藏血之用，遂致木郁生风，风邪上扰清窍而头目眩晕。晕甚则不能起床，目瞑不欲语。肝肾虚弱，则脉见沉细；血气凝瘀，故沉细脉中又兼涩象。其血瘀未久，尚未坚结，且正气衰弱，不耐攻破，故治宜扶正以祛邪，助肝气以复其疏泄之用，则血活瘀行，风歇止而眩晕自愈，然肝木乃生于肾水，肝气盛常有赖于肾气旺，故治本于"虚则补其母"之法，用左归饮方加五味子、车前仁滋水涵木，补肾以养肝。服药后，肝旺而疏泄之权复，瘀不能留，故从大便下出而诸症咸退，病遂告愈。

六味地黄汤证症见头晕目眩，腰膝酸软，耳鸣耳聋，自汗盗汗，咽喉干燥等。

《素问·调经论篇》说："阴虚则内热"，肾阴不足，虚热内生，热甚动风，风邪上扰清窍，故见头目眩晕；虚热内扰，津液外泄，故见自汗盗汗；腰为肾府，肾主腰脚，开窍于耳，肾精失于充养，故见腰膝酸软，耳鸣耳聋；《灵枢·经脉》说："肾足少阴之脉……，其直者，从肾上贯肝膈，入肺中，循喉咙夹舌本……"，肾阴不能上承，失于濡润，故见咽喉干燥。此乃肾阴亏虚，虚热动风所致；法当滋阴清热；治宜六味地黄汤加味：

熟地 24g　山药 12g　山茱萸 12g　茯苓 10g　泽泻 10g　五味子 10g　丹皮 10g　车前子 10g

上 8 味，以水适量煎药，汤成去渣取汁温服，日 2 次。

方中取熟地、山茱萸、五味子、车前子、泽泻补肾益精；取茯苓、山药培土补中，以助精血生化之源；取丹皮以清虚热。

肾气丸证症见头目眩晕，腰膝酸软，少腹拘急，小便不利，尺脉弱小等。

肾精不足，虚火上炎，热甚动风，风邪上扰清空，故见头目眩晕；腰为肾府，肾主腰脚，肾虚失养，故见腰膝酸软；《素问·六元正纪大论》说："厥阴所致为里急"，肝为肾之子，肾精亏虚，肝脉失养，故见少腹拘急；肾主气化，肾不化气，故见小便不利；尺脉候肾，肾气不足，故见尺脉弱小。此乃肾精亏虚，气化无力而然；法当补肾化气；治宜肾气丸加味：

生地 24g　山药 12g　山茱萸 12g　茯苓 10g　泽泻 10g　熟附片 3g　丹皮 10g　肉桂 3g　五味子 10g　车前子 10g

上 10 味，以水适量煎药，汤成去渣取汁温服，日 2 次。

方中取生地、山茱萸、山药、五味子、车前子滋阴补肾，益髓填精；取丹皮、茯苓、泽泻渗泻湿浊，通利水道；取少量肉桂、附片温养命门真火，助肾化气。

## 血虚眩晕

阴血不足，症见头晕眼花，动则加剧，面色㿠白，口唇不华；或头部掣痛，恶心欲吐；舌质淡，脉细弱等。

《素问·调经论》说："肝藏血"，肝开窍于目，血虚则生风，虚风上扰，故见头晕眼花；《素问·举痛论》说："劳则气耗"，动则进一步伤耗气血，故见头晕眼花，动则加剧；肝血不足，风邪内淫，筋脉失养，则见头部掣痛；肝木犯胃，胃气上逆，故见恶心欲吐；《灵枢·决气》说："血脱者色白，夭然不泽"，血虚失荣，故见面色㿠白，口唇不华，舌质淡；《素问·脉要精微论篇》说："夫脉者，血之府也"，今血虚不能充盈其府，故见脉细而弱。此乃阴血亏虚，虚风上扰所致；法当养血息风；拟柔润息风法方：

熟地 10g　当归 10g　淡大云 10g　白芍 10g　玄参 10g　石决明 30g　玉竹 10g　菊花 10g　双钩藤 10g

上 9 味，以适量水先煎石决明，然后再下其余各药煎，汤成去渣取汁温服，日 2 次。

方中取熟地、当归、白芍、玄参、玉竹、淡大云养血滋阴；取菊花、钩藤、石决明平肝息风。

## 气虚眩晕

中气虚弱，症见头目眩晕，精神倦怠，四肢乏力，食少便溏，恶心欲吐等。脾主升，胃主降。脾气不升，清阳之气不能上荣于清窍，头目失养，故见头晕目眩；脾气虚弱，不能充养肢体，肢体失其矫健之性，故见精神倦怠，四肢乏力；胃不受纳，脾失运化，故见食少便溏；胃气不降而反上逆，故见恶心欲吐。此乃中气虚弱，胃失和降所致；法当健脾益气，和胃降逆；治宜六君子汤：

党参 10g　茯苓 10g　白术炒，10g　陈皮 10g　生姜 8g　法半夏 10g
炙甘草 8g　大枣擘，3 枚

上 8 味，以适量水煎药，汤成去渣取汁温服，日 2 次。

方中取党参、白术、茯苓、甘草、大枣健脾益气；取陈皮、半夏、生姜和胃、行气、降逆。

## 痰 饮 眩 晕

苓桂术甘汤证症见头目眩晕，心下逆满，甚至心悸，脉沉紧等。

饮邪内停，阻遏清阳上升，清窍失养，故见头目眩晕；饮邪停于心下，阻塞气机，故见心下逆满；水气凌心，心神不宁，所以见心悸；寒饮为病，所以其脉沉而紧。此乃饮停心下而然；法当温阳化饮，健脾和中；治宜茯苓桂枝白术甘草汤：

茯苓 12g　桂枝 10g　白术炒，10g　甘草 8g

上 4 味，以适量水煎药，汤成去渣取汁温服，日 2 次。

《金匮要略·痰饮咳嗽病脉证并治第十二》说："病痰饮者，当以温药和之"，方用苓桂术甘汤温化饮邪。方中取桂枝辛温宣导，温化饮邪；重用茯苓甘淡渗湿以利水饮；取白术祛湿且健脾阳；取甘草以和中益气。

二陈汤证症见头目眩晕，胸膈满闷，心悸，或兼见恶心等。

痰湿阻滞，清阳不升，浊阴上犯清窍，故见头目眩晕；痰饮内阻，气机不利，故见胸膈满闷；饮邪凌心；心神不宁，故见心悸；痰浊内停，胃失和降，故见恶心。此乃痰湿内阻所致；法当燥湿化痰，理气和中；治宜二陈汤加味：

茯苓 10g　陈皮 10g　法半夏 10g　白术炒，10g　甘草炙，8g　生姜 10g

上 6 味，以水适量煎药，汤成去渣取汁温服，日 2 次。若兼见虚烦不能眠，加竹茹 10g、炒枳实 10g。

方中取半夏化痰降逆；取茯苓、白术、甘草健脾祛湿；取陈皮理气和中；取生姜和胃止呕；若兼见虚烦不眠，为痰饮凌心，故加竹茹、枳实，以增强化痰之力。

五苓散证症见头目眩晕，欲倒仆地，呕吐涎沫，口渴，小便不利，脐下悸动等。

水饮内停，浊阴上扰清窍，故见头目眩晕，欲颠仆倒地；水饮上犯而溢于口，故见呕吐涎沫；水饮停蓄，气化受阻，津不化气，故见口渴，小便不利；饮邪动于下焦，故见脐下悸动。此乃水饮内停，气化不行所致；法当化气利水；治宜五苓散：

茯苓 10g　猪苓 10g　白术炒，10g　桂枝 10g　泽泻 10g

上 5 味，以适量水煎药，汤成去渣取汁温服，日 2 次。

方中取桂枝辛温通阳化气；取茯苓、猪苓、泽泻淡渗利湿，导水下行；取白术健脾祛湿。

真武汤证症见头目眩晕，心悸，四肢不温，小便不利，脉沉或迟缓等。

水饮内停，浊邪上扰清窍，故见头目眩晕；水气凌心，故见心悸；水饮内停，阻遏阳气，温煦无力，故见四肢不温，脉沉或迟缓；阳气被阻，气化无力，故见小便不利。此乃阳气受阻，气化失职所致；法当温阳利水；治宜真武汤：

茯苓 12g　白芍 10g　白术炒，10g　生姜 10g　熟附片 10g

上 5 味，以适量水煎药，汤成去渣取汁温服，日 2 次。

方中取茯苓、白术健脾祛湿；取附子温阳散寒；取白芍利小便而解附子之毒，使其毒由小便而去；取辛温之生姜以辛散水气。五味相协，合奏温阳利水之功。

# 吕承全

## 眩晕、视瞻昏渺案

吕承全（1917~1997），字继武，河南名医

### 多发性脑硬化症

**孙某** 女，20 岁，大学生。1991 年 10 月 17 日初诊。

患者于 10 个月前无明显诱因出现发热、头晕、头痛、复视，伴有左侧肢体麻木，走路不稳。患者至北京某医院住院做头颅 CT 等项检查，诊断为多发性硬化症。给泼尼松、地塞米松、三唑酮等治疗，体温降至正常，头晕、头痛、复视及左侧肢体麻木等症状改善，但因长期服用激素，类库欣征显著，休重增加，胸闷，表情呆滞，大便干，月经已 4 个月未行。今回郑州来我院诊治。症见患者 T37.4℃，时感头痛头昏，失眠，表情呆滞，视物复视，全身有束带感，口鼻干燥，食欲不振，痰涎多，大便干，月经不潮，脉细数，舌体肥大有瘀，苔黄。现服泼尼松 20mg/d，三唑酮 1 片 /d，硫唑嘌呤 1 片 /d。

诊断：眩晕，视瞻昏渺（多发性硬化症）。

外感风热，痰热阻肺，气血瘀阻，痹阻经络，病及肝肾，脑失所养。疏风清热，活血通络。

荆芥、全蝎、大黄、肉苁蓉各 10g，防风、薄荷、川芎、僵蚕、

三棱、莪术各 15g，金银花、蒲公英、炒杜仲各 30g。3 剂，水煎服。

1991 年 10 月 20 日二诊：患者热退，大便较前顺利，但头痛头昏、失眠、眼睛复视、全身有束带感、口鼻干燥、食欲不振、月经不潮等诸症无明显改善，且痰涎多，脉细数，舌体肥大有瘀，苔黄。证属痰热壅盛，瘀阻经络。改拟清热化痰，活血祛风通络法。处方：川芎、地龙、三棱、莪术、大黄、仙灵脾各 15g，制白附子、天麻、桃仁、肉苁蓉、巴戟天各 10g，蜈蚣 5 条，丹参、柏子仁、炒枣仁各 30g。9 剂，水煎服。另用参草胶囊（见经验方篇），每服 6 粒，每天 3 次，口服。

1991 年 10 月 29 日三诊：患者头痛头昏、失眠改善，大便顺利，但全身仍困痛，胃满痰多，小腹胀坠，脉细数，舌体肥大有瘀，苔薄腻白。证属痰热壅盛，瘀阻经络。继用清热化痰，活血祛风通络法。处方：川芎、浙贝母各 20g，郁金、三棱、莪术、红花、大黄各 15g，制白附子、胆南星、炒山甲、丹皮、桃仁、黄连、栀子各 10g，白花蛇舌草 30g。每日 1 剂，水煎服。泼尼松减至 15mg/d。

1991 年 11 月 19 日四诊：患者服上方 9 剂，月经来潮，4 天即净，经后头痛加重，痰仍多，胃纳可，二便利，眼睛复视、全身有束带感、口鼻干燥诸症均有减轻。脉细数，舌质淡，有瘀，苔薄白。证同前，效不更法，守上方去黄连、栀子，加皂角 10g，豁痰开窍。每日 1 剂，水煎服。

1991 年 11 月 30 日五诊：患者服上方 12 剂，头晕减轻，已无复视，但腰背痛，睡眠差，大便干，脉细数，舌质淡，有瘀，苔薄黄。证属痰热未清，瘀阻经络。效不更法，再拟清热化痰，活血祛风通络，佐养血安神法。方药：川芎、皂角、泽兰各 20g，郁金、三棱、莪术、大黄、地龙各 15g，制白附子、胆南星、炒山甲、丹皮各 10g，炒枣仁 30g。每日 1 剂，水煎服。三唑酮减为每日半片。

1991 年 12 月 30 日六诊：上方略有加减服用 1 个月，痰涎减少，头晕痛较轻，已无复视，月经来潮，现面色仍潮红，口干，大便不爽，睡眠差，脉细数，舌质淡，有瘀，苔薄黄。证属痰热未清，瘀阻经络。效不更法，守上方加丹参 30g、丹皮 10g、生地 30g，每日 1 剂，水煎服。泼尼松减至 12.5mg/d。

1992 年 3 月 23 日七诊：上方略有加减服用 2 月余，头晕痛缓解，但睡眠多梦，耳鸣，月经愆期，2 月未潮，白带多，大便软，脉细数，舌质淡，有瘀，苔薄白。证属痰热未清，冲任不调。继用清热化痰，调理冲任法。方药：苏木、桃仁、红花、胆南星、大黄、炒山甲各 10g，川芎、郁金、皂角、川牛膝、香附子各 15g，丹参 30g，每日 1 剂，水煎服。泼尼松减至 10mg/d。硫唑嘌呤减为每日半片。

1992 年 5 月 13 日八诊：上方略有加减服用 50 余剂，精神饮食均可，4 月 1 日月经来潮、量少、色红，腰背痛减轻，睡眠可，脉细数，舌质淡红，苔薄白。证属肾虚血瘀。再拟活血祛风，补肾强肾法。处方：制白附子、红花、仙灵脾、巴戟天各 10g，川芎、当归、川牛膝、三棱、莪术各 15g，炙鳖甲、丹参、鸡血藤、泽兰、白花蛇舌草各 30g。每日一剂，水煎服。泼尼松减至 7.5mg/d。

1992 年 6 月 5 日九诊：患者头不晕，睡眠可，腰背已不困，月经来潮，脉沉缓有力，舌质淡红，苔薄白。病情趋于稳定，证属肝肾阴虚，瘀血阻络。改拟滋补肝肾，活血通络法，配丸药巩固疗效。处方：天麻、川芎、制白附子、郁金、丹皮、大黄、桃仁、红花、巴戟天各 60g，地龙、丹参、炙龟甲、肉苁蓉、仙灵脾各 100g，甘草 30g。2 剂，共研细面，炼蜜为丸，每丸 9g，每次 1 丸，每日 3 次，口服。泼尼松减至 5mg/d。

1992 年 10 月 4 日十诊：患者所服的西药泼尼松、硫唑嘌呤、三唑酮全部撤停，偶感头晕，类库欣征逐渐消失，病情稳定，痊愈停药。

　　该患者所患多发性硬化症是一种特定性的以中枢神经系统的白质脱髓鞘的自身免疫病，其病理是以大脑、脊髓、视神经有散在多灶性的脱髓鞘、溶解变性、硬化为主的一种疑难病症，类属中医学的眩晕、视瞻昏渺、痿证等病证。其病机系因外感湿热，疢热内蕴，耗伤阴血，病损及肾所致。本病以肝肾两虚为本，以风热、痰湿、血瘀阻络为标。吕师治疗该病，用自拟清肝祛风汤加减，守方守法，以平肝祛风、清热化痰、活血通络。湿热除，疢火清，神无所扰，则病愈如初。

# 李 可

## 内耳眩晕症，金匮痰饮方

李可（1930~2013），山西灵石人，临床家

**曹乃勤** 62岁，乡镇局驻站人员。1987年10月17日急诊。患者于昨晚1时许，睡梦中突然剧烈心跳惊醒。随觉脐下有气上攻，呕吐痰涎不止，头痛、眩晕，不能自持，觉整座房屋如走马灯相似，旋转不停，心中恐惧，闭目宁神亦无济于事。约10余分钟后稍好，移时又发作如前。天亮后请西医检查，心脏、血压正常，诊为美尼尔综合征。

询知患者一生嗜酒如命，痰湿内蕴。近来郁怒伤肝，致痰随气升，犯胃则呕，凌心则悸，上冲清窍则眩迷。且患者高年，肾亏于下，冲脉不守，冲气夹痰饮上攻，故见上症。诊脉沉滑，舌胖苔腻。考痰饮之为病，其本在肾。肾虚则命火衰，脾胃失其温煦，则饮食不化精微，化为痰涎。饮属阴邪，子时阳气大虚，阴气独盛，故病作。《金匮》治饮有三方："支饮苦冒眩，泽泻汤主之。""卒呕吐，心下痞，膈间有水，眩悸者，小半夏加茯苓汤主之。""干呕，吐涎沫，头痛者，吴茱萸汤主之。"本例病人，三证悉具，当三方合用。更加紫石英、生龙牡、活磁石温肾镇冲，协调上下。

泽泻90g　白术36g　野党参　吴茱萸开水冲洗7次，各30g　炙草15g　生半夏　茯苓　紫石英　生龙牡　活磁石各30g　鲜生姜30g　姜

汁 20 毫升　大枣 20 枚

浓煎，缓缓呷饮，呕止后每次 200 毫升，3 小时 1 次，日夜连服 2 剂。

10 月 18 日再诊，已能下床活动，腻苔退净，唯觉腰困如折，予原方去吴茱萸（性燥烈，为开冰解冻圣剂，只可暂用）加肾四味（枸杞、菟丝子、补骨脂和仙灵脾），滋养肝肾，又服 3 剂而愈，追访 2 年未犯。

美尼尔综合征，一般认为起因于植物神经功能失调，导致迷路痉挛，继而使内淋巴液产生过多，吸收障碍，致迷路水肿，内淋巴压力增高，内耳末梢器缺氧、变性而成本病。病理、病机虽了如指掌，但无有效疗法。

本病相当于祖国医学之"眩晕"。其病因、病机，古人有"无虚不作眩，无痰不作眩，无火不作眩"之论述。根本之点，在一"虚"字。由虚生痰，为本病之主因。或肾阳虚，火不生土，脾失健运，痰湿内生；或肾阴虚，五志过极化火，津液熬炼成痰。痰既成则随气升降，无处不到。入于经络则疼痛、麻木、瘫痪、结核；入于肌腠则凝滞成痛；犯肺为咳、为喘；凌心则悸；犯胃则呕；冲于上则为眩晕；入于脑络则为痰厥、癫痫、痴呆、昏迷；流于下则为痿痹、鹤膝、骨疽。总之，痰生百病，怪病多痰。中医之"痰饮"，包罗甚广。凡人体上下内外各部，头脑五官，脏腑肢节，一切由整体失调，导致之局部病理渗出物、赘生物，皆可从痰饮论治。内耳迷路痉挛、积水，自也包括在内。《金匮》关于痰饮病人的病因、病机、症状的描述，与现代内耳眩晕病，可说十分契合。篇中三方，实为本病之特效疗法。泽泻汤泽泻利水排饮，使水饮从小便而去，白术补中燥湿，以杜生痰之源，使痰饮不再复聚。小半夏加茯苓汤降逆止呕，利水化饮。吴茱萸汤暖肝和胃，降逆补虚，温化寒饮。三方合用，使浊阴下泄，清阳上升。吴茱萸更擅解一切痉挛，迷路之痉挛解，积水去，耳窍复清虚之常，其症自愈。余治此症，约200多例，用此方者约占2/3。若久病五脏受损过甚，则又当随证辨治，不可执一。

# 黄星楼

# 眩晕识见

黄星楼（1901~1984），临床家

眩晕为头昏眼花，视物发黑、旋转的一种病症。轻者转瞬即逝，闭目则止；重者如坐舟车之中，旋转不定，以致不能站立。《证治汇补》谓："盖眩者，言视物皆黑；晕者，言视物皆移。二者兼有，方曰眩晕。"

眩晕在《黄帝内经》中称"眩"、"眩冒"、"脑转"和"徇蒙招尤"。《金匮要略》多称之谓"头眩"、"目眩"或"冒"等。《诸病源候论》称之"风头眩"。《千金要方》所谓"头面风"，包括本证在内。陈无择指出："方书所谓头面风者即眩晕是也。然眩晕既涉三因，不可专为头面风。"以上所述，名称虽异，所指则一，故《医学入门》云："或云眩晕，或言眩冒，眩言其黑，晕言其转，冒言其昏，一也。"

在眩晕证的病理变化中，肝、肾、脑每可相互影响，错杂为病。在病理因素上，往往以气虚血弱为本，痰饮、虚火、外邪为标。但它们又能互为因果，如痰饮之生，往往由乎气虚；虚火上犯，又每缘于血弱；外邪乘犯，也多因其体亏。肝、肾、脑等脏器的病变，从观象上看，多系痰、火，或外邪为患，但就其本质分析，则多是从气虚血弱而来。故陈修园云："其言虚者，言其病根；其言实者，言其病象，理本一贯。"明确这一点，就不难领会先哲"无痰不作眩"、"无虚不能作眩"等论点的真谛。

# 临证浅识

眩晕一证，临床颇为多见。以头为六阳之首，目系清空之窍，头目清利，则神清气爽。一旦头晕目眩，病者最易发觉，故本证是以自觉症状为主，诊断并不困难。然究其病因不一，虚实有别，临证时应四诊合参，尤当详询病史，了解眩晕发作的原因及症状的特点，以便区别其证候类型。

### 外感风湿证

眩晕恶风，头目昏重，如裹如蒙，鼻塞身重，或有自汗，舌淡红，苔白腻，脉濡。

### 外感暑热证

头目眩晕，发热口渴，小溲赤热，舌红边绛，苔黄，脉洪数。

### 肝火上冲证

眩晕每因抑郁恼怒而增剧，面赤口苦，躁急善怒，舌红、苔黄，脉弦数而关部实大。

### 痰饮上逆证

头昏而重，胸闷恶心，呕吐痰涎，纳少寐多，口黏不渴，脘部辘辘有水声，舌苔滑腻，脉弦滑。

### 气血两亏证

头昏眼花，面色无华，心悸少寐，神疲纳减，稍事劳累，眩晕尤剧，舌淡苔薄白，脉细弱。

### 水亏火升证

眩晕耳鸣，五心烦热，腰膝酸软，多梦遗精，舌红少苔，脉弦细。

### 命门火衰证

眩晕缠绵不愈，不耐劳苦，面肢虚浮，畏寒怕冷，腰酸膝软，舌淡白，苔白润，脉沉细。

### 头痛

头痛是临床常见的一种病症，以头部疼痛为主，疼痛性质有重痛、胀痛、掣痛、跳痛、灼痛、昏痛、隐痛、空痛等不同，但一般无视物旋转感觉，与眩晕不同。临证眩晕、头痛常相伴发生，故治疗又可参照两病的治法综合化裁。

眩晕以内伤为患者居多，有属虚属实之别。大凡眩晕较甚，呕吐痰涎，或郁怒加剧，甚则面赤火升者，多属实证；而眩晕阵作，劳累为甚，形体羸瘦者，多属虚证。然临床纯虚、纯实证并不多见，而以本虚标实证候为多，且可多种证型交错为病。例如，痰饮可兼气虚，肝阳每多夹痰，也有痰湿、时邪交互为病者，临证可根据病史、症状、性别、年龄、体质等详为辨别。

缘于眩晕之病理以内伤为主，与肝、肾、脑密切相关，故治疗多以养血平肝、滋肾填精、益气宁脑为主要原则。再根据其病理因素之异，而参以相应的治法，如因火者须兼降火；夹痰者宜佐涤痰；有湿者则当以宣散湿邪为主；若命火不足，又应以温补命门为先。

除药物调治外，尚可结合气功、太极拳等体育疗法，以提高疗效。

### 祛风胜湿法

适用于湿蒙清窍，眩晕如裹如蒙，鼻塞身重，恶风自汗，苔白腻，脉濡者。常用方剂如羌活胜湿汤。若胸闷呕恶者，加苍术、厚朴、半夏。

### 清热解暑法

适用于感受暑热之邪，眩晕目糊，烦热口渴，小便赤热，舌红苔黄，脉数者。常用方剂如新加白虎汤、新加香薷饮。眩晕较甚者，加钩藤、滁菊花。

### 平肝泻火法

适用于肝火炽盛，上冲于头，眩晕，躁急善怒，甚则面赤升火，脉左关实大者。常用方剂如当归龙荟丸、泻青丸。眩晕较甚者，加明天麻。如肝阳化风，伴肢麻手抖，筋肉瞤动者，酌加生龙骨、生牡蛎、羚羊角、珍珠母、干地龙等。

### 滋肾柔肝法

适用于肾精亏虚，肝阳上亢，眩晕耳鸣，形瘦腰酸，五心烦热，舌红少苔，脉细弦者。常用方剂如左归饮、杞菊地黄丸。耳鸣甚者，加磁石、生龙骨。虚热重者，加生地、知母、黄柏。

### 涤痰化饮法

适用于痰饮上逆，蒙蔽清阳，眩晕胸闷，呕恶痰涎，苔滑腻，脉弦滑者。常用方剂如加味二陈汤、天南星丸。呕吐甚者，加代赭石。痰郁化热，苔黄腻，脉滑数者，加黄连、竹茹、桑白皮。

### 补养气血法

适用于心脾不足，气血两亏，不能上荣头目，而见头昏眼花，起立眩晕，面黄纳呆，神疲心悸等。常用方剂如归脾汤、八珍汤。脾虚便溏者，加炒薏苡仁、六曲、佛手。血虚甚者，重用黄芪。

### 温补命门法

适用于命门火衰，头目无以温养，而见眩晕怯冷，腰腿酸软，不耐劳苦，舌淡，脉沉细者。常用方剂如右归丸合二仙汤去知母、黄柏。夹痰饮者，加泽泻、茯苓、车前子。

上述诸法可随证而施，其中以祛痰、降火、补虚、平肝尤为重要。然祛痰须辨虚实，实痰之晕多由阳明积热炼液成痰，痰火结聚，上扰清窍，其脉证必实，治宜二陈、滚痰丸合芩、连之属，清泄阳明实热而釜底抽薪。虚痰之晕多因肾亏脾弱，津停液聚，为痰为饮，而清阳不升，其脉证多虚，在脾治宜苓桂术甘汤，健脾气以杜生痰之源；在肾治宜六味地黄汤之属，补肾气以泻上泛之水饮。降火亦宜察其虚实之异，实火之晕每由风火相搏，熏蒸于上，其人必强健，证多暴起，治宜三黄、竹叶石膏之属清降以泄火；虚火之晕则以房劳伤肾，或思虑伤脾，虚阳不藏，上扰头目而致，治宜六味地黄滋阴以制火。补虚亦当别其阴阳，阴虚之晕多以纵欲、脱血、痈溃、产后或老年精衰，阴分亏耗，治宜左归、地黄丸之类壮水为主，以生精血；阳虚之晕每由劳倦、费神、吐泻汗多，气阳不足，治取右归、二仙之属益火之源以生元气。凡眩晕之由肝阳旺盛所致者，平肝为有效的治疗方法，临床常用平肝方剂如天麻钩藤饮、羚角钩藤汤外，朱砂安神丸、磁朱丸亦有平肝之效用。

肝阳上亢的眩晕若伴阵发性手足抖动、口眼㖞斜者，则为肝风入络的表现，多为中风证之先兆，可以采用中西两法配合施治。若眩晕未除而中风已成者，则应按中风论治。此外，对颈性眩晕，可内服骨质增生丸，配合使用四头带牵引，常有较好的疗效。对脑肿瘤之眩晕患者，还需及早采用手术治疗，以降低病死率。

**例 1** 凌某，女，21 岁。

初诊，肝阳夹痰又兼外风，血随气冲于上，以致头部眩晕而痛，甚或昏厥，口唇不自主颤动，心乱肢搐，咳嗽痰少，时有汗出畏风，谷食少思，脉细，当舍脉从症，拟方兼理。

白菊花 9g　嫩钩藤后下，12g　夏枯草 12g　稽豆衣 12g　明天麻 6g　前胡炙，6g　冬桑叶 2g　法半夏 8g　紫菀炙，12g　光杏仁 10g　茯神苓各 12g　生姜皮 8g

2 剂。

二诊，投以疏风平肝化痰之法，心乱渐安，仍然头部眩晕，咳嗽痰多，口味不香，脉弦小。方书谓："无痰不眩，无火不晕。"然眩晕未有不属于肝者，再拟前方加减。

滁菊花 8g　陈胆星 4g　稽豆衣 12g　化橘红 6g　夏枯草 12g　冬桑叶 12g　法半夏 8g　紫菀炙，12g　光杏仁 10g　嫩钩藤后下，12g　茯神、苓各 12g　生姜皮 8g

2 剂。

三诊，服药来口知味，胃思纳，仍然咳嗽有痰，头部眩晕，身疼腰痛，昨暮又昏厥一次，口㖞而噤，两手抽搦。因肝阳亢奋，荡冲脑部，窍络蒙闭所致。

生龙骨先煎，18g　生牡蛎先煎，18g　生赭石先煎，18g　滁菊花 8g　明天麻 6g　双钩藤后下，12g　象贝母 12g　远志 12g　石菖蒲 5g　冬桑叶 12g　柏子仁 12g　生铁落煎汤代水，50g

2 剂。

四诊，服药来眩晕减退，头部　度觉有偏右作痛，胃口不香，咳唾痰沫，咽部作痒，脉细，仍宗原方出入。

真珠母先煎，18g　旋覆花布包，8g　白蒺藜 12g　象贝母 12g　薄荷叶 6g　研牛子 8g　光杏仁 12g　夏枯草 12g　滁菊花 8g　冬桑叶 12g　焦谷芽 12g

3 剂。

五诊，眩晕已愈，咳嗽亦减，胃纳不旺，胸闷不舒，精神困倦，再方治之。

象贝母 12g　大远志 6g　石菖蒲 5g　滁菊花 8g　法半夏 6g　夏枯草 12g　鸡内金 12g　紫丹参 12g　陈皮 8g　焦谷芽 12g

3 剂。

**例 2**　周某，男，62 岁。

初诊，阴虚于下，阳冒于上，头部眩晕而痛，睡意甚浓，"无痰不眩，无火不晕"。中风之先兆也。

明天麻 4g　生牡蛎<sub>先煎,</sub>20g　牛膝 12g　滁菊花 8g　生赭石<sub>先煎,</sub>18g　法半夏 6g　夏枯草 12g　陈胆星 5g　臭梧桐 12g　生远志 6g　淡竹茹 12g

3 剂。

二诊：头晕较轻，腰痛又作，活动不方便，再方潜镇，兼顾旧疾。

生牡蛎<sub>先煎,</sub>18g　生赭石<sub>先煎,</sub>18g　珍珠母<sub>先煎,</sub>18g　滁菊花 8g　杜仲 12g　生白芍 8g　牛膝 12g　淡黄芩 6g　牡丹皮 6g　当归 8g　红花 2g　生铁落<sub>煎汤代水,</sub>30g

2 剂。

三诊：服药来，头部眩晕减轻，腰部仍痛，腰为肾府，肝肾之阴俱虚，拟方培补肝肾。

生牡蛎<sub>先煎,</sub>18g　生赭石<sub>先煎,</sub>18g　熟地 12g　夏枯草 12g　怀山药 12g　滁菊花 6g　牛膝 12g　生杜仲 12g　净萸肉 8g　生白芍 8g　生铁落<sub>煎汤代水,</sub>30g

《杂病广要》云："眩言其黑，运言其转。"《医学统旨》云："眩者玄也，谓忽然眼见黑花昏乱，少顷方定，晕者运也，谓头目若坐舟车而旋转也，甚至于卒倒而不知者。"究其眩晕之因，概言之有外感、内伤两大类，外感六淫之邪可以出现眩晕症状；内伤有因肝阳上亢、痰浊壅遏、气血亏虚、肝肾不足等原因，亦可致眩晕。临床以内伤眩晕偏多，亦有内伤与外感交织而发病者。如例一为肝阳夹痰，又兼外风，以致头晕而痛，有时昏厥，肢搐，口角颤动，畏风咳嗽，治疗则以平肝潜阳与疏散风邪兼顾，风邪解后则以平肝养胃为治。诊中患者一直脉细，与病情不合，故治疗从症舍脉。例二为肝阳上亢引起的眩晕，肝阳亢逆，引动肝风，可能出现猝然晕倒，进而发展为中风证。

朱丹溪云："眩晕者，中风之渐也。"即指此类而言。治疗以平肝潜阳为主，眩晕减轻后，再以培补肝肾。此类眩晕，除药物治疗外，还必须注意适当的体育锻炼，节肥腻，禁烟酒，戒躁怒，疗效才能巩固。

## 杜雨茂

# 肾阴中气两虚，温润升降并举

杜雨茂（1934~　），陕西中医学院教授

正虚眩晕，历代至今大都分为气虚、血虚、阴虚、阳虚等四种证候进行辨证施治。在临证中常遇到一种医籍中不甚论及的特殊证候，即"肾阴中气两虚"的眩晕。本证多发生于中年以上的人，临床表现较为复杂。主症为头晕目眩，甚至视物旋转，朝暮较著，遇劳加剧，目涩耳鸣，并常伴见腰膝酸软，心烦少寐，气短倦怠，纳谷不馨，面色少华，或两颧时泛红。舌淡红，苔薄或腻，脉多虚弦或弦缓尺弱。血压偏高或不高，细析此证的形成，多由患者原本肾阴和中气两亏；或先患肾阴虚之眩晕，医者过用滋腻清降，戕伤中气而致；或本为气虚眩晕，服用温补之剂太过，耗及肾阴而成。肾阴虚则肝失涵养，肝阳上亢；中气亏虚则陷而不举，清阳不升。脑为髓之海，又为诸阳之首，肾阴清阳不能正常地上奉于脑，加之肝阳上亢之扰，发生眩晕在所必然，且病情多较重。

初遇此证，在立法施治时踌躇不定，顾虑柔润与甘温难伍，潜降与升浮相悖，未可合并而用。乃先予育阴潜阳，再益气升清；或先益气升清，再育阴潜降。如此施治多例，皆未取效。后再三揣度，悟及应遵循审证求因，审因论治有斯证则用斯药之旨，将上述两法合并应用，既滋水涵木潜阳，又甘温益气升清，取杞菊地黄汤合四君子汤加

味作主方。药用：

生地 12g　山药 10g　山萸肉 10g　茯苓 10g　丹皮 9g　枸杞 12g　杭菊 9g　党参 12g　白术 12g　甘草炙，6g　黄芪 30g　怀牛膝 12g　龟甲 15g

每日 1 剂。必要时随症稍事化裁：头晕甚者加天麻；纳呆者去山药、丹皮，加白蔻；大便不畅或干燥者去山药，加草决明。一般 6 剂后可小效，10 剂后可显效。显效后再视患者病情的好转情况，酌予调整药味和药量。如肾阴亏已不著，适当减少育阴潜降的药味与药量；如中气虚基本好转，适当减少益气升清的药味与药量，连续服用至痊愈。再注意调摄，以冀巩固。曾宗此法治疗肾阴中气两虚眩晕证，屡有效验。

**尹某**　男，49 岁，某部队技术干部。

患眩晕 3 个月余，住本部队医院治疗。查其血压忽高忽低，一般波动在（17.3~20）/（10.7~13.3）kPa 之间，血清胆固醇及甘油三脂略偏高，眼底动脉变细，动静脉有交叉压迹，余无阳性所见。乃按高血压及动脉硬化治疗，历时 2 个月余效不显。有时血压在正常范围，而眩晕依然如故，因而转来求治。患者自感头晕而时昏瞀，凝视稍久则感物体浮动，晨起为著，上午 10 时后渐减，至黄昏后又加重，两目干涩，时耳鸣，稍劳则前症更加重。并见心烦不宁，手足心热，腰膝酸软，四肢倦怠，时自汗出，面色不华，眼圈发青，舌淡红苔薄黄而腻，脉虚弦。据其证脉分析，符合肾阴中气两虚之眩晕，给予前述主方加酸枣仁 15g。服剂后显效，继而宗原方随症稍事出入加减，共服药 60 余剂而病愈，血压亦恢复正常，随访 3 年未复发。

# 郭维一

## 虚实夹杂，务求其本

郭维一（1930~2000）原榆林地区中风神经病医院主任医师

眩晕证的诊治和诊治其他病证一样，应从中医学整体观念出发，弘扬中药优势，四诊贵乎"合参"，切勿以一代三，论治基于"证"，亦勿囿于"病名"，选方遣药宜乎"活"，莫拘泥于"偶、奇"或"古今"，如此，方能中鹄。

临床所见眩晕，每每症情夹杂，病因多端，病名（西医）迥异，然不离虚、实二字。虚者，多见阳虚、气虚、阴虚、血虚，有的独见，有的并见，指其本虚；实者，风、火有之，痰浊较多，言其标实。二者往往互见，虚实夹杂，虚者为主。基于此，论治应着眼于病之根本，勿忽视病之标象，此符合"治病必求于本"的经旨；立法应源于证，不受病名束缚或左右；选方应恪守"一把钥匙开一把锁"，妙组"活"方，不被偶方、奇方或经方、时方所限；遣药之道以胜病为宜，不囿书本之量。临证时如此论治，方能左右逢源，获理想疗效。

**例1** 蔺某，女，60岁，1983年6月19日初诊。

患者于12年前做胃癌切除术后，时感头昏，自认为虚弱为患，间断地自服一些滋补药品。今年5月下旬，骤然头昏加重，视物旋转，卧床不起，伴恶心呕吐，吐物多为白色黏液，气短乏力，口干不饮，纳差食少，二便尚可，多项检查除血压偏低外，未见异常。曾治未效，今日搀扶来诊。观其舌，舌淡苔白水滑，按其脉，沉细而弱，右关细濡，查血压 12.0/8.6kPa。此为虚中挟实，气虚是本，水湿为标。治宜益气健脾，渗利水湿。药用：

炙黄芪 30g　泽泻 30g　党参 15g　当归 15g　焦术 15g　陈皮 10g 菊花 10g　钩藤 10g　天麻 6g　升麻 3g　柴胡 3g　甘草炙，3g

6 剂，日 1 剂。

6 月 23 日二诊：药后眩晕十去七八，呕吐停止，精神稍好，惟口干不饮。药症合拍，守原方加麦冬、五味子各 10g，取参麦饮之意。连服 6 剂后，自觉无不适，血压升为继以调理脾胃以善后，追访未复发。

本例未受西医病名（低血压）束缚，又莫拘泥痰湿之型，而是以症定型、立法、遣药，其效昭彰，愈出必然。

**例2**　白某，男，52 岁。1984 年 6 月 29 日初诊。

患者素有高血压病史，血压常在 17.3~20/12~14.7kPa 之间。近月来，自觉头昏、头闷、头沉较前增重，左右转动或俯首时头昏较甚，伴脘腹痞闷，腰酸膝软，肉瞤筋惕，嗜睡懒动，四肢不温，饮食、二便尚可，形体丰腴，舌体微胖，边有齿痕，苔白湿润，中心微厚，脉沉迟细濡，血压 18.7/14kPa。证属脾肾两虚，水气不化，升降失调为患，治当温补脾肾，化气蠲饮，调其升降。药用：

党参 15g　附子先煎 30 分钟，15g　焦术 12g　陈皮 10g　茯苓 10g　干姜 10g　天麻 10g　钩藤 10g　杭芍 10g　磁石先煎 30 分钟，30g　甘草 3g

7 月 2 日二诊：服药 3 剂后头昏稍减，原方加菖蒲继进 3 剂。

7 月 6 日三诊：药后脘痞消失，嗜睡减少，余症减不足言，反觉口中干燥。虑其药虽对症，且不胜病为然，仍守原方加生地 15g，泽泻 30g，附子叠增为 30g（先煎 30 分钟）。调治月余，头昏闷沉基本消失，精神转佳，血压稳定在 17.3/13.3kPa。

本案治疗时坚持中医四诊，进行辨证施治，没有因西医病名左右辨证。然始服药，疗效所以不显，缘由患者初诊时言及昔日惯用类似六味地黄汤等滋阴药品，一见方中配有姜附，坦然提出质疑，虽经推理解释，勉强持方配药。复诊时知患者煎时仍疑姜附之辛热，遂拣出姜附各半，故药后病无起色，非药之过，乃人之为也。殊不知药不胜病，病自当不去之理也。释疑后，遂守原方增附子为 30g，病方渐愈。临床实践证明，药不胜病，用不如不用，非有识有胆，效难能如此。

**例3** 高某，女，62 岁。1984 年 9 月 22 日初诊。

素患高血压病，血压常波动在 20~26.7/12.6~14.7kPa 之间。自诉经常头昏，近来加重，昏甚欲倒，头重脚轻，心慌气短，精神萎靡，腰脊困楚，脚手心热，口干且苦，夜间尤甚，舌体瘦色淡，苔少乏津，脉沉细略弦数，查血压 22.6/14.6kPa。西医诊断为"高血压"，中医辨为阴虚于下，阳浮于上之眩晕。治宜滋阴潜阳，平肝宁心。药用：

熟地 24g　山药 12g　山萸 12g　丹皮 10g　泽泻 10g　茯苓 10g　远志 10g　五味子 10g　元参 15g　生白芍 15g　柏子仁 15g　肉桂 5g　生石决明 30g　紫石英 30g　生龙骨 30g　生牡蛎后 5 味先煎 30 分钟，30g

服药 3 剂后诸症均减，继进原方。10 月 6 日自觉诸症基本消失，走路也不觉头昏，精神转佳，血压稳定在 18.7~20/12~13.3kPa。嘱其回家间服六味丸，多食黑豆粥，调养善后。

本案系高血压病，未执套方治之，而是着眼于"证"，追溯其因，缜密组方，执一方临床治愈，此谓"一线疗法"，若执套常法，其效恐不能如此满意。

**例4** 赵某，女，33 岁。1984 年 10 月 4 日初诊。

患者 1979 年某月因孩子生病着急，忽然觉头昏眼花，昏不识人，心慌心烦，恶心呕吐，即住县医院，诊为"美尼尔综合征"，中西药治疗病情好转出院。嗣后，每年发作二三次，秋天易发，曾多方治疗终未治愈。3天前眩晕又发，经友人介绍，家人搀扶来诊。刻下头昏目眩，视物旋转，如坐舟车，心烦性急，面部烘热，两耳痒痛，时如蝉鸣，口干口苦，小便短赤，闭目觉舒，动则晕剧，舌红苔薄黄，脉左关弦数，余脉微数。证属肝火炎上，兼夹饮邪，上扰清空。治当体用同调，肝胃同治。药用：

泽泻 30g　生白芍 30g　柴胡 10g　黄芩 10g　栀子 10g　龙胆草 10g　车前子包煎, 10g　木通 10g　当归 10g　甘草 10g　生地 12g　焦术 12g

日 1 剂，继进 8 剂，诸症顿失，追访至今未复发。

本案眩晕证属久治未愈的美尼尔综合征，缘由昔医多用头痛医头之法，治其标，故治而不愈。此次治其本根，揉龙胆泻肝汤、芍甘汤、泽泻汤为一方，共奏调其体用，健脾利水，和脾抑肝之效，药服 8 剂而病愈。若非探本溯源，灵活组方，实难如此。

**例 5**　李某，男，48 岁，干部。1984 年 4 月 25 日初诊。

10 年前在西安开会期间，突然发生头昏耳鸣，视物旋转，动则昏甚，胸闷泛恶，时吐黏液，西安某医院诊断为"内耳眩晕症"，经治疗病情缓解。嗣后，间有发作，病情同前。近几天工作繁忙，睡眠很少。今日下午主持大会时，突然发病，立即乘车回家，即邀诊治。诊见：面色㿠白，闭目卧床，呕吐时作，两耳蝉鸣，心烦不安，时有汗出，口干欲饮，饮而不多，脚手心热，舌质淡红，苔心白厚，根部微黄，脉弦细濡数。证属痰饮聚于中，肾阴虚于下，肝气冲于上所致。治宜分步调治，先宜清化痰浊，调其枢机治其急；后宜滋养肝肾，潜镇浮阳图其本。药用：

竹茹 15g　沙参 15g　陈皮 10g　半夏 10g　枳实 10g　茯苓 10g　焦术 10g　麦冬 10g　菊花 10g　钩藤 10g　天麻 10g　泽泻 30g　甘草 3g

4 月 28 日二诊：药进清化痰浊，益气养阴，息风平肝之剂后，眩晕大减，呕吐停止，步前意续进。

5月3日三诊：眩晕渐平，余症大减，已能下床活动，惟感倦怠嗜睡，脚手心热，舌红苔白，脉细数略弦。治拟滋阴敛阳，固本善后。药用：

熟地 15g　女贞子 15g　旱莲草 15g　山萸 12g　枸杞 12g　龟甲炙，先煎，30g　磁石先煎，30g　焦术 10g　五味子 10g　泽泻 20g

连进 6 剂后诸恙悉除，精神尚可，正常上班。

本案眩晕属西医内耳眩晕病。其病机复杂，治疗分步，遵叶氏"治痰需建中，熄中可缓晕"之旨，先投加味温胆汤治其标急，药后眩晕大减；后本"缓肝之急以息风，滋肾之液以驱热"，疗其本虚的同时，防木克土于未然，佐以泽泻汤，治疗有序，其效较捷。

以上所举病例，均经现代医学诊断为：高血压病、低血压病、内耳眩晕病等，病名不同，统属中医学眩晕范畴。诊治过程既没有胶执于西医病名，也没有拘泥中医分型，而是立足于"证"，以证定型，详析病机。临床证实，其病机虚多实少，或本虚标实，以虚为纲，着眼于病之根本，勿忽视病之标象，视症而施治，方能得心应手。守方与易方当于治疗过程中权衡，当病机未转变时，应守方一治到底，勿为辨证而辨证，随意改弦易辙，犯庸人自扰之弊；而当病机已转变时，莫固执偏见，该变不变一意孤行，或病机复杂，分步调治时，必须应机而变。

# 李鸣皋

## 息风治胃不治肝，平眩疗血亦疗风

李鸣皋（1918~　），南阳地区医院主任医师

### 眩晕肝风，降胃捷功

经云："诸风掉眩，皆属于肝。"《临证指南医案》曰："头为六阳之首，耳、目、口、鼻皆系清空之窍。所患眩晕者，非外来之邪，乃肝胆之风阳上冒耳……其症有夹痰、夹火、中虚、下虚，治肝、治胆、治胃之分。"由此看出眩晕虽多肝风，然而临床则常见夹胃中浊气同行，中焦升降失常，风阳自然难靖。不治肝而治胃，投半夏泻心汤，以降逆和胃，使胃气降而眩晕止。晕甚者加泽泻、白术。

**例1**　郑某，女，78岁，农民。1983年诊。

患者素有眩晕史，诊前5天，突然眩晕发作，自述天旋地转，如坐舟车，动辄加剧。伴呕吐频频，食则吐甚，大便4日未行，舌红苔滑腻，脉弦滑。患者多处求医，均以平肝息风而为治。观此患者属高龄气血虚损之体，虚风上逆，胃浊阻于中焦所致。投半夏泻心汤和胃降逆。

半夏 12g　黄芩 10g　黄连 9g　党参 10g　白术 10g　泽泻 20g　甘草 6g　生姜 3 片为引。

药进 3 剂，眩晕止，饮食如故，二便自调而告痊愈。

## 外伤瘀血，活血通络

外伤所导致的眩晕，系外伤后，经多方救治，伤情渐愈，但头晕之症长期难平。此乃瘀血内阻，脉络闭塞，气血运行阻滞不通所致。这与《医学正传》"外有因坠损而眩晕者，胸中有死血迷闭心窍而然"的论述颇为一致。临床表现特点多见眩晕伴头痛，失眠心悸，舌面多有瘀点，脉多细涩。治应以活血通络为主，使瘀血祛除，新血得生，脑有所养，眩晕自愈。

**例 2** 张某，男，干部。1958 年诊治。

因外伤致晕厥。经急诊抢救后，神志清，外伤愈合，但觉眩晕不能睁眼，且入夜头痛，失眠心悸，伴见口唇紫黯，脉见细涩。此乃瘀血内阻，脑失所养之貌。投以：

丹参 30g　川芎 12g　赤芍 12g　红花 9g　桃仁 12g　苏木 6g　白芷 9g
菖蒲 9g　远志 9g　马尾连 9g

上方随症变化加减，服药 20 剂余，诸症尽除。

## 痰浊中阻，活血利水

眩晕系痰浊中阻者，临床多见平素忧思，劳倦，饮食不节，损伤脾胃，运化失职，水津不得通调输布，湿聚痰生，痰浊中阻，风火乘机而起，上蒙清窍，眩晕骤作。正如《丹溪心法》云："头眩，痰加气虚并火，治痰为主……无痰不作眩，痰因火动。"历代医家多以燥湿祛痰，健脾和胃视为正治。临床循规，收效甚微。细思之，此类患者均见肥胖之躯，痰浊中阻乃属脾失健运之因，致清阳上升，浊阴不降的阴阳升降失调之果。气者阳也，血者阴也。血为气之舟，血活则气充，气充则脾旺，脾旺则湿化，湿化则痰无由以生，眩晕则无由以作矣。故对痰浊中阻之眩晕的辨治，常以活血兼以利水为首选法则。

**例3** 邢某，男，干部。1983年仲夏诊治。

患眩晕月余，多处求医罔效。查阅病历均为平肝潜阳之古方。诊见患者除眩晕外，时时呕吐痰涎，伴心悸怔忡，肢倦少食，舌苔白腻且润，脉弦滑。证属痰浊中阻，上蒙清窍。药用：

川芎15g　赤芍10g　红花9g　菊花12g　葛根15g　钩藤12g　泽泻20g　苓皮30g　白术12g　川牛膝15g　半夏12g　生姜3片为引

上方服用周余，诸症悉除。

## 阴虚阳亢，活血息风

阴虚阳亢导致的眩晕，多由平素情志不遂，肝气郁结，郁久化火伤阴。或肾液亏损，或病后阴津未复，导致肝肾阴亏于下风木之阳上亢，累扰头目，眩晕旋生。所以《类证治裁·眩晕》云："良由肝胆乃风木之脏，相火内寄，其性主动主升；或由身心过动，或由情志郁勃，或由地气上腾，或由冬藏不密，或由高年肾液已衰，水不涵木，或由病后精神未复，阴不及阳，以致目昏耳鸣，震眩不定。"故此类患者临床常以眩晕、耳鸣头胀痛，失眠多梦，伴腰膝酸软，目赤口苦，舌红苔黄，脉细数为特征。治以平肝潜阳，众医皆知。然而治风先治血，血行风自灭也早为古训。所以每见此证，即以活血息风为主，兼以平肝潜阳，则收立竿见影之效。

**例4** 王某，男，干部。1984年春诊治。

患者平素有烟酒嗜好，与人争吵后，诱发眩晕。诊见眩晕，动则眼黑欲仆地，伴头胀痛，失眠腰痛，目赤口苦，舌红苔薄黄，脉细数。证属阴虚阳亢，上扰清窍。药用：

川芎 12g　赤芍 12g　红花 9g　葛根 15g　双丁 15g　菊花 12g　旱莲草 20g　女贞子 20g　石决明 20g　夏枯草 20g　茺蔚子 9g

用上方活血息风，平肝潜阳，服药 3 剂，眩晕停止。改用一贯煎加味养阴柔肝以善其后。

上述眩晕四证，临床屡见不鲜。

（李临恭　李临端　整理）

丁光迪

# 眩痛多风不尽风，谨守病机求变通

丁光迪（1918~2003），原南京中医药大学教授

头痛与眩晕，可以分别出现，亦可成为一个病，在临床上较多见，亦易确认。至其病情，风、火、痰、虚为患，最属常见；而风有风寒、风火之别，火有实火、虚火之异，痰有痰饮、风痰不同，虚有气虚、血虚分证，这些亦是人们所熟悉的。但至具体病例，尚较复杂，不仅发病的程度轻重大异，而病人的个体差异以及如何抓住重点，亦每每出入。前人强调辨证施治，是从实践体会出发的，根据这种精神，试举数例介绍如下。

## 风火上窜，要在泻肝

风火头痛眩晕，多从头痛开始，尤在头额巅顶部位，或偏侧头额剧痛，痛时引及筋脉抽搐、跳动，头身转动，即眩晕耳鸣。目瞙火出，有时眼白赤赤，痛处似乎欲裂。有时欲得紧缚，或捶击才缓，得冷敷亦可稍舒。心烦躁怒，面赤气粗，口渴溲赤，大便多秘。脉弦数，舌赤痛眩每为猝发，或呈反复发作性。病情多为实证，正如《难经》所说："东方实，西方虚"。治宜"泻南方，补北方"。张子和亦谓："泻火则木自平，金自清，水自旺也。"因此病是以火为甚，心肝

之火俱旺，其风是从火而出，不能见痛即止痛，见眩即治风。

治疗常用龙胆泻肝汤，大便秘结则改用当归龙荟丸去麝香，加乳香、赤芍作汤剂，并送服六味地黄丸剂 10g。头痛眩晕，筋脉掣引甚者，再加羚羊角粉 2g 调服；目赤耳鸣，头偏侧痛甚者，加怀牛膝 30g，乳香 10g。主旨是以苦泻火，以柔制刚，亦即泻南补北的方法。得效后改用丹栀归芍六君出入调理，苦味治火之后，一定要用甘药顾护脾胃。

**例 1** 朱某，男，52 岁，干部。

高血压已三四年，但自觉无甚异常。自去年冬天工作劳累，突然头痛脑动，目眩旋转，几欲跌倒，经休息治疗，又继续上班，今春正在开会，突又发作，卧床不起，起则天旋地转，头痛欲裂。平时性情急躁，作事不肯稍缓。体丰能食，大便时秘，小便赤。脉弦滑数，舌赤苔黄腻根厚。

血压 25.3/14.6kPa。病属风火头痛，急则治标，泻火以顾阴。用当归龙荟丸方法去麝香、木香，加制乳香、赤白芍、竹沥、半夏、炙甘草作汤剂。六味地黄丸 10g 另吞，2 剂。

二诊：药后大便畅行 3 次，神倦入睡，微微得汗，醒后觉饥，进稀粥甚适，头已不痛，能起床，血压亦降。脉弦减缓，黄厚苔尽脱，舌红稍暗，欠津。火去风清，阴津损伤之象显露，转与养阴固本，清金制木以消余焰。处方：

丹皮　黑山栀　白芍　川芎　甘草炙　北沙参　麦冬　白术　茯苓　牛膝　女贞子　墨旱莲草

以此治本顾标，调理而平。

**例 2** 张某，男，46 岁，教师。

半侧头痛已多年，初时每年发作三四次，因其母亦有此病，不甚介意。近年频繁发作，发时先耳鸣，脑中轰然，随之左半头面掣痛，血管跳动，不能伏枕。或时头额欲得缚紧，或加捶击，才觉稍舒。目如欲脱，牙齿亦震痛。烦躁不寐，大便艰行。每发一次，剧痛四五天，甚至十日左右方衰。幼时有中耳炎，但经某医院五官科、神经科检查，无特殊病灶发现，诊断为血管神经性头痛。针刺、服药、西药镇痛，暂时缓解，而病发如旧。诊时病势正甚，头痛昏晕，不能站起，不愿多言，多言或闻噪音头痛更甚，密闭窗户灯火而卧。舌红脉弦。分析病情，属于风火郁极，上僭于脑，致发偏头痛。治以泻火缓急。处方：

川牛膝 15g　赤芍 15g　白芍 15g　川芎 5g　生甘草 5g　甘草炙，5g制乳香 10g　柴胡 5g　藁本 10g　当归龙荟丸分 2 次吞，20g

复诊：服药 2 剂后见效，日大便三四次，疲乏欲睡，微微汗出，醒时头痛几平，诊时已能自述病情，欣称从未有过如此爽快见效。转为养血清肝而愈。

## 痰饮上逆，尝用控涎

**例 3**　余某，男，56 岁，老药工。

形体肥胖，春天以后，终日头晕，如在舟车之上，视不清明，常欲瞑目；瞑目则又易瞌睡，并作鼾声，口角流涎。甚时小便滴沥，时自心悸，欲睡不实。饮食尚可，但不能多食、暴食，否则易吐，吐后又反觉舒适。有时心胸痞闷，脘腹气滞，自以指头探吐，吐出清黄水，亦觉舒畅。大便时溏，偶见黏液。脉弦滑，间有歇止；苔腻水滑，舌胖而暗。证属痰饮上逆为患，病本在中焦，治以蠲饮和胃法，执其根本，药分两步，汤丸并进。

用泽泻汤合苓桂术甘汤，加半夏、生姜、防己、椒目、菖蒲、远志。

用控涎丹。先用 5g，逐日递增 1g，最多加至 15g，再递减至 5g。控涎丹制作：白芥子用量比甘遂、大戟加重一倍，白芥子生用，亦能催吐。枣泥为丸，枣泥用量与药末等同。服法，每日清晨一次，服后先取吐，吐后自能泻下。下利多，则停药一二日，药量亦不再增加。

如此 20 余日，吐下 10 余次，吐下后头目转清，愈吐下纳食愈香，后以淡剂收功。曾经复发，仍用此法，见效更快。

本例为痰饮上逆致眩晕，汤丸并进而取效。正如张子和云："饮当去水，温补转剧。"此论颇具深意。"陈莝去而肠胃洁，癥瘕尽而荣卫昌，不补之中，有大补者存焉。"这种治法，常移用于胃下垂病之有积液潴留者，屡获效验。饮逆眩晕与风痰眩晕，二者迥异。前者病本在饮，病位在胃；而后者是风与痰相兼，病位在肝脾，虚实异治，不能混同而言。病情属饮，邪实病痼，吐下是个妙法，一般祛风和胃，疗效很差。

## 上气不足，大补心肺

**例4** 金某，男，59 岁，教师。

患心肌梗死病以后，经常头昏眩晕，住院年余，经中西医药治疗始能维持。出院后 3 天突然眩晕目黑，卧床不能起，起则头脑如空，耳鸣欲倒。瞑目畏光，欲得安静，短气不欲言。身如在浮云中，软散如瘫。畏寒，心慌。脉细而迟，（心率50次/分）按之微弦，舌嫩少苔，隐紫。血压、心电图未恢复正常，左心功能不全Ⅰ级。证属气虚眩晕，荣卫不足，心肺两虚。治以益气升阳，养心复脉。方用生脉散、当归补血汤合川芎散出入。处方：

西洋参另浓煎频饮，15g　麦冬 20g　五味子 5g　黄芪 50g　当归 10g
甘草炙，7g　远志炙，10g　石菖蒲 10g　柴胡 5g　防风 10g　川芎 7g　赤

芍 10g

两日服完 3 剂，得熟寐，眩晕亦安。后方小其制，去柴、防，调理而愈，无大反复。血压上升至 16/10.6kPa。

以往对气虚眩晕，多谓清阳不升，重在中焦；而此例病在心肺，同中尚有异，临床多变，实不能囿于成见。药用大补心肺之气，兼以生脉，佐以升阳，重点亦较一般之升阳益气为异，这是从具体病情出发的。临床诊治，需循大法，但决不能作为套法，更不能框死，应灵活处理。

## 虚风上浮，培土植木

**例5** 张某，男，干部。

在 50 岁时因患十二指肠球部溃疡、胃下垂、胃中潴留积液，手术治疗。术后胃病好转，但形气未复，时作眩晕，发时不能自主，曾经跌倒多次。平时行动，亦只能缓慢，动作稍快或急站起，亦目黑头晕。纳谷尚可，但疲乏无力，大便时结时溏。易于感冒，时自形寒、低热。脉细缓，不耐按，舌嫩少苔。复查胃肠，基本正常，心率较慢，血压偏低，贫血。证属中气不足，清阳不升所致之眩晕。因气血阴阳俱虚，病本在中焦。故治拟培土植木，气血兼调，并且食药方法，适其胃喜（病人喜食香燥之品）。

方用《金匮要略》薯蓣丸全方，去干地黄、阿胶、杏仁、大枣。

依原书用量，共为细末，炒微黄。另用冻糯米炒黄磨粉，与前药等量，和匀，再微炒香，去火气收藏。每日服 2 次，每次 20~30g。用大枣 20 个，生姜 3 片，煎浓汤调服，或上火微沸服。药后吃枣肉。

一料连服 1 个月，自感甚适，眩晕次数显著减少，并且减轻。又服 2 个月，病即向愈，形气俱佳，直至离休，身体尚健。

虚风眩晕，临床并不少见，尤其脾胃不足之体，最易罹患。证情并不过于复杂，而治疗往往效差，并多反复。如此例，已逾年不愈。症状见于头目，病本实在中焦，用薯蓣丸治疗最为合拍。仲景谓其治"虚劳诸不足，风气百疾"，正合虚风病情。观其用药，《本经》谓能"补虚羸，除寒热邪气，久服耳目聪明。"《别录》更谓"主头风眼眩"。乃治虚风眩晕之妙药。伍以理中，姜、枣、豆卷、神曲，调补脾胃，振奋中阳，升发营卫气血之源，是抓住根本。同时用柴胡、防风、川芎，搜风又能升清阳；桂枝汤和营卫，使升发之气大旺，气虚得复，则虚风亦自靖。更用当归、麦冬协同芎、芍，滋阴养血，使气行而血亦旺，肝脾得以两调。方药路子清楚，易学易用。在此去地黄、阿胶、杏仁，是嫌其阴柔油润，易于下行，有碍于升发阳气，这是为本病的从权之法，并非对原方之改变。此法屡见效果，顺此略释其义。

总之，眩晕是风病，一般常用平肝息风，或益气补血，养肝明目，固然是多见，临床亦有效。但眩晕亦不尽是风病，不全属于肝阳，上述诸例，即是其证。应该知常达变，灵活处理。《素问·至真要大论》云："谨守病机，各司其属。有者求之，无者求之，盛者责之，虚者责之。必先五脏，疏其血气，令其调达，而致和平，此之谓也。"信乎确论，临证务需识此。

# 钟一棠

## 眩晕难守一法，用药尚需入微

钟一棠（1915～　），宁波市中医院主任医师

### 因痰作眩，辨源以治本

"无痰不作眩"。然痰乃病理产物，成因不一，或饮食不节，肥甘厚味太过，脾运失健，聚湿成痰；或肺失宣降，水津留结而为痰；或气虚，津不化气而为痰；或邪热灼津而成痰等等，自非一端。而痰浊一成，阻滞经络，清阳上升，清空之窍失其所养，则见头晕目眩。治疗上，必辨其起痰之源而后治之，才能击中要害，药到病除。

例1　叶某，女，47岁。

头晕目眩，甚则卧床不起，起则房旋，反复发作越2载。近日眩晕又作，视物旋转，耳鸣，胃纳不佳，恶眩呕吐，肢体困乏。西医诊为内耳性眩晕。察舌淡苔白腻，脉濡滑。此为痰浊蒙阻，清阳不升之候。治宜化痰宣窍，升清降浊。

姜半夏 15g　茯苓 20g　泽泻 15g　白术炒, 10g　陈皮 6g　枳壳 6g　九节菖蒲 5g　僵蚕 10g　清甘草 3g

服药5剂，眩晕大减，既以原方出入调理而安。

若脾气亏虚，运化失职聚湿成痰，清阳不升而致眩晕者。治宜益

气健脾，化痰升清。

**例2** 王某，男，43岁。

患者平素体弱，眩晕时作。近日头晕目眩，不能站立，恶心，耳鸣，便溏，日2~4次，纳差，神疲乏力，面色少华、舌淡红苔腻，脉缓。此脾虚失运，痰湿犯扰所致。治宜益气健脾，化痰升清。

党参 20g　白术炒，15g　茯苓 15g　陈皮 6g　姜半夏 15g　荷叶 6g 葛根 15g　泽泻 10g　薏米 30g　甘草 3g

服药14剂眩晕及诸症均平。

若气郁痰滞而致眩晕，每于化痰之中加入顺气开郁之品，如郁金、柴胡、陈皮之类；若痰郁化火，或火热灼津成痰而致者，每用黄连温胆汤加入菊花、竹叶等品；若肝风挟痰上犯者，可用半夏白术天麻汤加味；若风、火、痰三者交结为害者，其眩晕之作，每较剧烈，有翻船倒屋之感，治疗必三者兼顾，以清热化痰息风为法，习用竹叶、竹茹、黄芩、杭菊、天麻、钩藤、柴胡、白芍、半夏、夏枯草之类。

此外尚有湿热侵犯肝胆而致眩晕者，临床亦屡见不鲜，此时治疗当清热化湿，疏肝利胆。

**例3** 张某，女，49岁。

近1周来，头晕且胀，甚则屋旋，恶心欲吐，口干而苦，晨起又感右肋下胀满不舒，胸闷心烦，纳谷不香，腰背酸胀，肢体困重，舌红苔黄，脉滑数。追述原有胆囊炎病史。此湿热侵犯肝胆，上扰清空所致。治宜清热化湿，疏肝利胆。

柴胡 10g　黄芩 15g　白芍 20g　半夏 10g　茯苓 15g　菊花 10g　天麻 10g　泽泻 10g　薏米 30g　枳壳 10g　蒲公英 30g

服药5剂，头晕胀见瘥，余症亦减，乃于原方去蒲公英、天麻，加六曲、陈皮。继服近旬而安。

# 眩由虚起，须分精气血

眩晕因虚而致，临床屡见，但辨证用药须辨虚之性。其虚约有三端：一曰肾精亏虚。盖肾主藏精生髓，肾精亏虚，则髓海空而脑转耳鸣。二曰上气不足。多为劳倦太过，中气不足，清阳之气不能上荣于脑使然。正如《灵枢》所言："上气不足，脑为之不满，耳为之苦鸣，头为之苦倾，目为之眩。"三曰血虚。李东垣云："思虑劳倦则伤脾，脾为气血生化之地，今血虚不能上荣于脑，则眩晕作矣。"当然三者之间亦每互相影响，盖气为血帅，血为气母，精能生血，血能荣精。脾虚化源不足，气血俱虚；房劳思虑太过，精血共伐，故治疗时必须明辨三者之轻重而后施治，方能中的。

对气虚者，予益气健脾，升清荣脑；血虚者宜养血，然养血之中，每加益气之品，使气血有互生之妙；对气血两虚者，则益气养血互施。但在具体运用时，从培补后天入手，滋化源而促气血之生。

**例4** 韩某，女，49岁。

眩晕时作，遇劳加剧，多行则子宫脱垂，恙已逾年，伴神疲乏力，面色萎黄，大便时稀，形体消瘦，经断3载，平时带下量多，色白如水样，舌淡红苔白，脉细弱。此上气不足，中气下陷之象。治宜益气升清荣脑。处方：

党参 30g　黄芪 30g　白术炒，10g　升麻 10g　柴胡 10g　当归 20g　荷叶 6g　葛根 15g　枳壳 6g　甘草 3g

服药7剂，眩晕渐减，且未见子宫脱垂。乃于原方调理近月，体健而安。

**例5** 裘某，女，24岁。

头目昏晕近旬，缘由日夜诵读而始，形瘦，心烦少寐，面色不华，神疲乏力，肢体酸软，纳欠香，二便尚调，口干，舌淡红苔少，脉细。此心脾两亏，气血不足之证。治当益气健脾，养血安神。

党参 20g　黄芪 20g　当归 25g　甘草炙，3g　辰茯苓 15g　枣仁炒，20g　柏子仁 20g　杞子 20g　小麦 30g　陈皮 6g　红枣 5 枚

此方连服 25 剂，诸恙悉平。

对于肾精不足，髓海空虚而致之眩晕，用药除培补肾精外，必知肾乃水火之宅，肾精亏尚有偏阴偏阳之别。对阴精不足者，宜滋补肾阴，且肝肾乙癸同源，精血有互生之妙，习用枸杞、生熟地、女贞子、墨旱莲、首乌、白芍、当归等滋补肝肾之品；偏阳精亏损者，用药每宗叶天士温柔通补下焦之法，药用甜苁蓉、菟丝子、仙茅、仙灵脾、补骨脂、覆盆子、杜仲等。对培补肾精之药，力避滞腻呆补，必补中寓通，可加陈皮、谷麦芽等健脾开胃药。

**例 6**　张某，男，58 岁。

自述近年来眩晕时作，近日加重，伴听力下降，记忆力锐减，精神萎靡，腰背酸楚，夜尿频多，舌淡胖苔白，脉沉细。此老年肾精亏损，髓海不满之证。治宜宗叶天士温柔通补之法。

甜苁蓉 20g　大熟地 20g　山药 20g　菟丝子 20g　制首乌 20g　仙茅 20g　仙灵脾 20g　桑螵蛸 20g　陈皮 6g　甘草 3g

服药 7 剂，眩晕即减，后于原方出入服用近 2 个月，康复如前。

## 平肝止眩，别虚实轻重

叶天士云："所谓眩晕者，非外来之邪，乃肝胆风阳上冒耳，甚则有昏厥跌仆之虑。"盖肝为风木之脏，内寄相火，体阴而用阳，主升主动。若忧郁、恼怒太过，肝气郁结，气郁化火，肝胆之火上升，此为实也。治宜平肝清火止眩，但需别轻重用药，轻者用清胆汤加减（青蒿、菊花、竹叶、薄荷、荷叶、苦丁茶、姜半夏），此方风热外感致

眩亦宜之。重证则用加减天麻钩藤饮（天麻、钩藤、生石决、桑寄生、黄芩、炒山栀、夜交藤、益母草）。

**例7** 喻某，女，36岁。

平素抑郁易怒，近月来头晕且胀，心烦易怒，口干而苦，夜梦纷纭，每次经临乳房胀痛，经量多色红，舌红苔薄黄，脉弦稍数。此肝火上扰之象。治宜清肝止眩。

天麻 10g　钩藤 10g　菊花 10g　生石决 30g　丹皮 15g　夜交藤 20g 杞子 20g　竹叶 1g　甘草 3g

服药 5 剂，诸症见瘥，再予 10 剂症平。

因肝致眩，属实者固有之，而下虚上实者更为多见。盖肝藏血，血舍精，肝肾同源，肾阴亏损，肝血不足，木少滋养，阴不维阳，肝阳上亢，甚则阳化生风，发为眩晕。治宜滋肾养血，平肝止眩，每用熟地、萸肉、山药、丹皮、茯苓、泽泻、杞子、磁石、天麻、制首乌、黑芝麻之类治之。

**例8** 王某，男，67岁。

高血压病史 10 年余。近 20 天头昏晕、眼如压，午后加重，目涩，耳鸣，腰背酸楚，口干而燥，夜寐欠宁，神疲，纳食一般，大便干燥。曾服复方丹参片、复方降压片等西药未效。血压 24.8/14.4kPa。舌嫩稍红苔光，脉弦细。此肝肾亏损，水不涵木，肝阳上亢之证。治拟滋养肝肾，平肝潜阳。

熟地 20g　丹皮 15g　杞子 20g　菊花 15g　制玉竹 15g　麦冬 15g 决明子 10g　桑寄生 15g　灵磁石 30g　天麻 10g

上方服用近月，血压正常，诸症悉平。

## 病机复杂，勿拘泥常法

眩晕证病机若一，治之易愈，惟临床见症纷繁，病机错杂者，必细心辨证，分清虚实，抓住主症，或融多法于一炉，或按缓急先后施治，务使药证得宜，才能机圆法活，不落习俗。

**例9** 俞某，女，68岁。

于1个月前不慎触电，虽经治疗但未康复。现觉头晕目眩，持物不稳，走路前趋，如有人推，胸脘不适，手指发麻，夜寐欠佳，纳谷不香，言语略謇，舌淡边紫苔腻，脉细。此为气血亏虚，痰瘀阻络。治当益气化痰，养血活血。

陈皮6g　姜半夏15g　茯苓20g　薏米30g　丹参30g　当归25g　葛根20g　党参20g　苍术10g　甘草3g

服药5剂，眩晕即减，诸症好转，于原方去苍术，加桂枝10g，僵蚕10g，服20余剂诸症渐平。

**例10** 徐某，男，79岁。

头晕目眩，耳鸣，步履蹒跚，历20年余。近5天来加剧，四肢麻木不利，脘腹胀满，大便4天未行，口干而苦，纳谷不进，胸闷不舒，舌红苔黄略腻，脉沉弦结。此为老年肝肾亏虚，复因阳明燥结。治宜先润肠通腑。

瓜蒌皮15g　瓜蒌仁15g　枳壳10g　槟榔15g　元参15g　六曲15g　谷芽15g　麦芽15g　黄芩10g　麻仁20g

服药5剂，便通腹胀减，苔亦化，惟眩晕尚作，舌红苔薄，脉弦结。治宜滋补肝肾，佐以润肠和胃。

制首乌20g　杞子20g　菊花10g　山药20g　白芍20g　女贞子15g　元参15g　麻仁20g　生牡蛎30g　谷麦芽30g　陈皮6g　甘草2g

服药10剂，眩晕大减，诸症亦改善，乃于原方出入调理而愈。

（王邦才　整理）

# 麻瑞亭

## 健运中州复升降，调畅肝胆祛滞郁

麻瑞亭（1903~1997），承黄元御之学，为第五代传人

眩晕，系因脾湿胃逆，浊阴不降，清阳不升所致。盖平人中气健旺，脾升胃降，肝胆调畅，精血温暖于下而下实，神气清凉而上虚，上虚下实，五官空灵，则眩晕不作矣。若因情志刺激，或因饮食劳倦，或纵欲伤精，致肝脾肾俱伤。况肝木生于肾水而长于脾土；肝藏魂，魂为神之初气；肾藏精而生髓，脑为髓之海；脾居中州，以灌四旁，为气机升降之枢。如脾肾虚，则肝气郁陷，清阳不升，髓海不足，而作眩晕，症见脑旋轻飘，视物动荡，可谓之虚眩。多系血压偏低，或为脑供血不足，或为美尼尔综合征等。如肾虚脾湿，肝气郁滞，肝胆失调，脾胃不和，则胆胃上逆，肺失降敛，相火不藏，浊阴上逆，亦作眩晕。症见眩而头晕，昏瞀不清。多系高血压。

## 浊 阴 上 逆

胃主降浊阴，胃气旺，则气机顺降，胆、肺随之亦降而精盈。脾湿肝郁，则胃气滞塞不降，阻碍胆木下行之路，其气逆而化火，刑逼肺金，致使肺热而失其清肃降敛之常，浊阴弥漫于上而发眩晕。症见头目晕眩，头痛胸闷，口苦心烦，头重脚轻，步履不稳，或见血压升

高，或腰痛、两腿酸软无力，或脘胁胀闷，作酸易怒，或当脐跳动，硬而压痛。脉见濡涩或弦牢或伏涩，关寸大；舌苔白腻或黄腻，舌边尖红。治以健脾疏肝，平胆和胃，清肺理气，宽胸降逆。药用：

茯苓 9g　焦白术 9g　黄芩炭 9g　杭芍炒, 9g　首乌 12g　广橘红 9g　杏仁炒, 9g　法半夏 9g　杜仲炒, 12g　川郁金 9g　夏枯草 12g　茺蔚子 12g　白蔻仁 6g

方中茯苓、焦术健脾和胃；黄芩炭、炒杭芍、制首乌平胆疏肝；川郁金、橘红、杏仁、半夏清肺理气，宽胸降逆；白蔻仁和胃调气；杜仲、夏枯草、茺蔚子温肾潜阳，利尿降压。

血压高，大便干结者，加决明子 15~20g，平肝滋肝，润肠通便。舌质红，苔黄腻者加麦门冬 9~12g，川黄连 3g，清心以降浊。胃酸缺乏者，加炒五味子 9g，以疏肝敛肺。脾湿重者，加建泽泻 9g，以利湿。血压不稳者，去茺蔚子，加补骨脂 6~9g，温肾潜阳以稳压。血压不高，大便干结者，去夏枯草、茺蔚子，加肉苁蓉 15g，炒麻仁 9g，滑肠以通便。血压不高头目昏闷不清，恶心呕吐者，去夏枯草、茺蔚子，加粉葛根 9g，广藿香 6g，煨生姜 9g，和胃降冲，醒脑以止呕。血压不高，失眠遗精者，去夏枯草、茺蔚子，加生龙骨 12g，牡蛎粉 15g，以敛精藏神。血压不高，心慌悸不宁者，去夏枯草、茺蔚子，加柏子仁 9g，北沙参 12g，以养心润肺。

忌食辛辣燥烈及高脂饮食，以清淡饮食及植物油为宜。避免情志刺激及劳累，保持情志舒畅。


# 清 阳 下 陷

脾主升清阳，脾气旺，则肝木条达，清阳升而神旺。脾湿肾寒，则肝木郁陷而清阳不升，神魂俱虚，故症见头目晕眩，精神不振，动则心慌气短，喜独居静坐，恶闻人声，闭目不语，甚则穴地而安；血压偏低，肝脾不升，胆胃虚逆，症见恶心欲吐，怕见羞明。可因光亮而致吐呕，吐出物极酸苦，头脑空虚晕动，重则跌仆。肾虚不藏，阳不归根，故症见耳内轰鸣，失眠多梦。脾肾虚寒，虚阳不潜，故脉细濡，寸关略大，或见弱象，舌苔白薄腻或厚腻。治以健脾疏肝，清肺降逆，交济心肾，滋益精血。药用：

茯苓 9g　粉甘草 6g　杭芍炒, 9g　生地炭 9g　全当归 9g　广陈皮 9g　杏仁炒, 9g　法半夏 9g　川郁金 9g　牡蛎粉 12g　柏子仁 9g　北沙参 12g　缩砂仁 6g　广藿香 6g

方中茯苓、甘草健脾和中；杭芍、当归、生地炭舒肝润燥息风；沙参、郁金、陈皮、杏仁、半夏，清肺理气降逆；藿香和胃止呕，醒脑；柏子仁养心安神；牡蛎粉敛精藏神；缩砂仁健脾行瘀。

脾湿重者，去甘草，加建泽泻 9g，以利湿。上热者加黄芩炭 6~9g，以清相火。中气虚弱者，加红人参以补中益气。下寒者加炒干姜 3~6g，以温下。痰涎黏稠，咳吐不出者，加淡竹茹 9g，或加白芥子 3~6g 以利痰。痰涎多者，加炒葶苈子 6~9g，豁痰以利窍。咳嗽剧者，加川贝母 6~9g，清肺以止咳。当脐硬、压痛、跳动者，加石菖蒲 9~12g，川黄连 3~6g，以敛肺清心。舌苔黏腻，小便黄者，加焦山栀 6~9g，清心以降浊。

忌食生冷，大辛大热之品，以营养丰富，易于消化之食物为宜。居处宜安静。

临证所见，因浊阴上逆引起的眩晕，约十之七八，多见于血压偏高。系因脾肾两虚，肝胆燥热所致，本虚而标实。因清阳不升引起的眩晕，约十之二三，多见于血压偏低。系因脾肾俱虚，肝郁不升，清阳不展所致，标本俱虚者多。既因清阳不升，又因浊阴不降所引起者也有之，但为数不多。可因情志不遂，饮食不节，寒温不适等因素而发病。头晕时剧时轻，血压不稳，忽高忽低，各有兼症，也不尽相同。所以在临床上，当据其脉症，详审病机而施治之。且不可一见"眩晕"二字，即因"肝阳上亢"一语横塞胸中，肆用寒凉伐泄镇摄之品，徒伤中气。致使升降紊乱，中下愈加寒湿，浊阴愈加逆上，眩晕不唯不减，反而愈加。

浊阴上逆者，当降浊阴。浊阴者，即指肺胃之痰涎湿浊，亦指胆胃心肺之郁热；降浊阴者，即指化痰去垢利窍，亦指清降胆胃心肺之郁热，使君相二火下潜于肾以暖之，则肾脏温暖而下实，上焦清肃而虚灵，眩晕自止。但不可过降，过降则碍清阳之上升。清阳不升者，当升清阳。清阳升则心肾交泰，魂畅神旺，眩晕自止。但不可过升，过升则碍浊阴之下降。

升清降浊之机，在于中气之健旺。执中州而驭四旁，则清升浊降，眩晕焉能不瘳？健运中州以复其升降，调和肝胆以去其郁滞，交济水火以复其既济，实为治疗眩晕之大法。脑为髓之海，清阳不升而致眩晕耳鸣者，多系肾虚而脑髓减，在用上方治疗时，温肾补脑之品，亦应酌情配伍，则疗效更佳。

# 颜德馨

## 眩晕执七法，临证细度量

颜德馨（1920~2017），孟河嫡传，家严为颜亦鲁先生，国医大师

头为天象，诸阳会焉，若六气外袭，精血内虚，阴亏阳亢，瘀阻清窍，清阳不运，皆可导致眩晕，故治疗应详察病因，并根据病程之久暂，病证之虚实而灵活施治。

### 疏 散 风 邪

"伤于风者，上先受之"，"高巅之上，惟风可到"。风邪上犯巅顶，阻遏头部经脉，则见头目眩晕而痛，吹风受凉加重，或恶风寒，舌苔薄白，脉浮等症。治宜疏散风邪，使经脉通畅，气血调和，则眩晕自止。临床常用川芎茶调散加减，若眩晕不愈，反复发作者为风邪潜窍入络，可加蜈蚣、全蝎、僵蚕以搜风通络；或加入活血之品，如红花、桃仁、当归等，即"治风先治血"之意。风邪每挟湿邪为患，症见头眩如蒙，肢体困重，舌苔厚腻，则配以泽泻汤、羌活胜湿汤以祛风化湿。

例1　孙某，男，62岁。

眩晕耳鸣，甚则头痛，延绵年余，叠进补肝益肾之剂未愈，查血压18.7/11.5kPa。脑血流图示脑血管弹性减退，供血不足，诊断为脑动脉硬化症。患者头重如裹，畏风恶寒，四肢困重乏力，胸痞食差，时

时恶心欲吐，入夜少寐，脉细弦，舌胖苔白腻。风邪痰湿阻遏阳分，清阳受蒙，若从肝肾不足论治乃实其所实。治宜疏风通络，化痰祛湿。药用：

川芎茶调散包煎，12g　泽泻 30g　白术 30g

服药 1 周，眩晕渐止，胃纳见振，药证既符，即嘱患者取川芎茶调散与平胃散交替服用，治疗 2 个月，诸症均退。

## 平肝潜阳

肝乃风木之脏，体阴用阳，其性刚，主动主升，若烦劳过度或情志郁勃，久则气郁化火生风，皆使肝阳偏亢，内风上旋，正如《类证治裁》所云："风依于木，木郁则化风，如眩如晕。"症见头目眩晕，头胀而痛，易怒失眠，面红口苦，脉弦，舌红苔黄。治宜平肝潜阳，每取介类镇潜，以平息肝风，或佐咸降，以清泄阳热，常用羚羊饮子加紫贝齿、磁石、石决明、钩藤、天麻等。风火相煽，必挟风壅之痰热上扰巅顶。治此宜半夏白术天麻汤加减，既化痰浊，又平肝阳。

**例2**　张某，男，75 岁。

有慢性肾炎病史多年，近来因面目浮肿，头晕目眩加剧入院，经用利水之剂，浮肿已退。但眩晕跌仆，血压偏高，查心电图有房性早搏，脑血流图异常，提示脑动脉硬化。患者头目眩晕，甚则跌仆，言语含糊，面红，脉弦滑，舌红苔薄黄腻。肝阳化风挟痰浊上扰。治宜平肝潜阳，宣化痰浊。药用：

天麻 3g　钩藤后下，9g　夏枯草 30g　法半夏 9g　陈皮 6g　茯苓 9g　甘草 3g　枳实 9g　竹茹 6g　川芎 9g

服药 10 天，眩晕逐渐消失，再未跌仆，病情稳定，带药出院，巩固疗效。

# 育阴潜阳

肝藏血而属木，肾藏精而主水，肝肾同源，精血互生。

若肾水不足，木失涵养而阳浮于上，龙雷之火上升，则目眩头晕，故《医学正传》云："真水亏欠，或劳役过度，相火上炎，亦有时时眩晕。"此证多见于老年阴亏或素体肝肾不足者，阴亏于下，虚阳上扰，症见眩晕欲仆，头重脚轻，耳鸣失眠，腰膝酸软，脉细弦，舌红苔少等症。治宜泻南补北，每用二至丸、知柏地黄汤滋阴降火，配以龙骨、牡蛎、石决明、决明子等以平潜肝阳。

**例3** 陈某，男，59岁。

有高血压病史多年，近期复发，血压24.8/16kPa，患者面色潮红，头晕目眩，头额两侧胀痛不已，下肢行走如踏棉絮，胃纳如常，大便干燥难解，脉弦细而数，舌红苔薄黄。水亏于下，火升于上。治宜养阴潜阳。药用：

生石决先煎，9g　生牡蛎先煎，24g　制首乌12g　女贞子12g　旱莲草12g　鲜石斛9g　决明子12g　夏枯草9g　黄芩6g　川牛膝9g　车前子包，9g

服药6剂后血压降至20/13.3kPa，头晕头胀见减，大便转润，惟两足乏力。原方加杜仲12g，黑料豆12g，续服10天，诸症消失，血压恢复正常，即嘱服二至丸善后，随访多年，疗效巩固。

# 养血柔肝

肝藏血，血虚则厥阴化风上扰，风性动，故见眩晕时作，面色萎黄，口唇爪甲少华，肢体颤抖，脉细，舌淡等症，此乃《证治汇补》所谓："眩晕生于血虚也。"血虚生风，非真风也，类似风动，故又名内虚暗风，治此决非单纯潜镇所能奏效，当宗"肝为刚藏，非柔不克"，"血行风自灭"之意。治以养血柔肝法，药用生地、阿胶、当归、白芍、首乌、杞子、菊花、黑芝麻等。

**例4** 阴某，女，43岁。

生育大出血后，头晕头痛，经常飘然欲跌，甚则晕倒，患者面色苍白，神疲乏力，动则心悸，胃纳不馨，入夜少寐，脉细小弦，舌淡苔薄净，营血不足，虚风内动。治以养血柔肝，潜阳安中。药用：

生地 9g　阿胶烊，9g　白芍 6g　当归 6g　制首乌 12g　川芎 2.4g　生牡蛎先煎，15g　灵磁石先煎，15g　党参 9g　白术 9g　谷芽 12g

服药 1 周眩晕减轻，精神好转，胃纳亦振，原方继续治疗 1 个月而愈。

## 益 气 升 阳

脾胃为一身气机之枢纽，敷布精微于全身，脾升则健，胃降则和，若中气不足，脾胃功能失常，升降之机紊乱，清阳之气不能上荣，则"上气不足，脑为之满，头为之苦倾，目为之眩"，症见眩晕绵绵，遇劳更甚，少气懒言，脉细，舌淡苔薄等。治当补中升阳，《证治准绳》益气聪明汤最为合拍，药用黄芪、党参、升麻、葛根、蔓荆子、细辛等，或用补中益气汤加减。

**例5** 俞某，女，54岁。

头目眩晕半年，甚则昏厥，伴肢体抖动，心悸惕惕，查心电图及脑电图均正常，X线摄片提示第 5 颈椎肥大性改变，诊断为颈性眩晕，收住病房。患者面色萎黄少华，脉细软，舌淡苔薄白。脾虚清阳不升，气虚瘀血阻滞。治当益气升阳，活血化瘀，益气聪明汤加味。药用：

黄芩 12g　党参 9g　升麻炒, 4.5g　葛根 9g　蔓荆子 9g　白芍 9g　甘草炙, 2.4g　通天草 9g　细辛 4.5g　橘红 4.5g　水蛭粉吞, 1.5g

服上药 4 剂后，眩晕减轻，昏厥未作，上方去橘红续服 10 剂余，治愈出院，门诊随访未见复发。

## 化痰和中

《证因脉治》谓："饮食不节，水谷过多，胃强能纳，脾弱不能运化，停滞中脘，有火则灼炼成痰，无火者凝结为饮，中州积聚，清阳之气窒塞不通，而为恶心眩晕矣。"痰饮壅阻中焦，清阳不展，症见眩晕如坐舟车，胸脘满闷，恶心呕吐，脉滑，苔腻等。治宜化痰和中，对痰热中阻者，用黄连温胆汤或清震汤加减；对痰饮上泛者，则取泽泻汤加味治之。

**例 6**　张某，女，47 岁。

患内耳眩晕症有年，近月阵作，头目眩晕，心烦易怒，胸腹饱胀，清晨痰多，恶心欲吐，食欲不振，四肢关节酸楚作痛，脉细弦小数，舌红苔腻。肝胃不和，痰热中阻。治宜升清降浊，清震汤加味。药用：

升麻炒, 9g　苍术 9g　白术 9g　荷叶 1 角　桑枝 15g　枳壳 6g　桔梗 4.5g　陈皮 6g　油松节 9g　白蒺藜 9g　料豆衣 9g

服药 7 剂后眩晕即瘥，惟关节酸痛如前，转以祛风通络之剂治之。

## 通窍活血

头为诸阳之会，若因清窍空虚，外邪得以入踞脑户，阳气被遏，气血运行受阻，瘀血交滞不解，或因外伤跌仆，瘀血停留，阻滞经脉，清窍失养，亦致眩晕。症见眩晕持续不已，并有头痛，巩膜瘀丝缕缕，脉细涩，舌紫或见瘀斑等症。《医学正传》云："外有因坠损而眩晕者……是宜行血清经，以散其瘀结"，常用通窍活血汤或桃红四物汤加减治疗。

**例7** 张某，男，32岁。

2年前头部外伤后，经常头晕头痛，诊断为脑震荡后遗症。患者右侧头晕头痛，伴有恶心呕吐，脉弦细，舌紫苔薄腻。外伤损及脑络，瘀血阻滞，肝胃气机失和。治宜活血通窍，平肝降胃。药用：

丹参 12g　当归 9g　赤芍 9g　川芎 15g　桃仁 9g　红花 9g　珍珠母 先煎,30g　代赭石 先煎,30g　制南星 6g　竹茹炒,6g　姜半夏 9g　制川乌 6g　蜈蚣 2条

服4剂，头晕头痛明显减轻，恶心亦少见，原方续服半月，诸症渐消，随访2年未复发。

（颜乾麟　整理）

# 吕同杰

## 重在脾胃，斡旋升降

吕同杰（1929~　），山东中医药大学教授

眩晕一证，历代医家论述颇多，《内经》有"诸风掉眩皆属于肝"及"上气不足"、"髓海不足"诸论。河间独取经旨，以风火立论；丹溪偏重于痰，有"无痰不作眩"之说；张景岳则认为眩晕以虚为主，提出"无虚不作眩"之论。归纳起来不外风、痰、火、虚四因，主要涉及脾、肝、肾等脏。余治眩晕重在脾胃，兼顾他脏。自拟定眩汤，药用：

党参 30g　白术 24g　茯苓 30g　当归 15g　川芎 12g　白芍 15g　柴胡 12g　代赭石 15~30g　荷叶 15~30g　半夏 15g　陈皮 9g　泽泻 15~30g　龙骨 30g　牡蛎 30g　甘草 4.5g

此方由六君子汤、泽泻汤、当归芍药散化裁而来，以六君、当归、川芎、芍药健脾化痰，益气养血；柴胡、荷叶、泽泻升清降浊；赭石、龙牡育阴潜阳，共奏健脾化痰，益气养血，升清降浊之效。对气血虚弱，痰浊阻络，升降失司所引起的缺血性眩晕、内耳性眩晕，皆有良好的疗效。一般 3~6 剂即可见效，20~30 剂即可完全恢复。

临证 40 余年，所治眩晕甚多，其中以气血虚弱，升降失常者最为多见，故在立法、处方、遣药方面，多侧重于健脾和胃，益气养血，升清降浊之品。脾居中州，是气机升降的枢纽，如果脾气虚弱，升降

失司，脾气的运化功能就会直接受到影响，从而就会产生气血津液代谢失调，造成痰湿停聚，气机不利，脉络瘀滞的病变。所以说脾失健运，痰浊内生，升降失司，内脏阴阳气血失调，是产生眩晕的主要病机。健脾化痰，补养气血，升清降浊是治疗本证的主要手段。

现代医学认为，眩晕是多种疾病都可能出现的一个症状，涉及的范围较广，诊治时必须详细询问病史，认真检查，全面分析，明确诊断，辨证论治，且不可胶柱鼓瑟，按图索骥。

# 胡毓恒

## 辨证乃少阳，清眩柴胡方

胡毓恒（1925~　），长沙马王堆疗养院主任医师

笔者多年以来在临床上潜心探究，认为本病与《伤寒论》少阳证相近似，如《伤寒论》少阳病提纲云："少阳之为病，口苦、咽干、目眩"。又96条云："胸胁苦满、默默不欲食，心烦喜呕。"又264条云："少阳中风，两耳无所闻"等。大抵耳源性眩晕之病因病理，系六淫之邪侵犯少阳经脉，或化学药物之毒副作用伤其经脉，引起少阳枢机不利，气机升降失常，肝胆疏泄不调、胃失和降，致水湿痰饮停滞于经脉，进而导致血瘀气滞，而发生本病。少阳经脉循行部位与本病亦相吻合，如《灵枢·经脉》描述：少阳经起于目锐眦，上抵头角，下耳后……其支者，从耳后入耳中，出走耳前，至目锐眦后……"眩晕病的治疗须拓宽思路，不必囿于风、火、痰、虚。乃"勤求古训"之旨。爰用小柴胡汤加味，定名"清眩汤"。药用：

柴胡 12g　法半夏 10g　黄芩 10g　党参 15g　甘草 5g　川芎 8g　钩藤 8g　吴茱萸 7g　生姜 10g　红枣 5 枚

用法：将生药装入罐内，加冷水 400ml 浸泡 20 分钟后煮开，文火煎 40 分钟，取药液 200ml，饭后 30 分钟服。也可煎二次药液合并 400ml，分二次饭后 30 分钟服。1 日 1 剂。必要时每日可酌服一剂半。忌食生冷油腻辛辣。

本方用柴胡和解少阳，疏利肝胆，调畅气机，通少阳经络之壅滞，升清降浊；黄芩清泄肝胆，以除在经之热；半夏、生姜降逆止呕以和胃；党参，甘草、大枣益气以养胃，吴茱萸温胃暖肝肾，和胃止呕；川芎引诸药入经，更好地发挥药效，又可加速头耳部血流；钩藤祛风平肝以定眩。如法服用，疗效确切。

加减：口淡、舌苔薄白，舌质淡红，脉弦细或弦缓者去黄芩；畏寒无汗，鼻流清涕者加防风 10g，苏叶 5g；有高血压史血压偏高，伴头痛者，加天麻 15g，菊花 8g，桑叶 10g；耳鸣耳聋较甚者，加建菖蒲 10g；有心悸、吐涎沫多者，加白术 10g，泽泻 10g；妇女经、孕、产期者加当归，白芍 12g。

临床体会，加减必须得当，否则勿谓斯方之不验也。

例1　患者李某，男性，40 岁，患眩晕多年，反复发作，因发作频繁，不能坚持工作。曾在某医院检查诊断为"美尼尔综合征"。1961 年 10 月某日因该病发作而延余诊治。临床见患者闭目卧床，心烦懒言，身躯不敢转动，动则天翻地覆，恶心呕吐、耳鸣耳聋，察其舌苔薄白，舌质淡红，脉弦缓。综合脉症，拟诊为邪犯少阳，致少阳枢机不利，肝胆疏泄不调，水湿痰饮停滞于经脉所致，遂予和解少阳，调畅气机，疏泄肝胆，通其经脉。药用：

柴胡 12g　法半夏 10g　党参 15g　川芎 8g　吴茱萸 7g　钩藤 8g　甘草 5g　生姜 10g　红枣 5 枚

嘱如法煎服 3 剂。

3 天后又延余复诊，患者喜笑相迎，谓药入片刻即感舒适，服完 1 剂可以起床，服 3 剂诸症基本消除。察舌苔薄白，舌质淡红，脉象缓。效不更方，仍用原方增损而愈。后本病复发，患者自用原方进服，数发数治，乃根治矣，随访至今数十年从未复发。

患者眩晕病获得根治，后以此方给别人治好了不少眩晕病。

**例2** 常某，女，60岁。因患结核性胸膜炎，某医院用链霉素抗结核治疗。1周后出现头晕、恶心呕吐，逐渐头晕加剧，步态不稳，耳聋耳鸣等症。某医院诊为链霉素毒副反应。在某医院经中西药治疗（药不详）13天，病情有增无减。于1992年5月5日来诊。刻下头晕如乘舟船，行走摇晃偏倒，两眼视物昏花，耳鸣耳聋。静坐则头无晕眩感。察舌苔薄黄，舌质暗红。脉弦滑。

考链霉素中毒可导致第八对颅神经——位听神经受损。位听神经包括耳蜗神经及前庭神经两部分。前庭神经功能损伤多出现耳鸣耳聋等听觉障碍。考位听神经走向与少阳经脉耳部循行部位相近，又有极相似的少阳症状，故诊为药毒侵犯少阳经脉。拟用清眩汤去吴茱萸，调理少阳枢机，疏泄肝胆，升清降浊，疏其经络壅滞。处方：

柴胡10g　黄芩10g　法半夏10g　川芎8g　钩藤8g　党参15g　甘草5g　生姜10g　红枣5枚

如法煎服7剂，药后复诊，诸症明显好转。察舌苔微黄，舌质红，脉弦细。效不更方，守方续进21剂而病愈。

**例3** 徐某，女，47岁。因头晕1年余，视物上下晃动。行走飘摇不稳，伴恶心呕吐而住入湖南省某疗养院。入院前曾在某中医学院附属医院服中药1月余。又在某医学院附属医院五官科检查，拟诊为"前庭神经元炎"，再经脑部扫描，排除肿瘤。中西药治疗半年多（西药不详）。中药用健脾化痰息风之半夏白术天麻汤、疏肝理脾之逍遥散、镇肝息风之天麻钩藤汤、益气升阳之补中益气汤，疗效不明显。再经某医学院西医教授会诊，诊断为："闭塞性右内耳小动脉炎"。又中西药治疗二月毫不见功，1992年7月12日邀余会诊。刻下患者头晕，行走时感身躯往后倾，严重时视物有旋转感，恶心、气短，口干苦。察舌苔粗白，舌质红，脉眩细。综合证脉分析，拟诊为水湿痰饮，停滞少阳经脉，导致气滞血瘀，影响少阳枢机不利，肝胆疏泄失调，气机升降失常。清阳不升则头晕气短，浊气不降则恶心欲呕，肝胆失疏则口干口苦。拟用和解少阳，调畅气机，疏泄肝胆，升清降浊。药用：

柴胡 15g　党参 30g　法半夏 10g　黄芩 10g　川芎 8g　吴茱萸 6g　丹参 15g　甘草 5g　生姜 10g　红枣 5 枚

药进 3 剂，头晕明显好转，行走基本稳定，身躯向后倾感消失。再进 3 剂，诸症若失。唯恐病情复发，守方观察 1 月余未复发而病愈出院，随访 1 年未复发。

或问前医用逍遥散无效，而用清眩汤见奇功何也，因方剂之配伍不同，归经有异也。逍遥散为疏肝理脾养血，用于肝郁脾虚；清眩汤为和解少阳，清泄肝胆，有补有泻，有升有降，既有苦寒之黄芩清肝胆之热，又有辛温之吴茱萸、生姜驱胃中之寒。适用于寒热夹杂、邪犯少阳之证。方证合拍，效如桴鼓。

**例 4**　何某，女，66 岁。因头晕、耳鸣耳聋半月。于 1993 年 5 月 13 日就诊。4 月 28 日不明原因地头晕、视物旋转，行走不稳定有向前倾倒感，伴耳鸣耳聋。诊察神识清楚，面色不华，站立不稳，听力差，问诊时须放大声量。

舌苔薄白，舌质淡红。脉弦细。考虑春季突然发病，正值风木当令之时，多为外风侵袭，少阳受邪，少阳经气不利，气机升降失常致病。以清眩汤加减和解少阳，调畅气机，疏风通窍、养血柔肝。处方：

柴胡 10g　黄芩 10g　防风 10g　薄荷 5g　当归 10g　白芍 10g　川芎 8g　法半夏 10g　甘草 5g　建菖蒲 7g　生姜 10g　红枣 5 枚

嘱服 4 剂。药后来复诊，眩晕大减，站立、行走皆平稳，听力恢复正常，但尚有耳鸣。舌苔薄白，舌质红，脉细。方验再进，原方去防风加陈皮，进 4 剂病愈。随访一年病未复发。

上述 4 例病因不同，治法则一。如例 1 李某，由于植物神经功能失调，引起内耳迷路动脉痉挛或水肿；例 2 常某，为链霉素毒副反应引起第八对颅神经——位听神经受损；例 3 徐某，为闭塞性内耳小动脉炎；例 4 何某，为外风侵袭少阳经脉。其临床表现不同，而治疗均从少阳论治，均获痊愈。

# 翟明义

## 痰湿眩晕病，化裁六味方

翟明义（1916~　），河南中医研究院研究员

脾为阴土，主运化，喜燥而恶湿。脾虚不运，水湿内停，聚湿生饮，饮凝成痰。痰湿中阻，清阳不能上升，浊阴不能下降，蒙蔽清窍，故而眩晕。《医宗金鉴》云："眩晕者，痰因火动也，盖无痰不作眩。"指出病因在痰，究其生痰之源，则归咎于脾。

肾藏精，精生髓。肾虚精亏则头转耳鸣。《素问·五脏生成篇》谓："徇蒙招尤，目冥耳聋，下实上虚，过在足少阳、厥阴。"指出病在肝胆，究其眩晕之源，应责之于肾虚。肾为肝之母，母虚而子失所养，肝气上逆而掉眩；再者肾主五液，肾虚则决渎无权，湿聚于下，故曰"下实"，上泛而助湿；"上虚"者指肝失其养，上逆而眩晕。其标在肝，其本在肾。治病必求于本。

故湿淫于内，责之于脾；头眩耳鸣责之于肾。二者气衰，痰湿内生，蒙蔽清窍而眩晕即作。治法以补脾养肾，分利水湿为要策，以加减六味地黄汤为基本方。药用：

山药 15g　山萸肉 12g　云苓 15g　泽泻 15g　车前子包, 15g　葶苈子 15g　川芎 12g　菊花 12g

恶心呕吐严重者加姜半夏 10g，陈皮 10g；眩晕严重者加钩藤 15g，薄荷 12g；耳鸣严重者加五味子 10g，枸杞子一般服 10~15 剂即可痊愈

或减轻。

方中之所以不用地黄者，忌其助湿之故。以山药健脾益肾为主药；茯苓健脾利水渗湿，山萸肉补肾益肝为辅药，车前子入肝肾利小便，葶苈子泻肺行水为佐药；川芎入肝行气，菊花、丹皮入肝肾清头凉血为使药。诸药相互配合，共起健脾养肾，行气利湿之功。脾气健运，肾气充实，水湿得利，湿邪得散，故对痰湿之眩晕每获良效。但在具体运用时，不能以不变应万变，原则不变，用药应灵活。

**例1** 顾某，男，35岁，干部。

眩晕时轻时重约年余。于1976年10月20日突然加重，自觉屋倒床倾，天旋地转，不能站立，不能睡卧，卧则眩晕更甚，恶心呕吐，心烦耳鸣。在该县医院诊为内耳性眩晕，给予镇静止呕剂阿托品、苯巴比妥等3天无效。检查头部无外伤，心肺（－），肝脾不大，血压16/10.7kPa，血糖5.6mmol/L（100mg/dl），脉弦缓，舌质红，苔薄白腻。诊为痰湿性眩晕。属脾肾双虚，痰湿中阻，兼有肝火之证。

治宜补肝养肾利湿为主，兼清肝火。方以上述基本方加女贞子15g；五味子10g以滋补肝肾；薄荷12g，荆芥10g以清肝除风。连服13剂，眩晕及头昏沉感消失，头部已可着枕，但有时仍有轻微发作，饭后胃脘部仍有痞满感。原方去女贞子、五味子加陈皮、姜半夏以和胃燥湿，服药7剂，诸症消失。至今未见复发。

**例2** 李某，女，50岁，工人。

平素身体健康，于1977年11月26日晚，突然头重脚轻，站立不稳，自觉天旋地转，床翻屋倾，胸中满闷，恶心呕吐，耳如雷鸣。在某市医院诊为美尼尔综合征。服西药（不详）3天，中药5剂均无效。查身体发育、营养良好，血压。心肺（－），无皮疹，脉弦细而寸浮，两尺沉，舌淡红，苔薄白稍腻。诊为脾肾双虚痰湿中阻证。以基本方原方不变，服3剂后眩晕恶心减轻，已能少进饮食，但心烦失眠仍在，此乃肝胆虚火上扰心神所致。原方加入薄荷以清肝之浮阳，继服 3 剂后，诸症全部消失。为了防止复发，又服 3 剂。经 4 年 3 次追访，未见复发。

**例3** 赵某，男，60岁，工人。

1988 年 4 月 15 日突然头晕恶心，在河南医大诊断为美尼尔综合征。于 4 月 18 日来诊。查面色苍白、自汗，眩晕恶心，心烦耳鸣，体温 36.1℃，血压 14.7/9.33kPa。

血糖 110mg/dl。脉滑无力，舌质嫩红，苔薄白滑腻。诊为脾肾双虚兼气虚。治宜健脾补肾，益气利湿。以上述基本方加黄芪 15g，陈皮 12g 以益气和胃。共服 9 剂而愈。

上述 3 例同属脾肾双虚，痰湿中阻证，但在加减变通有异。例 1 顾某眩晕时头不能着枕，着枕加重，属于痰湿较重之证，故加五味子以助肾气，女贞子以养肾阴，薄荷、荆芥以清肝除风，服药 20 剂而愈。例 2 李某较轻，仅以原方加入薄荷 9 剂而愈。例 3 赵某年高体弱，不但脾肾双虚，而且元气大亏，气虚欲脱，故加黄芪以大补元气，少加陈皮以和胃止呕，亦服 9 剂而愈。可见 3 例病虽同而体质、兼症有异，临证时应引为重视。医者易也，治当灵变。

# 孔伯华

## 疏导柔肝每为主，化浊降逆亦求之

孔伯华（1885~1955），京华名医，临床大家

眩晕病因病机均系情志内伤，郁怒伤肝，肝失条达，怒则气上，发为眩晕。肝气郁结，横克脾胃，胃气上逆则恶心呕吐，胸脘满闷，食欲不振，胁肋窜痛，大便秘结；肝气不舒，气滞则血瘀，故时见经行不畅，色紫瘀块，少腹胀痛等症。孔师根据"百病皆生于气"的理论，认为肝为刚脏，用柔以济之，采取疏导柔肝为主的治则，选用郁金、乌药、枳实、枳壳、厚朴、陈皮、木香、川楝子等舒肝理气之品，先使气机调达疏畅；配以生赭石、旋覆花、清半夏、瓜蒌、藿香、佩兰、沉香曲、竹茹、荷叶等降逆和中以止呕恶，芳香化浊，清除满闷；佐以龙胆草、知母、黄柏、莲子心、元明粉、紫雪丹、生石决明、生石膏、生龙骨、生牡蛎、杭菊花、白蒺藜等苦寒清热，平肝镇抑以防郁久化热并走于上；又用茯苓皮、炒秫米、炒薏米、通草、滑石块、鸡内金、炒莱菔子、鲜菖蒲、天竺黄等健脾渗湿，醒脾化痰；再根据气滞血瘀的程度，加入适量活血化瘀之品。孔师常用鲜藕以通气活血，健脾养胃而收全功。

**于男** 7月13日

肝家热盛，气逆于上，以致头晕，呕吐，大便秘，舌苔白腻，脉弦滑而数，宜清柔和中。

生石决明先煎，30g　旋覆花布包，9g　代赭石 9g　清半夏 6g　知母 9g　川黄柏 9g　白蒺藜去刺，9g　莲子仁 6g　陈皮 9g　瓜蒌 18g　杭菊花 9g　青竹茹 18g　龙胆草 6g　川牛膝 9g　广藿梗 9g　鲜藕 30g　鲜荷叶 1 个　紫雪丹分冲，1.5g

## 养血敛阳

此类病例多由胎产崩漏，或吐、衄、便血，或产多乳众，或素体虚弱，加之饮食失调、缺乏营养等，致成血虚肝旺，脑失濡养而发眩晕。孔师根据《内经》"心生血"、"肝藏血"、"脾胃为后天之本、生化之源"的理论，采取养心安神，滋阴柔肝，健脾养胃等法则。选用朱茯神、炒枣仁、远志肉、柏子仁、全当归、血琥珀、阿胶珠等以养心血，安心神；继以生鳖甲、生珍珠母、生石决明、生牡蛎、生海蛤、生龙齿、真玳瑁、首乌藤、鲜石斛、地骨皮、生知母、生黄柏、白蒺藜等育阴潜阳，滋肾柔肝；佐以生谷稻芽、焦六曲、鲜荷叶、荷叶露等消导和中，健脾养胃；遇有出血未止者，则加用血余炭、蒲黄炭、栀子炭、生侧柏叶、鲜茅根、湖丹皮、赤小豆、血竭花、藕节、鲜藕等凉血止血，活血化瘀。标本兼顾，取效甚捷。

**董妇** 9月初三日

小产后伤及阴分，肝阳失潜，遂发头晕、心悸，身作战抖麻窜，失眠疲倦无力，取脉弦滑，亟宜以敛阳育阴以消息之。

生鳖甲先煎，4.5g　真玳瑁包先煎，9g　珍珠母生先煎，24g　合欢皮 12g　盐川柏 9g　川芎 3g　远志（6g）3g　血竭花 1.5g　旋覆花布包，6g　夜交藤 4.5g　朱莲心 9g　青竹茹 12g　藕 30g　桑寄生 24g　生赭石 6g　朱茯神 6g　全当归 6g　焦枣仁 6g

二诊：连进前方药，诸症见轻。再按前方去血竭花、川芎、全当归，加生龙齿 12g，生牡蛎 18g，焦稻芽 12g，石决明 30g，栝楼 24g，首乌藤 60g 及苏合香丸 1 粒。

## 健脾燥湿，芳香化浊

此类病例多系由于恣食肥甘厚味，或郁怒过劳，饮食不节，致伤脾胃，中气久虚，脾为湿困，运化无权，聚湿为痰，蒙蔽清窍，则头重眩晕，临床表现虚实夹杂证候。孔师在治疗中抓住健脾燥湿，芳香化浊这一环节，选用温胆汤加减化裁，重用鲜九节菖蒲、竹沥水、胆星、法夏、白矾水浸郁金、苏合香丸等芳香开窍，燥湿豁痰；配以杏仁泥、苏子霜、嫩麻黄、炒莱菔子、甜葶苈、生姜汁等宣肺化痰，祛邪以扶正，邪去则正安。

**王男** 11 月 19 日

肝家热郁，气机失调，兼有湿痰为之上犯，遂发眩晕旧疾，脉象滑大而弦数，亟宜凉镇豁痰。

生石决明 30g　旋覆花布包, 4.5g　代赭石 4.5g　法半夏 9g　陈皮 6g　鲜竹二青 12g　梧桑寄生 15g　龙胆草 6g　知母 9g　灵磁石 12g　川黄柏 6g　竹沥水 9g　紫雪丹分冲, 1.2g

**祝男** 7 月 18 日

风热化痰，袭入心包，上系舌本作强，发音不爽，膈上痞闷，气机失畅，头部眩晕，脉取浮弦，宜清心凉化。

生石膏麻黄五厘同先煎, 24g　川朴花 9g　生栀子 12g　滑石块 12g　鲜菖蒲 12g　旋覆花 9g　莲子心 6g　云苓皮 12g　枯黄芩 9g　生枳实 9g　黛蛤粉布包, 15g　莱菔子 15g　代赭石 9g　淡竹沥 12g　生知母 9g　藕荷叶 1 个　石决明 30g　生黄柏 9g　苏合香丸和入, 1 粒

**刘男** 6 月 20 日

肝热湿痰，内蕴日久，又因不慎跌仆，是以头晕眩转，时或卒厥，流涎神迷，脉取弦大而数，宜以清抑凉化。

生石决明先煎，24g　鲜菖蒲 12g　龙胆草 9g　生知母 9g　生黄柏 9g　磁石粉 6g　辰砂先煎，3g　旋覆花布包，12g　辛夷 9g　杭菊花 12g　桑寄生 24g　莲子心 6g　牛膝 12g　青竹茹 12g　荷叶 1 个　藕 30g　紫雪丹冲入，1.5g　苏合香丸分化，1 粒

二诊：症象均减，再按前方加杏仁 6g，滑石 12g。

## 滋 补 肝 肾

此类病例，脑力劳动者居多，或因房室过度，致使肾精亏损，髓海空虚不能上充于脑则眩晕，伴有心悸失眠，梦遗滑精等症。其特点为起病缓慢，反复发作，时轻时重，过劳尤甚，临床呈现一派虚象。孔师治疗此病，注重采用血肉有情之品，选用龟甲、生鳖甲、真玳瑁、生珍珠母、生石决明、生牡蛎等以滋补肝肾；配以夜交藤、大生地、桑寄生、莲子心、鲜菖蒲、朱茯神、灵磁石、上辰砂、真血珀、盐知母、盐黄柏、盐水炒芡实、盐菟丝饼、盐杜仲、盐玄参心、盐山药，或用川连与上好肉桂研面分冲，以交通心肾，养血安神，涩精益气。

### 阎男　7月8日

疲劳过度，已伤阴分，每遇用脑，则头部晕痛，牵及脊背亦作痛楚，夜寐亦差，大便较秘，舌苔白腻，脉弦滑两关为盛，亟宜镇肝抑化，兼之育阴，交通心肾。

生牡蛎布包先煎，12g　杜仲炭 9g　生石决明先煎，45g　盐知母 9g　盐黄柏 9g　夜交藤 60g　真玳瑁布包先煎，9g　旋覆花布包，12g　代赭石 9g　川牛膝 9g　辛夷花 9g　合欢花 9g　灵磁石辰砂 3g 同先煎，12g

青竹茹 18g　桑寄生 24g　滑石块 12g　莲子心朱拌, 6g　鲜荷叶 1 个　藕 30g　十香返魂丹分和入, 1 粒

二诊：7 月 11 日。服药后睡眠较好，便溏，头仍晕沉，脊背压重痛稍减，加威灵仙 6g，杏仁泥 9g。

**郭男** 7 月 9 日

阴虚肾气不固，初患失眠，继发梦遗，曾服燥补，头不清爽，眩晕，脉弦滑两尺盛，宜淡渗育阴。

生牡蛎先煎, 12g　生龙齿先煎, 15g　盐砂仁 6g　莲子心 6g　盐知母 9g　盐黄柏 9g　桑寄生 9g　旋覆花 9g　代赭石 9g　盐芡实 9g　杜仲炭 9g　磁石 9g　龙胆草 6g　菟丝饼 9g　夜交藤 42g　莲房 9g　藕 30g　荷叶 1 个

## 清热平肝，健脾渗湿

此类病例，多因肝郁气滞，克脾犯胃，日久肝愈热，脾愈虚。脾不运化，水饮停聚，湿邪上犯则头晕如裹；湿邪下注，带下白浊；浊邪停蓄中焦，则中脘满闷，四肢倦怠。孔师根据肝热脾湿的病机，在清热平肝的基础上，运用健脾渗湿之法。选用茯苓皮、炒秫米、炒薏米、建泽泻、川草薢、汉防己、冬瓜皮、车前子、广藿香、鲜荷梗、鲜荷叶、滑石块等健脾渗湿，芳香化浊之品，俾停滞之湿邪从小便排出。同时恢复脾的运化功能，尤其妙在佐以少量吴萸、炮姜炭、肉桂、盐橘核、炒茴香以温暖下元，增补命门之火，以助脾气散精之功。

**曹妇** 8 月 21 日

肝郁脾湿，荣卫皆不足，是以头晕，失眠身倦，时觉不安，纳食中满短气，经下量多。昔施治者投药不当，不仅不效，症延更剧，取脉弦数，宜以清平渗湿。

真玳瑁布包先煎，9g　朱茯神 9g　桑寄生 18g　川牛膝 9g　枳壳炒，9g　生石决明先煎，24g　旋覆花布包，9g　代赭石 9g　川厚朴 4.5g　焦稻芽 12g　首乌藤 15g　云苓 9g　辛夷花 6g　生牡蛎布包先煎，9g　清半夏 9g　血余炭 9g　薏米炒，9g　藕 30g　鲜石斛先煎，24g

二诊：8 月 24 日。时作呕而不吐，腹胀不喜饮水，加竹茹 15g，大腹绒 6g。

三诊：8 月 28 日。失眠顿减，胸闷短气作呕未止，加杏仁泥 9g，石决明改 30g，川厚朴改 6g，首乌藤加 15g，牡蛎改 12g。

四诊：9 月 1 日。记忆力差，加合欢花 12g，煨鸡内金。

五诊：9 月 5 日。月经数量减少，加阿胶珠 9g。

六诊：9 月 10 日。月经已净，腰仍酸，心悸，加桑寄生 24g，柏子霜 9g，去炒薏米。

**谭妇**　7 月 16 日

肝肾俱热，脾家湿重，上逆则头昏头晕，呕吐绿水，经水过多，脉象弦大，关尺较盛，亟宜轻柔渗化。

生石膏先煎，18g　旋覆花布包，9g　代赭石 9g　生知母 9g　生黄柏 9g　清半夏 9g　厚朴花 6g　地骨皮 9g　云苓皮 9g　生石决明先煎，30g　鲜芦根 30g　青竹茹 18g　莱菔子炒，15g　辛夷花 9g　建泽泻 9g　灵磁石 12g（辰砂 5g 同先煎）　滑石块 12g　广木香煨，9g　犀黄丸分吞，3g

二诊：7 月 19 日。药后症减，月经未净，前方石膏改 30g，加川萆薢 12g，血余炭 9g，犀黄丸改清眩丸 1 粒。


## 潜镇滋阴，平秘阴阳


此类病例多系素体阴虚，劳脑伤肾，情志不舒，肝失调达，木郁化火，耗伤阴液，以致水不涵木，肝阳失潜，肝风内动，上窜清窍，扰及清明而作眩晕。孔师宗《内经》"治病必求其本"之旨，采用潜镇滋阴法则为主，选用灵磁石粉、上辰砂、生赭石、生石膏、生石决明、生龙齿、生牡蛎、生珍珠母、真玳瑁、珍珠粉等金石介贝，咸寒沉降之品，潜镇浮阳，收敛阴气；继以首乌藤、干百合、鲜石斛、肥知母、桑寄生、杜仲炭、杭菊花、白蒺藜、双钩藤等滋肾育阴，平肝息风，使阴阳平秘。

**傅男** 6月16日

阳失阴敛，孤阳上犯而头作眩晕、大汗，汗后呕吐，项筋强直，西医谓高血压症，脉弦大两关尤盛，宜柔肝潜阳以达络。

生石决明30g 灵磁石9g 辰砂3g 川牛膝12g 旋覆花布包,12g 代赭石9g 生石膏先煎,30g 杜仲炭9g 生牡蛎9g 鲜苇根30g 桑寄生30g 威灵仙9g 生知母12g 生黄柏12g 麻黄根30g 莲子心9g 龙胆草9g 栀子9g 鲜荷叶2个 藕30g 紫雪丹分冲,1.5g

# 清 平 镇 抑

此类病例多见于性情急躁之人，尤其在春阳秋燥之际，热生于内或急热伤肝，郁久化热，临证特点为起病急，病程短，表现为一系列实证。常见头晕目眩，颅顶胀痛，面红目赤多眵，胸胁胀满，大便秘结，小溲黄短等症，脉弦数长。孔师常用清平镇抑之法，重用龙胆草、莲子心、黄柏、川黄连、栀子等苦寒直折其热；配以生石膏、辛夷、藁本、白芷、薄荷等芳香辛散，寓"火郁发之"之意；用生石决明、杭菊、滁菊、白蒺藜、珍珠母、灵磁石、上辰砂以达平肝镇抑之目的；佐以生赭石、旋覆花、郁金、青皮、乌药、川楝子等舒肝降逆之品。孔师善用紫雪丹配合全栝楼以芳香开窍，清热通幽，防其郁热日久伤阴耗液而生变证。

**卢妇** 11 月 11 日

肝热上犯，气机郁阻，以致头晕胸闷，两胁亦觉胀满，腰部浮肿，脉沉弦滑，法宜清柔和化。

生石决明先煎，24g　旋覆花布包，12g　代赭石 9g　枳实 9g　生知母 9g　生黄柏 9g　桑寄生 18g　小青皮 9g　乌药 9g　滑石块 12g　川楝子打，9g　辛夷 9g　牛膝 9g　冬瓜皮 30g　龙胆草炒，9g　鲜荷叶 1 个　藕 30g　瓜蒌 30g　元明粉 3g　苏合香丸分化，1 粒

二诊：11 月 13 日。连进前方药，头晕减，胀满未消，脉沉弦。再依前方加减，石决明改 30g，牛膝改 12g，加焦稻芽 12g，大腹绒 4.5g。

三诊：11 月 16 日。药后诸症均见轻，腰部浮肿亦消，再变通前方。大腹绒改 9g，加厚朴花、杜仲各 6g，橘核 12g，荷叶改 2 个。

（《孔伯华医集》）

# 赵棻

## 滋水涵木镇浮阳，虚风上扰紫灵汤

赵棻（1911~2000），原福建中医学院教授

赵老每用自拟紫灵汤治疗头痛眩晕，颇多效验。

紫石英先煎，40g　灵磁石先煎，40g　菊花 6g　蝉衣 6g　枸杞子 15g 菟丝子 15g　党参 12g　淮山药 15g　白茯苓 9g　甘草 5g　麦谷芽 30g

滋水涵木，重镇浮阳。

主治心肾不交的心悸、失眠；浊气上逆的头痛、耳鸣；虚风上扰的眩晕、晕厥，气不纳摄的咳逆、哮喘等。

紫石英、灵磁石先煎半小时，其他药用冷水泡半小时，俟紫灵两药煎足半小时后，再将另泡的其余药物，加入同煎，沸后 10 分钟即可。

肝肾下虚，则水火升降失常，势必影响到上焦心、肺，从而出现上盛的证候，如心悸失眠，哮喘咳逆，头痛耳鸣，眩晕晕厥等等。究其原因，多由肝肾阴虚，水不涵木，以致虚火上扰。此时唯有重镇固下以治本，轻扬散上以治标，并在标本兼顾的同时，尚须注重脾胃升降的功能，始能旋转枢机，恢复宁静。本方用紫石英、灵磁石 2 药为君，取紫石英上能镇心，宁惊悸，安魂魄；下能益肝，补下焦，散阴火。取灵磁石走肾，护真阴，镇浮阳，益肾补脾。二药合用，不唯重镇之力强，更有滋肾平肝之妙。轻用菊花、蝉衣，取其轻清走上，以

疏头面诸热。再取菟丝子、枸杞子，滋肾补肝以固本。更用党参、淮山药、茯苓、甘草，以宁心肺，使不受损。其中麦芽、稻芽，旋转枢机，使五脏升降有序，本源一清，眩晕即止。

眩晕甚者加首乌、牛膝；心悸不寐者加柏子仁、熟枣仁；咳喘气逆者加苏子、胡桃肉；晕厥甚者，去党参，加山萸肉、木蝴蝶、西洋参；虚热著者加白薇、地骨皮；耳鸣者加远志、牡蛎；牙龈虚浮者加骨碎补、熟地黄。

凡肝肾亏虚所发生的下虚上盛疾患，虽上盛症状有种种不同的表现，而其下虚的病理则一。所以滋水涵木，重镇浮阳，则上盛即解，其中脾胃调节升降的作用是不可忽视的。这正是赵氏十分强调的关键所在，亦"紫灵汤"有别于此类古方之处。赵氏的本首经验效方，疗效颇著。

**李某** 男，45岁，干部。因长时间操劳过度，遂发生眩晕，视物昏花，人如坐舟中，步履轻浮，已有月余。饮食、二便尚可。脉细弦，舌淡红，苔薄白。血压脑血流图正常，心电图亦正常。五官科会诊，认为可能与迷路病变有关。赵氏详察四诊，拟为肝肾亏虚，肝阳上扰，虚风内动。用自拟"紫灵汤"加山萸肉、怀牛膝、制首乌、京丹参。服药4剂，晕眩消失，睡眠欠佳。又照原方加熟枣仁，再投4剂。药后眩晕平息，睡眠转佳，步态平稳，精神安定。随访2个月，未见复发。

（赵向华 整理）

# 徐小圃

## 温肾潜阳，以治眩晕

徐小圃（1987~1959），沪上儿科大家

眩晕是一种自觉症状，临床多见于能自述病情年龄较大的儿童。小儿眩晕的原因，一般有感受外邪、痰浊中阻、肝阳上亢、气血两虚、肾精亏损等，但多为阴阳失调所致，因头为诸阳之会，耳目乃清空之窍。

先生根据临证实践，认为不少小儿因禀赋不足，或久病正衰、穷必及肾，气阳下虚，虚阳上僭，导致眩晕。患儿每见面色㿠白，四肢不温，小便清长，脉软等症。先生对此类病儿，每投以温肾潜阳法，亦称温潜法。药用附子为主，配伍磁石、龙齿、牡蛎镇潜之品，则可制其慓悍之性，而乏僭逆之患。温潜法为先生所习用，亦其治病一大特点。如兼有形瘦、舌光红等阴血亏虚之症，酌加阿胶、鸡子黄等补阴养血；眩晕甚，加天麻、白蒺藜、石决明等平肝息风；夜寐不宁，加枣仁、朱茯苓等养心安神；泛恶纳少，选加半夏、橘皮、枳壳、砂仁、谷麦芽等降逆启胃；便秘，加油当归、黑芝麻养血润肠，或半硫丸温肾通便。

**秦幼** 气阳下虚，头目眩晕，形瘦胃呆，肢清溺长，腑气艰行，舌薄白，脉迟软，当予温潜。

黄附片先煎，9g　活磁石先煎，30g　生龙齿先煎，30g　生牡蛎先煎，

30g 明天麻 9g 潼白蒺藜各 12g 砂仁壳 6g 白菊花 6g 陈皮 4.5g 香谷芽 15g 油当归 12g 黑芝麻 12g 半硫丸包, 12g

本例患儿症见头目眩晕，肢清溺长，脉迟软，乃气阳下虚、虚阳上僭，治用温下潜阳之法。方用附子温肾扶阳；磁石、龙齿、牡蛎镇潜浮阳；天麻、潼白蒺藜平肝补肾；当归、黑芝麻养血润肠；砂壳、白菊花、陈皮、谷芽和中消滞。便秘亦由虚寒所致，故取半硫丸以温肾逐寒，通阳泄浊，一药两用。先生辨证之细，用药之精，于此可见一斑。

**余幼** 呕恶已止，肢冷已和，头目眩晕，腑气艰行，舌无苔，脉濡缓。气阳下虚，再以和中潜阳。

黄附片先煎, 9g 活磁石先煎, 30g 生龙齿先煎, 30g 明天麻 6g 小川连 2.1g 潼白蒺藜各 12g 石决明先煎, 60g 紫贝齿先煎, 60g 橘皮 5g 乌梅炭 4.5g 黑芝麻 15g 半硫丸包, 15g

本案呕恶虽止，头目眩晕，腑气艰行，予和中潜阳为治。用附子温下益阳；磁石、龙齿、石决明、紫贝齿、天麻、潼白蒺藜潜阳平肝；川连、橘皮和中降逆；黑芝麻、半硫丸温润通腑。

二诊 眩晕欲呕，头痛偏右，舌薄白，脉濡缓。治以潜阳。

黄附片先煎, 9g 活磁石先煎, 30g 生龙齿先煎, 30g 柴胡醋炒, 3g 明天麻 9g 砂仁壳 6g 姜半夏 9g 橘皮 4.5g 桑枝炒, 12g 荷叶 1 角 黑芝麻 15g 油当归 12g

三诊眩晕、头痛均减，咳痰不爽，舌薄白，脉濡缓。气阳两虚，再宗前法。

黄附片先煎, 9g 活磁石先煎, 30g 生龙齿先煎, 30g 潼白蒺藜各 12g 仙半夏 9g 橘皮 4.5g 黑芝麻 15g 油当归 12g 五味子 2.4g 淡干姜 3g 白杏仁 12g 桑寄生 12g 鸡金炙, 12g

本例气阳下虚，阳不潜藏，故眩晕欲呕，并有头痛。方用附子、磁石、龙齿温肾潜阳；天麻平肝止眩；半夏、橘皮、砂壳、枳壳降逆和中；醋炒柴胡调和肝胃；荷叶升清；当归、黑芝麻养血。三诊时，头眩头痛得止，再以温潜法为主调理善后。

**孙幼**　一诊头晕，盗汗，龈肿，舌少苔，脉虚软，右大于左。治以滋阴潜阳，以清胃。

原金斛 12g　鲜首乌 15g　生牡蛎先煎，60g　活磁石先煎，30g　生龙齿先煎，30g　潼白蒺藜各 12g　朱茯苓 18g　酸枣仁 15g　柏子仁 12g　油当归 12g　小川连 4.5g　黑芝麻 15g　竹茹 6g

二诊眩晕已止，已不盗汗，龈肿，胃呆，腑气艰行，舌少苔，脉虚软，再宗前法治之。

黄附片先煎，9g　生牡蛎先煎，60g　生龙齿先煎，30g　陈阿胶烊冲，9g　麻黄根 4.5g　酸枣仁 12g　朱茯苓 18g　沙苑子 12g　浮小麦 12g　糯稻根 12g　生白术 12g　陈蒲葵包，30g　鸡子黄打冲，1 枚

本案症见眩晕、盗汗，乃气阴两虚，虚阳上僭，治以潜阳育阴。药用附子、牡蛎、磁石、龙齿温下潜阳；阿胶、鸡子黄育阴养血；枣仁、麻黄根、陈蒲葵、料豆衣养心止汗；沙苑子、白术、茯苓、红枣健脾益气。

（陆鸿元　邓嘉诚　整理）

# 路志正

## 健脾渗湿理冲任，清热止带平眩晕

路志正（1921~　），中国中医研究院广安门医院主任医师，国医大师

**孟某**　女，45岁，工作。1992年6月10日初诊。患"眩晕"症已9月有余，多方求医，其症不减，反日渐加重。面色暗晦，皮肤粗糙，两颊有较大面积黑褐色蝴蝶斑。头重如裹，头顶似有物压状，甚时天旋地转而不能行动，每逢阴雨天加重，头痛目眩，目涩羞明，心悸失眠，或入睡不实，多梦易醒，胸闷短气，善太息，神疲懒言，倦怠乏力，下肢沉重，口干不欲饮。纳谷一般，大便时干时溏，小便量少而黄。月经周期尚准，经行前烦躁易怒，两乳胀痛；经色开始紫暗，1~2日后转为正常，量适中。带下已十数载，量多，初色清质稀，后色黄质稠有秽味。腰酸楚疼痛，少腹坠胀且隐隐作痛。查：血压27.3/14.3kPa。

舌质淡、苔白滑，脉弦细数。四诊合参，为脾虚湿盛，带脉失约，冲任失调所致，并有湿从热化之势，治以健脾渗湿，清热止带，调理冲任。

党参10g　苍白术炒，各12g　山药15g　黄柏12g　车前子包，12g　桑寄生15g　椿根皮10g　醋香附9g　茯苓15g　生龙牡先煎，各20g

二诊（1992年6月17日）。服药5剂，头晕目眩顿消，血压15.6/10.4kPa，带下减少。唯腰痛酸楚，少腹坠胀，四肢无力如故。舌

质淡、苔白、脉弦细数。为下焦湿热未尽之征。既见效机，原方进退。上方加川牛膝 10g，6 剂。

三诊（1992 年 6 月 24 日）。服药后，胸闷、短气、太息、带下、脊背沉重疼痛均查，失眠、少腹坠胀、腰痛、下肢乏力等症亦渐轻；睡眠仍差，舌质淡，苔白，脉来沉滑。湿热已去，脾肾两虚，以上方去清热燥湿之黄柏、椿根皮，加入补肾壮督之锁阳 10g，理气散寒之乌药 10g，盐茴香 10g，养心安神之柏子仁 12g。7 剂。

四诊（1992 年 7 月 1 日）。服上药后，少腹沉重下坠、腰痛、四肢无力、失眠明显好转，精神渐充，纳谷增多，面色晦暗，两颊蝴蝶斑褐色见退，皮肤粗糙亦转为细润明朗，舌质淡、苔白滑，脉沉滑尺弱。再以益气健脾，温阳补肾为治。

生黄芪 12g　苍白术炒, 各12g　茯苓 15g　川断 12g　桑寄生 15g　当归 10g　柴胡 6g　锁阳 10g　杜仲炒, 10g　制乌药 6g　枳实炒, 12g　黄柏 9g

上方又进 7 剂，9 个月的眩晕得以向愈。复查血象及心电图，均在正常范围。

从"带下"论治眩晕，文献中记载尚不多见。本证源于脾虚湿盛，运化失职，脾精失布，水湿久蕴，郁而化热，久伤冲任，致带脉失司而带下秽浊，腰痛，少腹坠胀隐痛；湿热蒸腾，上犯清窍则头晕目眩；相火不藏，君火易炽而眩烦失眠，多梦易醒；脾虚湿阻，清阳不升，水谷精微不能输布，故面色晦暗而生蝴蝶斑，土壅木郁则经行不畅，乳房胀痛，急躁易怒；湿热蕴蒸则带下色黄而质稠；肝郁脾虚，湿从热化，故脉见弦细小数。

脾者，中央土，以灌四旁，主运化水谷，输布精微，喜燥恶湿。脾运健则湿自除，湿去龙火得潜，肾气得充，肝有所藏，诸症得蠲。正如傅青主所说："带者，乃湿盛而火衰，肝郁而气弱，则脾土受伤，淡土之气下陷，是以脾精守，而不能化荣血以为经水，而反变成白滑之物"。"今湿与热合"，"煎熬成汁"，带下"因变成黄色矣"！"此乃不从水、火之化，而从湿化也"。法宜健脾益气以祛湿，补任脉之虚而清肾火。故初标本同治，用党参健脾益气，苍白术培土燥湿；茯苓、车前子淡渗利湿，椿根皮、黄柏清下焦湿热，龙牡、寄生、山药调理冲任，固带壮督；香附入肝为气中血药，气血两调，行气除湿。脾健湿不生，木畅火不燃。但久病伤肾，湿热得蠲之后，再予调理冲任。

# 赵绍琴

# 眩晕辨治体会

赵绍琴（1918~2001），御医赵文魁哲嗣，原北京中医药大学教授

外感眩晕多伴头痛，寒热等明显表证或卫分证候，病程较短，治当以外感证候为主论治。外感已解而眩晕仍重时，应考虑余邪未尽，上扰清窍，不可断为虚证而投之补，恐有余邪复燃。亦不可因病日久而作为内伤，要详审舌脉，察余邪之多寡、病症之所在，使邪尽后安。

内伤眩晕起病较缓，多日久渐减，亦有一时暴怒而诱发者，若素无痼疾，又与兼挟，稍事休息即可平息，长久抑郁不舒，气结不行，变生痰、火、瘀阻者，察舌凭脉，知其详情。又因病久伤正，精血阳气暗耗，渐感眩晕，日益增重者，皆属内伤。

外感眩晕大凡病程较短，治疗以祛邪为主。预后一般较好。也有病情重笃，来势凶猛，愈合留有后遗症者。内伤眩晕，病程较长，多反复发作，每与情志、劳累等因素有关，治当辨寒热虚实，其预后差异很大，当视具体情况而定，若平素眩晕较轻，近日加重，伴有手指发麻，肢体活动欠灵活，当考虑动脉硬化病史，警惕中风。

内伤眩晕较为复杂，风、火、痰、饮、郁、瘀、虚既有单独致眩，又可多种因素合而为病，给临床辨证带来一定困难。

内伤眩晕首当辨虚实寒热，实证如痰饮、瘀血、风火、郁结等

等，痰有湿痰、燥痰、风痰、痰火之不同，尤以风痰与痰火为多。饮邪多属"阳微阴盛"之证，但也有热饮一类。气郁变化较多，郁可化火，火盛动风，风、火、郁相兼为病都很常见。郁久可致络脉瘀阻，痰火诸邪皆可因其阻滞而难以化解。故郁结在实证中不仅作为直接病因致病，还是加重病情的重要因素，《内经》强调"疏其血气"有重要意义。虚证不外气血受损、中气不足、肝肾亏乏等，此外尚有因实致虚，因虚致实者，临证之时，不要拘泥于分型，当须依据病情，详问病史，全面审查，凭舌、脉、色、症，"有则求之，无则求之"，审证愈细，用药愈精。

此外，眩晕日久不愈未必是虚证，大凡风火为病急，来去速；痰浊郁滞为病其来也渐，其去也缓，所谓"去病如抽丝"，虽数月不除，不可急用补药。否则壅遏气机，痰郁遂闭伏于内。若脉证一派虚象，邪迹无存，可稍予补剂。

风邪有内外风之分，外风为六淫之风，其或兼寒邪或兼热邪，因外证明显，辨证较易。内风无形质可察，最易疏忽，肝胆之风上冒为眩，流窜经脉则为掉，即震颤动摇之象，在眩晕病中，凡兼肢体麻木，手指颤动，或症状变化不定，语言不利，思维能力明显下降等，均属内风之象，内风主要在肝胆，但与他脏都有关系，《千金要方》说："风起于心气不足，痰热相感"。刘河间谓："风木旺必是金衰不能制木"，《内经》说："岁木太过，风气流行，脾土受邪。"因此，辨识内风之源仍须根据脉、舌、色、症，审因定位，责之肝胆而不限于肝胆。风邪飘忽不定，在经者轻，在脏腑者重，若治不及时，恐有中风之变，须倍加注意。

眩晕是指以头晕眼花为主症的一类疾病，其形成机制不外乎清阳不升，气血亏损，清窍失养及邪干清窍而言。临床辨证首当区分外感内伤，虚实寒热，特别要重视内风在眩晕机制中的特殊地位。外感眩晕有风寒、风热、暑湿几类，其中风寒、风温多以其他证候为主，分别按感冒的有关章节论治，暑湿当明确湿与热之偏重，有无表寒等，治疗清透暑热，分化湿滞为主，又当视兼夹情况的不同而进行辨证论治。内伤眩晕临床较多，不外肝阳上亢，痰湿中阻，中气不足，气血亏损及肝肾虚亏等，其中相互夹杂，虚实兼有者甚多。临床变化万千，不可拘泥于某型，当灵活处理。

凡作为兼证之眩晕，当依所在主病而论。

## 一、暑湿眩晕

主症：头目眩晕，昏重如裹，伴恶呕，舌白滑腻，脉濡滑略数，病多见于早夏秋初暑季湿盛之时。芳香醒脾，苦甘泄热。桑菊饮加减。

桑叶 10g　菊花 10g　晚蚕沙 10g　白蒺藜 10g　荆芥炭 10g　黄芩 6g　黄连 6g　藿香后下，10g　佩兰叶后下，10g　竹叶 6g

暑湿内蕴，寒邪束表，发热恶寒无汗，头晕且痛，脘痞心烦者，加香薷 6g、扁豆花 10g、厚朴 6g。

湿邪偏重，口淡黏腻，舌苔白腻水滑，脉濡滑者，加苏叶子各 10g、法半夏 10g、草豆蔻 3g、青陈皮各 6g。

湿热上蒙，头目眩；头目昏重，懒语嗜睡甚则昏愦者，加石菖蒲 6g、郁金 6g。

暑湿挟秽浊之气壅阻中焦，上蒙清窍，胃气失和，头晕且胀，呕吐较甚者，仿半夏泻心汤方义，加入半夏曲 10g、生姜 6g、白芷（后下）6g、青陈皮各 6g，或配服玉枢丹（研冲服）3g。

暑湿挟滞，气机闭阻，大肠传导、膀胱气化异常，出现脘痞腹胀，二便不通者，加槟榔 10g、炒莱菔子 10g、神曲 10g、通草 3g、滑石 10g。

## 二、肝阳上亢肝火内动

主症：头晕眼花，发作有时，心烦易怒，胸胁苦满作痛，舌红脉弦滑数。清泄肝胆。丹栀逍遥散加减。

山栀炒，6g  丹皮 10g  柴胡 6g  黄芩 10g  川楝子 10g  白蒺藜 10g  晚蚕沙 10g  钩藤后下，10g  菊花 10g  苦丁茶 10g  生石决明先煎，30g

火邪炽盛，上冲头目，眩晕较重，头脑烘胀，耳鸣作响，或目赤流泪者，减柴胡 3g，加羚羊角粉（冲）0.6g、龙胆草 3g、珍珠母（先煎）30g。

肝火上炎，肝风欲动，指尖发麻，肢体微微动摇，步履不稳，语言异常，谨防中风发生，加天麻 3g、僵蚕 10g、生牡蛎（先煎）20g。

热盛便结者，加芦荟 1g。

肝血不足，肝体失养，心烦急躁，夜寐不安，舌淡且瘦，脉弦细者，方中去柴胡，加生白芍 15g、全当归 10g。

血虚阴亏，五心烦热，舌干脉细弦略数者，加生白芍 15g、旱莲草 1g、女贞子 10g、元参 15g。

络脉阻滞，气血不畅，肢体麻木者，加桑枝 10g、丝瓜络 10g。暴怒诱发眩晕，热郁互结，胸胁苦满，脉弦滑数，按之有力，加赤芍 10g、蝉衣 6g、片姜黄 6g、大黄 1g。

## 三、痰浊中阻清阳不升

主症：体形肥胖，嗜好肥甘，眩晕阵作，前额作痛，胸脘痞满，恶心欲吐，短气心悸，舌苔白腻，脉濡滑。清化痰浊。二陈汤加减。

半夏 10g  陈皮 10g  天麻 10g  胆星 10g  柴胡 6g  川楝子 10g  黄芩 10g  白芥子 6g  苏子 6g  泽泻 10g

痰蕴日久生热，苔腻舌红，脉弦滑数，加龙胆草 3g、炒山栀 6g、全瓜蒌 30g。

湿盛阳微者，痰饮阻遏阳气，眩晕耳鸣，呕恶肢冷，舌苔白滑润，脉弦按之濡缓，上方去黄芩，加桂枝 6g、茯苓 15g、枳壳 6g。

肝热与饮邪相合，热饮致眩，心烦不寐，舌红且瘦，脉弦滑而数，多有心下或心口作痛，方中加玉枢丹 3~5g。

风痰上泛，蒙蔽清窍，眩晕阵作，甚则昏仆者，加石菖蒲 10g、旋覆花（包煎）10g。

## 四、中气不足清阳不升

主症：老人或素体虚弱者，时时眩晕，动则尤甚，面色萎黄，心悸气短，舌淡脉虚弱无力。益气升阳。补中益气汤加减。

黄芪炙,10g　党参 6g　白术 10g　茯苓 12g　甘草炙,6g　升麻 3g　柴胡 6g　当归 10g　山药 10g　芡实 10g　胡桃 10g

气虚已久，中阳虚弱，肢体不温，时时畏寒，或腹中冷痛，舌淡胖大苔润滑，脉沉缓甚则沉迟无力者，加桂枝 6g、干姜 3g、灶心土（煎汤代水）60g。

中气不足，脾失健运，湿停中焦，口淡苔腻，舌胖边有齿痕，苔白腻水滑，脉濡缓者，加半夏 10g、青陈皮各 6g、草蔻 3g。

脾胃虚弱，消化欠佳，食滞中阻，纯补中气不能化除积滞，当用香砂枳术丸。

## 五、气血双亏清窍失养

主症：时时眩晕，劳动则重，面色无华，头发干枯，指甲不荣，唇淡苔润，心悸失眠，脉细弱无力，女子癸事色淡量少。益气补血。八珍汤加减。

党参 10g　黄芪 12g　当归 10g　白芍 15g　生、熟地各 12g　旱莲

草 10g　女贞子 10g　生牡蛎先煎，15g

气血亏虚偏于阳气不足，肢体倦怠，形寒肢冷，舌淡，面色㿠白者，加肉桂 3g、桂枝 6g、干姜 3g。

气血双亏阴分不足，自觉手足心热，口干舌燥，夜寐不安，脉细无力，加元参 15g、麦冬 10g、五味子 6g。

气血虚弱由于化源不足，益气补血治其标，健脾和胃顾其本，方中加茯苓 15g、白术 6g、半夏 10g、陈皮 10g。

因精少髓空而致气血不足导致眩晕者，当加补益精髓药物如紫河车（冲）10g、潼蒺藜 10g、冬虫夏草 10g。

## 六、肾虚眩晕

主症：头晕目眩或兼足跟疼痛，腰膝酸软，耳鸣遗精，两尺脉无力。阴虚者舌光质红且干，五心烦热，脉象细数。阳虚者舌淡胖，脉沉迟，甚则虚微，腰膝酸冷，时时畏寒。填补下元，治在肝肾。

滋阴潜阳：杞菊地黄丸加减。

枸杞子 10g　菊花 10g　女贞子 10g　旱莲草 10g　沙蒺藜 10g　芡实米 10g　生、熟地各 15g　茯苓 15g　生牡蛎先煎，20g

温补下元：金匮肾气丸加减。制附子（先煎半小时，去上沫）6g，肉桂 3g，熟地 15g，茯苓 12g，沙蒺藜 10g，山药 15g，泽泻 10g。

阴虚火旺，低热盗汗，舌绛干瘦，脉细弦数有力，加知母 10g、黄柏 6g、炙鳖甲 20g。

下元虚冷，阴邪乘之，水饮不化，时时上泛，仿真武汤义，前方去熟地，加干姜 3g、土炒白术 10g。

**例 1**　严某，男，36 岁。眩晕经常发作，大便干结，素嗜烟酒，舌红苔白根厚，脉象弦滑有力，按之搏指。肝阳上亢，木火上升，息风折热为法。

白蒺藜 10g　晚蚕沙 10g　蔓荆子 10g　钩藤 10g　菊花 10g　竹茹 6g　陈皮 6g　生石决明 20g　生牡蛎 20g　瓜蒌仁 20g　焦三仙各 10g

服 15 剂而安，随访一直未发。

素嗜烟酒之人，湿热内蕴，湿热郁阻于肝胆，肝阳偏旺，木火中生，上扰头目，则目眩头晕。热阻肠道，灼伤津液，故大便干结，湿热熏蒸，上泛于舌，而见舌红苔白根厚，阳热内迫，脉道急促，故脉象弦滑，按之搏指。治宜清泻肝胆，息风折热。药用白蒺藜疏风调肝善治头眩；蔓荆子辛、平，清利头目，善止头痛；菊花、钩藤性微寒，疏风清热，平肝潜阳；生石决明、生牡蛎性微寒，清肝重镇，平肝潜阳；竹茹、陈皮行气化痰，和胃降逆；瓜蒌仁甘、寒，润肠通便；焦三仙消积化食。

**例 2**　吴某，女，51 岁。舌白滑润，伴有牙痕，脉象沉濡，胃中辘辘有声，头眩昏重，时而恶心欲吐。饮邪上犯，用苓桂术甘汤方法。

桂枝 10g　茯苓 15g　白术 12g　炙草 12g　半夏 10g　陈皮 6g　泽泻 10g

迭进 20 余剂而苔转如常，眩晕未发，后以健脾化痰法以善其后。

本案病者痰饮中阻，故胃中辘辘有声，痰饮上泛，清阳不升，扰乱头目，故头眩昏重，水饮上泛于舌，而见舌白滑润，有齿痕。痰饮中阻，胃气不降，上逆为恶心欲吐。痰饮阻滞，脉道受阻，故脉象沉濡。治宜温化痰饮、健脾化湿，选用苓桂术甘汤加味。茯苓甘、淡、平，利水渗湿；桂枝辛温，通阳化气；白术甘、温，燥湿利水，健脾补气；甘草甘、平，益气调中；半夏辛温，燥湿化痰，和胃止呕；陈皮辛、苦、温，理气调中，燥湿化痰；泽泻甘、淡、寒，利水渗湿。全方具有温化痰饮，渗湿利水之功效。

**例 3**　齐某，男，61 岁。下虚上实，肾虚故两耳鸣响，时常头晕目眩，心中怔忡不安，舌淡体胖，脉沉弱。当用填下元方法。

熟地 10g　山萸肉 6g　枸杞子 10g　补骨脂 10g　生牡蛎 20g　川续断 10g　菟丝子 10g　生石决明 20g　楮实子 10g

守方共服 50 余剂，诸症大减。

此案病人为肾虚作眩晕。肾为先天之本，主藏精髓，肾虚精髓不足，不能上养于脑，脑海空虚，则脑转耳鸣，眩瞀必作。肾精不足，不能上济于心，心失所养，则怔忡不宁。精髓不足，血脉失养，而脉沉无力。治宜补益下元，益肾填精。方选左归饮加减。药用熟地甘、微温，益肾填精；枸杞子甘、平，滋补肝肾；山萸肉酸、微温，补益肝肾；补骨脂苦、辛大温，补肾壮阳，固精温脾；川续断苦、甘、辛微温，补肝肾、行血脉，补而不滞；菟丝子甘、平，补阴益阳，而偏补肾阳；楮实子甘寒，滋养肝肾；生石决明、生牡蛎咸寒，重镇，潜纳虚阳入肾，引诸药填补下元。全方应用，则肾之精髓得以充养，而脑转耳鸣之症自除。

# 陈景河

## 眩晕化瘀为大法，诸虚痰湿亦用之

陈景河（1917~    ），齐齐哈尔市中医院主任医师

### 虚性眩晕伍用活血化瘀

虚性眩晕在老年人中较为多见，因机体老化，脏腑功能衰减，肝肾亏损，气血虚衰，以致阴精奉上者减少，髓海不充，元神不足，发为眩晕。也可因阳气精华衰落，运血乏力，气血流通不畅，脑失所养，而发是证。单纯补法于理不悖，但其效每每不彰，乃为因虚而致停瘀，须在补虚法中伍以活血化瘀之品，以宣畅经络，助补药恢复脏腑之功能，促进既停之瘀化解。然老年之虚有阴虚、阳虚、气虚、血虚之分，因此，用药自当有别。阴虚宜左归丸，阳虚宜右归丸，气虚宜补中益气汤，血虚宜当归补血汤。在这些补方中，皆可佐活血之药，如益母草、红花、川芎、丹参、姜黄、赤芍等。益母草具辛开苦泄之功，既能活血化瘀，又能清热解毒，兼有通经利水之效，若血虚停瘀之人，宜小量用之，红花秉辛散温通之性，辅益母草活血化瘀，一凉一温，一开一通，祛瘀不伤正，生新作用强。川芎行血中之气滞，气行血行则瘀化，若与益母草、当归合用，愈显其活血化瘀之功效。丹参一味功同四物，性苦微寒，既能活血祛

248

瘀，通利血脉，又能养血安神。姜黄治气滞血瘀，散结气，化瘀积。赤芍味苦性微寒，入血分清热凉血又长于化瘀血，瘀去则气血通畅，诸症复常。临证当视病情选择以上诸药，加入补虚药中则易显其功效。

徐某，男，70岁。头眩昏8年，近1年加重，精神不振，乏力，腰膝酸软，恶闻噪音，口干苦，不欲食，大便日1次，反复发作，经各医院治疗不效，诊为脑动脉硬化症。检查：体瘦弱，面色苍暗，舌质色淡、边缘有齿痕及瘀斑，脉细无力，问答迟钝。血压14.63/9.31kPa。辨证为气燥津亏，液耗血虚，致阳浮于上，阴竭于下，气血失荣，且因虚而夹瘀。治宜首当大补阴虚，药用甘寒沉潜，使阳附于阴，阴得阳而生化，阴阳调和而气血生矣。继之补虚佐以化瘀。处方：

龟甲胶20g　生地15g　山萸肉50g　钩藤20g　北沙参50g　鹿角胶3g　枸杞子10g　盐黄柏5g　知母10g　羚羊角粉另包，分2次冲服，1g

6剂，每日1剂，水煎服。

二诊：诉服2剂后头晕减轻，6剂后自觉有精神，仍有晕眩阵作，面色仍暗，舌边瘀斑，脉无变化，守原方加活血化瘀之品。

益母草50g　虎杖15g　蜈蚣1条

水煎服，12剂。补虚兼以除瘀。益母草与虎杖活血清热，化瘀通经，合用功效卓著。蜈蚣味微辛，性微温，走窜之力甚速，凡气血凝聚之处皆能开之，尤擅搜风，内治肝风萌动，眩晕肢麻等，与益母草、虎杖同用，则力专效速，通达内外。

三诊：服药12剂，诸症均大减，特别头觉清爽，食欲增进。因久病，苦服汤剂，要求吃丸散剂，遂按原方配制成粉剂，装胶囊内每次白开水送服5g，半年后随访头已不晕。

# 痰湿眩晕伍用活血化瘀

痰湿性眩晕，由体内运化机能乏力，致湿浊留滞，遇气逆郁热则化为痰涎，阻碍清阳不升，浊阴不降，痰湿蒙闭清窍而致眩晕。所以老年眩晕由痰湿所致者，治在调理运化之能，随证治之，均可佐以活血化瘀之药，因痰湿之邪易黏滞血分，痰瘀紧密相联，故活血湿浊易化，瘀除无留滞之邪，方使经络通畅，升降功能易于恢复。治痰湿之方，有温胆汤、清眩化痰汤、半夏白术天麻汤，依证选方，再佐以活血化瘀药，如郁金、虎杖、益母草、丹参、泽兰、降香等。郁金活血化瘀，有芳香通气之效。虎杖活血止痛，又能清热利湿化痰，得益母草其力尤佳。泽兰活血化瘀，通利经脉又能行水而不伤正。降香散气滞，化浊通经，配伍得当，能收卓效。

刘某，男，66岁。眩晕反复发作多年，每次发作即觉天旋地转，耳鸣欲吐，缓解后头亦不清爽。经某医院诊为美尼尔综合征，久治不能根除，经友人介绍来诊。检查：面色黑，头晕不敢动，动则欲吐，舌质微青，苔白根部厚腻，舌系带色灰滑，舌下络脉瘀努，脉象沉滑。辨证为中焦失于运化，脾为湿困，气逆化热，灼津成痰，痰浊阻塞窍络，清阳之气不能上升，浊阴之气不能下降，致清空之窍痰结血瘀而眩晕不已。治宜：舒肝理气，健脾燥湿化痰，活血通络。处方：

柴胡 10g　白芍 25g　陈皮 10g　卷柏 10g　竹茹 20g　枳实 10g　川芎 10g　益母草 20g

6剂，每日1剂，水煎服。服药3剂减轻，6剂眩晕大效。唯头不清爽，体弱乏力，守原方加太子参15g，补虚助清阳之气上升，再服6剂，诸症已平，患者恐病久反复，要求继续治疗，故令其继服12剂以善其后。1年后来治他病，询问眩晕未再发作。

血瘀性眩晕，系血行不畅，经络瘀阻，方书曰：血非气不行，气非血不化，血病影响气，气病影响血，若血行不利，乃产生血之停瘀。凡血之瘀，非活血化瘀不可。因瘀又可致脏腑及局部血供不足，然虽虚亦不能补血，若补之则瘀血日增，反为害更甚，应急以活血化瘀之药活之化之，其疾可望早除。活血化瘀之药，如益母草、川芎、当归、丹参、虎杖、红花、乳香、没药等；再辅以行气消滞之品，如香橼皮、木香，二者均属辛散温通之性，能行气，调中宣滞，加入活血化瘀药中，能调瘀散结，助气帅血行，改善脏腑及局部血供不足。将两组药物配伍合用，所以奏效尤捷。

金某，男，56 岁。1 年前头部外伤后发生眩晕，头沉伴有隐痛。食欲尚好，二便如常。虽经多方治疗效果不佳，某医院诊为脑震荡后遗症。检查：头转动即觉晕重，颜面㿠白，舌苔薄白，舌下络脉怒张，脉沉细有力。辨证为外伤后经络停瘀，治宜活血化瘀兼平肝祛风。处方：

川芎 35g　白芷 10g　乳香 20g　没药 20g　蜈蚣 2 条　菊花 15g　天麻 10g　甲珠 10g　灵磁石 50g　神曲 10g

6 剂，每日 1 剂，水煎服。服药后头觉清爽，隐痛消失，惟头转动时仍有不适，继投原方 6 剂，三诊已大效，患者要求服药根治，又继服 12 剂，后函告已痊愈。

陈老认为，促进经络通利，血行流畅，可选二三味药，宜小剂量用之为佳。用活血花瘀之药，对病情针对性要强，辨证要准确，勿需过量，过量易伤人。《本草衍义拾遗》论红花说：多用则破留血，少用则养血，足以为戒。

## 张 琪

# 眩晕证治心得

张琪（1922~ ），黑龙江省中医研究院研究员，国医大师

眩晕一般分为风阳内动，肝血不足，肾精亏损，气血亏虚，痰浊上泛，气血瘀阻六类，如肝血不足，肾精亏损，气血亏虚统属虚类；风阳内动，痰浊上泛，气血瘀阻则属实类。然亦有虚实夹杂，如肾精不足兼痰浊上扰则宜补肾与化痰并举，气血亏虚兼风阳上亢则宜益气血与潜阳息风共图，要在于医者善于辨证，正确地掌握病机，分轻重缓急而施治之。

## 风阳内动

《素问·至真要大论》谓："诸风掉眩皆属于肝"，肝为风木之脏，凡阳气亢盛化火上炎，或阴血亏虚不能涵阳，阳气亢逆，皆可出现头晕目眩，肢体动摇振颤等症，统称风阳内动。但可分虚实两类，虚则属于阴虚阳亢，肾阴不足而致肝阳亢逆，实则为肝郁化热生风而致肝火上炎，分述如下：

### 一、肝阳亢逆

肝脏体阴而用阳，肾与肝相互滋生，称为"乙癸同源"，肾阴不足

可导致肝阴亏耗，肝阴不足也会促使肾阴亏损，肝肾阴亏，木失水涵则出现肝阳亢逆一系列证候。

肝阴不足，肝阳上亢，或肾阴亏耗不能涵养肝木以致肝阳亢逆上扰清窍，发为眩晕。临床表现眩晕呕恶，心悸、心烦、心悬，头胀而鸣或头脑空痛，目涩目糊，口干，少寐多梦，手足烦热，肢麻，重则颤动，脉象弦细或细数，舌红绛少苔。治法宜滋肾柔肝，育阴潜阳之品，如生、熟地黄、玄参、龟甲、女贞子、甘杞果、白芍、钩藤、菊花、桑叶之类。余治此类眩晕拟有育阴潜阳汤颇效。组方如下：

珍珠母 30g　生白芍 20g　生地 20g　龟甲 20g　枣仁炒, 20g　玄参 15g　何首乌 15g　当归 15g　甘草 10g

如心悸少寐可加朱砂面 1~2g　琥珀面 3g，二药冲服与汤药同时服；肢体麻木加桑枝、钩藤、潼蒺藜、地龙等；如兼抽搐加全蝎 5g　蜈蚣 1 条。

肾为肝之母，"乙癸同源"，肾阴充上涵肝木，则肝阴亦充；反之肾阴不充则肝阴亦匮乏，肝者体阴而用阳，肝阳易升易动，全赖肾阴以涵养之，则不致上亢为害。若肾水不足则肝阳失涵而上浮，故亢逆为病，此肝阳上亢之病机也。图治之法欲潜其阳必先滋其阴，使阴得育则阳自潜也。

肝火实证与阴虚阳亢之证，常合并出现，本虚标实，虚实夹杂，往难以截然分割，在辨证中审其如肝火上炎证偏重，治法宜泄肝火为主，育阴潜阳为辅；如阴虚证偏多，肝火实证次之，则应以育阴养阳为主，泄肝火辅之；二者处于均衡者，则泄肝火育阴潜阳平均用之，视两者偏重而用药。

肝喜条达，郁则为肝气，发则为肝火。"木郁达之"，如前症兼胸满胁痛太息，脘闷纳呆等肝气郁滞证，宜加入疏肝之品，如柴胡、郁金、白芍、川楝子、青皮等。肝为刚脏郁则易化火，用疏肝药时，切忌刚燥伐肝之品，防助热伤阴。

如见眩晕欲仆，肢体麻，振颤，手足抽搐蠕动，语言不利，步履蹒跚，舌红少苔，脉象弦细为肝风内动，多为中风先兆，偏于热者用羚羊钩藤汤，以育阴平肝息风。如脉弦劲头眩痛，血压高者宜镇肝息风汤，龙骨、牡蛎、赭石、怀牛膝、天冬、玄参、白芍、川楝子、茵陈、生麦芽。

羚羊钩藤汤见于《通俗伤寒论》，以羚羊角、钩藤、桑叶、菊花息风定痉为君，以川贝、茯神化痰为臣，佐以芍药、甘草、生地、竹茹酸甘化阴，滋养血液以缓肝之急，为凉肝息风增液舒筋之良方。用于肝风内动头晕胀痛耳鸣心悸，手足躁扰等症甚效。

如有上盛下虚征兆，腰酸腿软，舌颤肢麻酸软无力，脉象弦大，不任重按或脉来沉细等，为肝肾亏损精气不能上荣，乃风痱先兆，宜补肝肾培下元为主，宜地黄饮子（详见肾精亏损条）。

## 二、肝火上炎

素体肝阳偏亢，急躁易怒，肝气亢逆，或精神抑郁，气有余便为火，化火生风，上犯巅顶，出现眩晕头胀等。

肝火上炎与阴亏阳亢二者确有虚实之分，但肝火亢盛则耗伤肝阴，肝阴亏耗亦常夹肝火亢盛之症，二者有内在联系，有时虚实夹杂，不易分别，在辨证中应注意二者标本虚实，或偏于清肝泄火，或偏于滋阴潜阳，虚实兼顾，补泻兼施，应随症施治。

临床表现：头昏胀痛，口苦目赤或目糊多眵，耳鸣耳聋，急躁易怒，面赤升火，舌红苔黄白燥，脉弦数。

多因恼怒情志过极而发作，其来也暴，发作即眩晕欲倒，呕恶，面部潮红，口苦咽干等。

此属肝郁化火，火热上冲之眩晕症。风火上冒巅顶故眩晕，情志过极或暴怒激动肝火故发病急骤，出现面红目赤，心烦易怒，口苦咽干，舌燥，脉弦数等一系列肝热上冲证候。

治法以平肝清热息风为主，清肝热之药如山栀、黄芩、龙胆草、羚羊角、青黛之类皆可选用。平肝息风如菊花、桑叶、钩藤、生石决明、生牡蛎、珍珠母等。如便秘可用酒炒大黄以泻热平肝，此类肝火夹风邪所谓风火相煽，余临床应用泻青丸化裁其效甚佳。

龙胆草 15g　黑山栀 15g　大黄酒炒，7.5g　羌活 10g　防风 10g　川芎 15g　当归 15g

水煎服。

方中龙胆、栀子、大黄以泄热平肝；羌活、防风、川芎上行以遂其条达之性，当归养血而润肝燥，一泄一散一补共用为治郁热之妙方。

肝络风火相煽，上攻于脑，气血逆于高巅，除清热息风外，又常用镇摄潜阳之品，如代赭石、磁石、珍珠母、龙骨、牡蛎、铁落等。《金匮要略》之风引汤、《医学衷中参西录》镇肝息风汤等皆是有效之方。根据病情多滋阴镇摄潜阳合用。

此病凡见上述脉症无论是脑动脉硬化供血不全或高血压病、内耳眩晕病皆可用之。清热平肝与镇潜摄纳合用大多有效。

**一妇女**　患内耳眩晕病，头目眩晕欲倒如坐舟车，发作时呕吐不止，诸治罔效，延为诊治，脉弦而数，舌红苔燥，面颊赤，眼稍红，辨证为肝火上炎，宜平肝清热镇摄息风法，拟清眩汤。

龙胆草 15g　黑山栀 10g　黄芩 15g　柴胡 15g　生地 20g　玄参 20g　生赭石 30g　生牡蛎 20g　生龙骨 20g　珍珠母 30g　生草 15g　当归 15g

水煎，日两次服。

连服 6 剂眩晕大减，继续调治而愈。

肝火上炎之眩晕，肝阴亦多亏耗，归、芍、地黄、玄参之类辛补肝阴润肝燥须与清肝火之药相伍，本案用生地、玄参、当归与龙胆草、山栀、黄芩即为此意。

**邹某** 男，48岁，干部。

主诉：半月以来，连续晕厥2次，发作时头眩晕如坐舟车，头不敢转动，行步须人搀扶，不能阅书报，一阅即头昏，手足心热，心烦易怒，小便黄，血压22.6/14.6kPa，脉象弦中略数，舌质红苔白少津，眼底有动脉硬化改变，血胆固醇250毫克/分升，脑CT检查有腔隙性梗死灶。诊断：①脑梗死；②高血压病二期。

辨证为肝阴亏耗，肝火上炎之症，宜滋阴清热潜阳平肝法。

胆草 10g　生地 20g　甘菊 15g　白芍 20g　玄参 20g　怀膝 15g　生赭石 25g　生牡蛎 20g　钩藤 15g　夏枯草 20g　甘草 10g

水煎服。

二诊：用上方3剂，眩晕大减，头项敢转动，不用人搀扶能步行，血压18.6/12kPa，但睡眠多梦仍昏眩，五心烦热，舌质红，苔转薄，脉象弦滑略数，继以上方增减主治。

生赭石 30g　珍珠母 25g　玄参 20g　白芍 20g　生山药 25g　怀牛膝 20g　钩藤 20g　甘菊 15g　胆草 10g

水煎服。

三诊：连服上方12剂眩晕基本消失，行步脚有根不打晃，五心烦热大减，但夜间仍有少眠，项部不适，脉象弦中见缓，舌转润，继用上方化裁主治：

生地 20g　枣仁 20g　当归 20g　茯苓 20g　远志 15g　夜交藤 30g　生牡蛎 20g　生龙骨 20g　生赭石 20g　珍珠母 25g　麦冬 15g　五味子 10g　柏子仁 15g　甘草 10g

水煎服。

四诊：连服上方 10 剂，除颈项稍不适外，诸症皆消失，一切恢复正常，血压 18.6/0.6kPa，病人家住外地要求离哈，遂于原方加葛根 20g，嘱其服上方若干剂以善后，随访此病人病情稳定，已上班工作。

本案腔隙性脑梗死，高血压病二期，临床表现眩晕较重，用西药扩张血管等药未见收效。辨证根据脉象弦劲带数，舌赤苔白，五心烦热，小便黄等，认为属于肝阴亏耗肝火上炎之症，治以清热平肝滋阴潜阳之品，二诊仅用药 3 剂眩晕即大减，能独立步行，不需人搀扶，继续原方调治而收功，且远期疗效一直巩固。但系外地患者，未经系统复查为美中之不足。

## 肝 血 不 足

临床表现：面色黧黑，形体消瘦，头痛（或眉棱骨痛）眩晕，目干涩，耳鸣，心烦易怒，夜寐易惊多梦，肢体麻木，爪甲不荣，掌心热，妇女月经量少或经闭，舌干，脉细数或弦数。

心生血，肝藏血，血虚而热则心肝失养，表现心烦易怒。血虚不能上荣于脑故晕眩。"目受血而能视"，营血亏耗不荣于目故眼干涩，视物模糊，血虚不荣于筋故肢体麻木；肝主筋，爪为筋之余，肝血虚筋失荣则爪甲枯；肝藏魂，血虚热不足以安魂，故夜寐多梦，种种见证皆肝血虚热所致。

治以滋养肝血清热法治之，可少加风药以上达巅顶，余常用补肝汤加黑栀、苍耳、芥穗治之。方如下：

当归 20g　川芎 20g　生地 20g　白芍 15g　枣仁 15g　木瓜 15g　麦冬 15g　甘草 10g　黑栀 10g　苍耳子 15g　芥穗 10g　郁李仁 10g

四物汤为养血和血之通用方，肝藏血，本方实乃肝家之药，足厥阴之脉络于巅，肝血虚不能上荣故眩晕，用四物汤养血行血，加酸枣仁、木瓜酸以补肝，麦冬清热滋阴，郁李润燥，黑栀清热，苍耳子、芥穗引药上行以达巅；于此类眩晕有良效。

曾治关某，女，37岁，患眩晕数年，发作则头目眩晕不已，眼不敢睁，过后则头顶悠悠作痛，余观其体瘦，面色黝黑，目干涩，心烦多怒、夜睡多梦纷扰，脉弦稍数，辨证为肝血虚而兼热之症，治以养肝血清热，少佐风药以引药达巅顶。

当归 15g　川芎 15g　白芍 20g　生地 20g　苍耳子 15g　焦栀 10g 郁李仁 10g　白芷 10g　枣仁 20g　木瓜 10g　芥穗 10g

水煎服。

服上方 12 剂头目清晰，为数年罕见，眩晕未作，继以此方服 6 剂，从而痊愈。

虞抟《医学正传》曰："人黑瘦而作眩者，治宜滋阴降火为要，而常用抑肝之剂。"黑瘦人多阴虚内热亦即肝血虚弱体质，其眩晕多属血虚不荣虚火上炎，故必以滋阴清热抑肝之品，本方用四物汤为补肝养血之剂；枣仁、木瓜酸以抑肝；黑栀子清热凉血；郁李仁润燥；苍耳、白芷、芥穗上行巅顶祛风；诸药合用故能有良好疗效。

秦景明《症因脉治》谓："五心常热，夜多盗汗，睡卧不宁，头面火升则眼花旋转，火气下降则眩晕亦止，不比外感之常晕不休，不比痰火暴发暴作，此血虚眩晕之症也。"又谓："血虚眩晕之脉，脉多细涩，细而不数，血虚无热，细而带数，血虚有热，……两尺细数肾阴枯竭。"可知血虚有热与血虚无热从脉可以鉴别。盖血虚有热之眩晕，"多因恼怒伤肝，肝血内动而煎熬血室，此阴血内耗血海干枯而为眩晕之症矣。"因而在治疗中不能用助阳补气刚燥之品，如心血不足，血虚有火左寸细数者，天王补心丹合安神丸主之；肝血不足有热右脉细数者，知柏四物汤主之。

四物汤为治血虚营弱，一切血病眩晕当以此为主。笔者临床观察，此方确为治疗血虚眩晕之良方。肝血虚热之人易招外风，多夹风邪则眩晕加重，宜四物汤加天麻、苍耳子、白芷、细辛之类，用之颇效。兼热者加玄参、知柏、黑栀之类。

# 肾 精 亏 损

《素问·六节脏象论》谓："肾者主蛰，封藏之本，精之处也。"肾藏精生髓，有充养骨骼，滋生脑髓的作用，故骨脑的生长发育与其功能的活动，取决于"肾气"的盛衰，而肾寄命门之火为元阴元阳所藏，故肾的盛衰又源于肾中元阴元阳化合产生之肾气。阴阳之偏盛偏衰皆可导致肾气不足，可见肾气不足为眩晕之主因。《灵枢·海论》谓："髓海不足则脑转耳鸣，胫酸眩冒。"因此肾精亏损之眩晕可分为肾阴虚、肾阳虚、阴阳两虚3个方面。

## 一、肾阴虚

眩晕耳鸣，目昏、腰膝疲软无力，形体消瘦，五心烦热，健忘遗精，精神萎靡，足跟痛，舌质红，脉象弦细或细数。

## 二、肾阳虚

眩晕耳鸣，面色无华，腰膝酸软，四肢不温，畏寒尿频或便溏，尿清自汗，阳痿遗精，舌淡胖嫩，脉象沉弱。

肾阴为一身阴液之本，有滋润形体脏腑，充养脑髓骨骼之功能，若肾阴亏损形体脏腑失其滋养则精血骨髓日益不足，脑髓匮乏，故眩晕耳鸣健忘，腰膝酸软；或阴津不能上注于目，故目视昏花；阴虚阳亢虚火上升故咽干口燥，五心烦热或颧赤盗汗，虚火扰于精室故遗精，妇女则经行量少甚或经闭，虚火扰血室亦可致崩漏。

肾阳为一身阳气之本，有温煦形体，蒸化水液，促进生殖发育等功能，肾阳虚衰不能温煦形体，振奋精神，故形寒肢冷，精神萎靡；脑髓失充，故眩晕耳鸣；腰为肾之府，肾阳不足则腰膝酸软遗精，脉来沉细，舌淡胖嫩苔滑等。

### 三、阴阳两虚

由于阴阳互根，阳虚日久常损及阴，阴虚日久亦常损及阳，而出现阴阳两虚，在辨阴阳两虚标准中，必须具备阴阳两虚之主证，如阴虚之五心烦热，头面升火烘热，舌红，脉细数；阳虚之畏寒肢冷，舌淡胖嫩，夜尿多，大便稀溏，脉沉弱等，其中但见一二主症即可作为阴阳两虚之依据，不一定具备。

肾阴虚者宜用左归丸壮水之主，方中熟地黄、枸杞子、山茱萸滋补肝肾之阴，使水旺以制火；茯苓、山药、甘草健脾胃以运化精微，共奏补阴精益肾健脑之功，六味地黄丸亦为治疗此病之有效方，所谓"蒂固则真水闭藏，根摇则上虚眩仆"；"滋苗者必灌其根。"

**肾阳虚者宜用**

**右归丸**：熟地、山萸、山药、枸杞、菟丝子、附子、肉桂、当归。本方是以甘温填补肾精的。熟地为君，辅以枸杞、菟丝、山茱萸、山药滋补肝肾之阴，尤以增加鹿角胶等血肉有情之品，益增添精之功，并用附子、肉桂取其温升助阳之妙以调整阴阳之偏，即以填补肾精为基础。汪蕴谷《杂症会心录》曰："盖禀厚则真火归藏，脏亏则气逆上奔，此阴虚之晕也。"

**八味丸**：如房事过度，肾与督脉皆虚不能纳气归源，逆气奔上而眩晕者，宜八味地黄汤加沉香或黑锡丹。余治此类眩晕常用八味地黄汤加磁石、赭石、珍珠母镇潜摄纳而收效，取磁、赭与桂、附同用镇降温摄由上以纳下，单用磁石、赭石等只能是镇潜，必须与附子同用，方能达到温镇摄纳之功。

本方实乃治肾中阴阳两虚之证，并非纯肾阳虚证，由于阴阳互根，阳虚者必损及阴，多为阴阳两虚证，古方八味地黄丸、地黄饮子等皆阴阳俱补之方，用于脑供血不全属于肾阴阳两虚者二方皆效，尤以地黄饮子效果尤佳。余于临床中用之颇多，有的病人眩晕行路摇摆，经服此方若干剂后眩晕顿除，步履稳健如常，有意想不到之效，用以治疗脑血栓形成风痱，辨证属肾阴阳两虚者亦颇效。汪昂解释谓："火归水中，水生木，盖用桂附干地黄山萸等，补肾药中引火归元水火既济而内风自熄。"

**魏某** 男，52岁，某公司经理，在工作中突然昏厥约2~3分钟，苏醒经医院CT检查为小脑部有腔隙性梗死灶3个，住院治疗经用维脑路通等药2个疗程，无明显好转，头仍昏晕，耳鸣目花不能阅书报，精神疲倦，腰酸，舌淡，脉沉弱，辨证为肾阴阳两虚，用地黄饮子加味主治。

熟地 30g　山萸 15g　石斛 15g　麦冬 15g　五味 15g　远志 15g　菖蒲 15g　寸芸 15g　巴戟肉 15g　肉桂 7g　附子 7g　磁石 20g　珍珠母 20g　甘草 10g

水煎服。

服上方10剂，头眩晕大减，耳鸣目眩亦明显减轻，继用上方加枸杞15g，连续服40剂诸症消失，后按此方配以补肾丸药连续服月余，复查脑CT梗死灶只余1个而且缩小，嘱继服丸药以巩固之。由此案可见必须掌握辨证论治，不能囿于脑梗死用活血化瘀法一途治之。

**又沈某** 42岁，干部。头晕微痛1年余，经某医院诊断脑供血不全，日常不能操劳，稍劳即眩晕而痛，后经治疗无显效，来门诊求治。头眩晕微痛，腰酸肢软，五心烦热，不能阅书报，稍过劳头即晕痛，自述与爱人性交后即眩晕加重，舌尖红，苔白少津，脉象沉细微数，证脉合参为肾阴亏损脑髓失养，宜大剂六味地黄汤加味主治。

熟地 50g　山萸 20g　山药 15g　茯苓 15g　丹皮 15g　泽泻 15g　龟甲 20g　女贞子 20g　菟丝子 15g　杞子 20g　五味子 15g　肉桂 15g

水煎服。

此病人经 4 次复诊，服药 28 剂，头晕痛、腰酸诸症皆除，脉象沉而有力，舌润，精力亦复，从而恢复工作。

陈士铎谓："此病得之于肾劳，无肾水以润肝，则肝木之气燥，木中龙雷之火时时冲击一身，而上升于巅顶，故头痛而且晕也，治法宜大补其肾中之水，而少益以补火之品，使水足以制火，而火可归源，自然下引而入于肾宫"。此案以六味地黄汤为主药，尤以重用大熟地50g，少佐肉桂 5g，即此意也。

# 气血亏虚

人体气血流行全身，是脏腑经络等一切组织器官进行生理活动的物质基础，《难经》谓："气主煦之，血主濡之。"是对气血功能的高度概括。若先天素质孱弱，气血不足；或久病大病耗伤气血；或失血虚而不复；或中焦脾胃虚弱不能生化气血；或因劳役过度，气血下陷，以上诸因素皆可使气血不足不能上荣，脑失所养发生眩晕。《灵枢·口问篇》曰："上气不足，脑为之不满，耳为之苦鸣，头为之苦倾，目为之眩。"其病机属于此类眩晕，谓之虚眩。

临床表现：头额昏晕，心悸怔忡，少寐多梦，健忘，食少便溏，倦怠乏力或崩漏便血，舌淡，脉细弱等。属于气虚不能摄血，气血不能上荣，因而发生以眩晕为主一系列证候。治以补心脾益气血法，归脾汤主之。

有属于中气不足清阳不升者，临证表现，头晕目眩，视物不清，耳鸣耳聋，面白少神，困倦乏力，食不知味，纳减便溏，舌淡嫩，苔白，脉虚弱或大无力，宜益气升阳法，补中益气汤、益气聪明汤之类主治。

益气聪明汤为参芪与升葛、蔓荆子、黄柏、白芍合用。治中气不足清阳不升之头痛眩晕、耳鸣耳聋、内障目昏，清阳之气不能上升，故目昏而耳聋，本方有益气升阳，清上焦风热之作用。故用于此类眩晕多效。

**卢某** 女，32 岁，设计员，1991 年 12 月 6 日初诊。

头眩晕 2 年余不能工作，用西药无效。来中医门诊求治，头眩晕，耳鸣目花，视物不清，气短乏力，倦怠少眠，面白无华，不能工作 2 年余，脉沉细，舌淡，辨证为气虚清阳不升，以益气聪明汤加味主治。

红参另包，15g　黄芪 30g　白术 20g　升麻 15g　葛根 15g　黄柏 15g
白芍 15g　天麻 15g　五味 15g　甘草 10g　蔓荆子 15g

水煎服。

服药 11 剂头眩晕耳鸣、全身无力、气短俱大减，面色转红润，舌边红，脉沉较有力，仍睡眠不佳多梦。

上方加炒枣仁 20g　远志 15g　菖蒲 15g，水煎服。

继服上方 6 剂诸症皆除，睡眠亦佳，从而上班工作。

余用益气聪明汤治疗此类眩晕甚多，用之辄效，其辨证要点为眩晕气短，倦怠面白，脉细弱舌淡。除治眩晕外，余用此方加补肾之剂治愈三例重症肌无力眼型。曾治一王女，21 岁，眼睑下垂数年，确诊重症肌无力眼型，来寓求诊。先用升阳益胃汤收大效，但下午眼睑仍下垂疲劳无力，余根据肾气不足，清阳不升，脾肾两虚施治，拟方如下：

生芪 30g　潞党参 25g　蔓荆子 15g　葛根 15g　升麻 15g　白芍 20g　柴胡 15g　生草 15g　当归 20g　杞子 20g　熟地 20g　菟丝子 15g　五味子 15g　白术 15g　茯苓 15g

水煎日 2 次服。

此病人家住外地，连服上方 45 剂，下午眼睑亦不下垂，恢复如常而痊愈。

血虚眩晕者临床表现：眩晕，面色无华，心悸怔忡，神疲乏力，形体瘦怯，唇舌爪甲色淡无华，或目干涩，视物昏花，脉细弱舌淡等，此属血虚不能上荣所致。宜人参养荣汤、八珍汤之类（与前肝血虚热合参），前者为血虚兼热，此则为血虚无热，但用补血即可。

## 痰 浊 上 泛

多因痰湿体质，恣食肥甘，饮食不节，或劳倦伤脾，或因误治汗、吐、下损伤脾阳，脾主运化水湿精微，脾阳受损运化失司，聚湿成痰上犯清窍，发生眩晕，此类属于痰湿，如《伤寒论》之苓桂术甘汤证，《金匮要略》泽泻汤证皆是，另有痰热而致头眩，朱丹溪谓："无痰不作眩"，此类乃气郁而生，"气郁生痰，志极动火"，津液遇热则煎熬成痰为痰热，与痰饮虽同属痰证范畴，但其病机却同中有异。

### 一、痰饮上泛，清阳闭阻

胸闷恶心呕吐，膈下辘辘有声，眩悸不止，头重额痛，多寐，四肢倦怠，舌苔白滑或腻，脉象濡或沉缓。

多因饮食不节，脾虚不能运化，聚湿成痰，蒙蔽清阳，因而头眩心悸，头重身重湿阻中焦，气机不利，故胸闷恶心，脾主四肢，脾阳不振则四肢倦怠，少食多寐，苔白滑或腻，脉象濡缓。治疗和胃化痰，宜二陈汤或温胆汤，燥湿化痰理气温中，治痰饮上犯头眩心悸，恶心呕吐。临证观察此类眩晕多见舌苔白腻，胃脘搅闹上泛，恶心吐，脉濡或滑。曾治一妇女眩晕耳鸣不能起床，目视物旋转不敢睁，胃脘搅闹恶心吐，西医诊断美尼尔综合征，舌苔白腻脉濡，投以

半夏 20g　陈皮 15g　茯苓 20g　甘草 10g　竹茹 15g　枳实 15g　石菖蒲 15g　苍术 15g

服 3 剂眩晕大减，继以本方化裁服 10 剂而愈。温胆汤加川连、枣仁，治胆虚痰热上扰之不寐症亦颇效。

如痰饮夹外风者，眩晕呕恶兼自汗项强畏风，脉象浮，宜二陈汤加祛风之品。常用清晕化痰汤即二陈汤加防风、羌活、川芎、细辛、白芷、天南星、黄芩，临床此类病人多痰湿素质，体肥胖、头晕项强自汗、四肢重、畏风，脉浮缓，舌苔白腻，用本方化痰湿，和胃祛风颇为有效。

如脾虚不能运化，痰湿内生，目昏胀，腹满，便溏，倦怠短气，头眩晕者，宜六君子汤益气健脾祛痰。

如水饮上逆眩晕，呕吐频繁，吐清水涎沫，舌苔白薄而腻，脉象沉或濡滑，宜小半夏汤降逆化饮和胃。

有属脾胃阳虚水停心下，水气上逆隔阻清阳者，临床表现：心下逆满，悸动，气上冲胸，起则头目昏眩，或见小便涩少，脉象沉紧，舌胖嫩苔白腻，宜苓桂术甘汤治之。

**王某**　女，41 岁，工人。

自述近 1 周来，连续晕厥 2 次，发作前心中悸动不宁，旋即手足厥冷，昏不知人，移时即醒。现在症状：心中悸动不安，手脚厥冷，头眩晕、气少懒言，有不能支撑之势，脉象左右沉细，舌胖嫩，血压 16/9.3kPa，经某医院诊断为神经官能症，经用安定剂及中药安神养心一类药物，悸动不减，此属心阳式微水气上凌之症，宜温心阳健脾化

饮法。

　　茯苓 40g　桂枝 25g　白术 20g　甘草 15g　泽泻 15g　生姜 15g　党参 15g　红枣 5 个

　　水煎服。

　　二诊：服药 4 剂，心悸动大减，手足转温，晕厥未发作，头晕亦轻，精神转佳，此心阳渐复水气渐化之佳兆，再以前方治疗。

　　三诊：又服上方 6 剂，心中悸动等症皆愈，手足转温，全身有力，头无昏眩，脉沉，舌体转正常而安。

　　有水饮停于心下，清阳受阻，浊阴上冒，出现头目昏眩，发作时欲倒，舌滑润胖大，脉沉弱或沉紧，宜用泽泻汤补脾利水除饮法治之。

　　有属脾胃虚弱，痰湿内生，头眩烦闷，恶心吐逆，身重、四肢厥冷不能安卧，此为"痰厥"。宜半夏天麻白术汤，方中半夏燥湿降逆化痰，天麻升清降浊定风除眩，二药为治风痰眩晕之主药，参、芪、术补气健脾，恢复脾胃机能，干姜温中逐寒，橘皮、神曲、麦芽和胃消食，茯苓、泽泻，黄柏泻热利湿，为治痰厥头痛眩晕之良方。

　　以此方治疗风痰眩晕及头痛验案甚多，兹举两案。

　　王某　女，62 岁，退休干部，1991 年 6 月 28 日初诊。既往有眩晕史，已 4~5 年，中间迭经治疗，一段时间好转。近年来眩晕加重，经某医院系统检查诊为脑供血不全，曾用低右、维脑路通等药无明显效果，来中医治疗。体质不胖，面色白，头终日昏晕不清，阵眩晕较甚，手心热，脉象弦滑，舌淡红苔薄，初按肾虚施治，用杞菊地黄汤合二至丸服 6 剂睡眠稍好，眩晕未减仍阵发性发作，发作时静卧闭目稍缓解，全身沉重稍有恶心，观其面色晦暗，阵烦闷，舌淡红略有腻苔，脉象弦，恍悟此属脾胃虚弱，痰湿中阻清阳不升之证，宜半夏天麻白术汤治疗。

半夏 20g　　天麻 15g　　白术 15g　　党参 15g　　茯苓 15g　　橘红 15g　　黄柏 15g　　黄芪 15g　　干姜 7g　　神曲 15g　　苍术 15g　　麦芽 20g　　泽泻 20g　　甘草 10g

水煎服。

8月7日二诊：服上方6剂，头痛眩晕俱大轻，身重恶心已除，精神好转，面色润，舌淡脉沉。继用上方连服12剂，眩晕已除，头目清，病人自述为近年罕见之现象，精神食欲睡眠均正常而愈。

本案为脾胃内伤，痰湿上逆之眩晕病，辨证以身重恶心烦闷，头眩眼黑为特征，本案未见四肢厥逆，不甚典型，但身重复视，眼不欲睁，恶心烦闷，舌苔小腻，面色不泽，脉弦，可以排除肝阳上亢及风火阳证，属脾胃内伤，痰湿上逆，清阳受阻所致，用半夏天麻白术汤。重用半夏除痰；参、芪、术、苓、泽益气健脾利湿；陈皮、神曲、麦芽消食调气利脾胃之枢机；天麻治虚风眩晕，干姜温脾散寒，黄柏苦寒泻火以反佐之。药味虽繁但配伍严谨，此东垣匠心独具，故能药到病除。东垣原治痰厥头痛，笔者除治痰厥头痛有效外，用之于脾胃内伤痰湿上逆之眩晕亦有良效。

## 二、痰热上犯，清阳受阻

痰郁化火，痰夹热上冲；口苦尿赤，心烦恶心欲吐，头目眩晕，胀痛，舌苔黄腻，脉象弦滑。宜化痰泄热，用温胆汤加黄连、黄芩，呕吐重者加半夏、代赭石以降逆止呕。

热痰内结，眩晕耳鸣目眵，心烦懊丧，胸满膈热，口干喜冷，大便秘结，小便赤热，或咽噎不利，黏痰似胶，咯之不出，咽之不下，脉滑实，宜泄热化痰，滚痰丸主之。

**姜某**　女，39岁，工人，1983年1月12日初诊。

体肥胖，痰湿素盛，本月6日突然眩晕甚剧，如坐舟车，目不敢睁，睁眼则眩晕难忍，恶心欲吐，不敢动转，耳鸣欲聋，脉象左右弦滑有力，舌苔白腻，口唇赤，血压 16/9.3kPa，经某医院诊断：内耳眩晕症，辨证为痰热上冲，胃失和降，以温胆汤加苦寒之品以清热降逆和胃。

半夏 15g　陈皮 15g　茯苓 20g　甘草 10g　竹茹 15g　枳实 15g　川连 10g　胆草 10g　甘菊 15g　钩藤 15g

水煎服。

1 月 14 日二诊：服上方 3 剂，眩晕大减，恶心减轻，已能行走，病人从香坊安埠街步行三辅街就诊（约 1500 米），舌苔渐薄，脉象弦滑中带缓象，此痰化热清，胃气下降之兆，唯舌尖赤，为阴分不足，宜前方加滋阴之品。

半夏 15g　陈皮 15g　茯苓 20g　甘草 10g　竹茹 15g　枳实 15g　川连 10g　黄芩 15g　寸冬 15g　生地 20g　钩藤 15g

水煎服。

继服本方 6 剂，症状全除，病人素有此病常发作，经用本方治疗后一年未发作，从而痊愈。


# 气血瘀阻


多因头部外伤重力打击，脑部气血瘀阻循行障碍，亦有情志抑郁或恚怒伤肝，肝气郁滞气机不利，血瘀气滞，眩晕头痛。

临床表现：多有外伤史，头痛眩晕，心悸不宁，胸闷气短，健忘，精神疲倦，面色青暗，舌质暗有瘀斑或舌紫等。

头为诸阳之会，气血流经之所，外伤后气血瘀阻，故见头痛眩晕，血行瘀滞气机不利，不能奉养于心，故心悸不宁，血瘀上行受阻，清窍失养故健忘，面色青暗舌紫，各种见症皆由气血瘀阻所致，治法活血通络，宜用血府逐瘀汤加山甲、汉三七，如口干舌燥有热者可加天花粉、知母、丹皮等清热生津之品。

如外伤头晕痛、舌暗或有瘀斑者，宜用活络效灵丹加川芎、桃仁、红花、地龙行血活血止痛之剂，如眩晕甚者可加珍珠母、生赭石等镇肝潜阳之品。

外伤头眩晕痛，大便秘者，可用复元活血汤行血化瘀泻热通便法治之。

凡外伤眩晕，除用活血化瘀法外亦可以与潜阳平肝法合用，相互协同，疗效较佳。

**于某** 男，43 岁，工人，1986 年 7 月 24 日初诊。

患者在外地来哈就医，自述 2 个月前因住房倒塌头部被砸，当时昏迷不醒经医院抢救后清醒，头昏眩晕，说话吃力，一句话不能连贯，有似口吃，行走步态不稳、摇摆，如同酒醉状，经诊断为脑外伤综合征，历经中西医治疗无明显效果，脉象弦，舌紫苔薄，结合病史考虑属脑外伤后血瘀所致，以活血祛瘀法治疗。

当归 20g　生地 20g　红花 15g　桃仁 5g　柴胡 15g　赤芍 15g　怀膝 20g　丹皮 15g　郁金 10g　菖蒲 15g　葛根 20g　甘菊 15g　川芎 15g

水煎日 2 次服。

8 月 8 日二诊：服上方 4 剂有明显好转，说一句话基本能连贯下来，但仍吃力、慢，头眩晕好转，行步摇摆亦明显改善，仍不太稳，头仍痛眩晕，食不知味，脉弦，以前方增减治疗，前方加土鳖虫 5g。

9 月 4 日三诊：连续服上方 10 剂，眩晕大减，说话完全恢复正常，下肢步行亦大好转，无摇摆打晃现象，精神及食欲皆好，但腿软下肢无力。前方加黄芪 40g、地龙 15g，继服 10 剂而愈。

本案结合病史，脑外伤后昏眩，语言吃力，行步摇摆，辨证与辨病结合为外伤瘀血，用血府逐瘀汤加减取得了满意的效果。方内加葛根者，现代药理实验：葛根黄酮有改善脑循环的作用；加菖蒲、郁金以开窍行气，气行则血行，经三诊共服药 30 剂诸症基本痊愈，唯两腿软，仿补阳还五汤意在上方加入黄芪、地龙以图之，终获痊愈。

# 陈枢燮

## 因分内外主宰于风，证有虚实明辨其要

陈枢燮（1922~　　），重庆市中医院主任医师，名老中医

眩晕一证，临床多见，病因复杂，往往错综交织，辗转难瘥。陈老临证论治眩晕，主张首别内外病因。因头为诸阳之会，外感眩晕乃六淫侵袭，干犯头窍，致使头脑失其清灵之用所致，其病较速，其势较急，多兼怕风、恶寒、流涕等表证；内伤眩晕，或因湿化痰浊，肝郁火盛而激动肝风；或因阴虚阳亢，水不涵木，阳虚气弱，水饮内聚而虚风内起，皆上扰清空，头窍失宁而发病。陈老指出，无论外感内伤之眩晕，轻者头昏眼花，重则天旋地转，如坐舟车，均显露风起动摇之状，正合"无风不成眩"之说，故《内经》论眩，属肝属上；仲景论眩，痰饮为先；丹溪论眩，主痰主阴虚阳浮；东垣论眩，主气虚不足。诸论虽各有所重，然而病位在头窍，主宰于风之机理则一。

陈老认为，以虚实两大类论治眩晕可提纲挈领，执简驭繁。实证眩晕如外感六淫，肝郁火盛，湿蕴痰浊者，多发病急而势剧，脉象有力。外感者宜明寒热之别，如恶寒，流清涕而眩晕者多风寒；恶风身热流黄涕而眩晕者多风热。内伤实证者，若胁肋胀满，头胀而眩晕者多为肝郁化风；头昏重如裹，咯痰脘闷，苔滑浊而眩者多为痰湿生风；头晕闷不爽，身困重，舌苔黄腻者，多为湿热生风，土侮其木。

虚证眩晕往往反复发病，其势缠绵。如血虚阴亏，脑失滋荣，阴

不涵阳，虚火上炎，风阳内起；气阳馁弱，清窍失济，阳不配阴，浊阴内盛，虚风上扰。若心悸失眠，动则眩晕加重，乃血虚气弱；若阵发性烘热上冲，眩晕即作，舌红少苔，乃阴虚阳亢，虚风内动；若头脑空虚，眩晕健忘，乃肾精不足，脑髓失充，虚风作祟。陈老说，临床上眩晕一证多虚实夹杂，症情往往时轻时重，时缓时剧，当注意辨别虚实主次。若病势加剧，发作急骤，多兼外感邪实之候。若病势转缓，症情缠绵，即以本虚为主。如此明辨虚实急缓，才能正确施治而获效。

# 九种治法，用药在精

### 1. 解表祛风

法用于外感眩晕证。风寒者宜祛风散寒，常用白芷、防风、荆芥、蔓荆子、苏梗等；风热者宜疏风清热：常用桑叶、银花、夏枯草、薄荷等；暑热夹风，宜清暑祛风，常用荷叶、银花、青蒿、竹茹等。陈老常用白蒺藜、白菊花等风药配合运用，谓两药既能祛外风，又能熄内风，无论外感内伤之眩晕皆可使用，堪称佳品。

### 2. 芳香宣化法

适用于湿浊中阻、上干清空所致眩晕。

湿偏寒者，苔必白腻，宜温化芳透，常用苍术、藿香、佩兰、陈皮等；湿偏热者，苔必黄腻，宜清化除湿，常用黄芩、焦山栀、白茅根、茵陈等，使用时又多配用茯苓、生苡仁、厚朴、六一散等淡渗利湿行滞之品，以冀分消浊湿之势，增强疗效。

### 3. 豁痰定眩法

适用于痰浊郁滞生风所致眩晕者。痰浊偏寒，常用豁痰化浊法，如半夏白术天麻汤化裁；痰浊郁热，宜豁痰清热，常用黄连温胆汤加减。陈老习用天麻息风豁痰定眩。他认为，前贤以天麻为治眩要药，证之临床确有息风镇眩之殊功，对于痰眩、虚眩者皆可配伍运用，为他药所不能及。如气虚者以四君子汤配天麻，益气定眩；痰浊者以二陈汤加天麻，涤痰定眩；肝肾不足、血虚者以二至丸、四物汤配天麻育阴养血定眩，皆有卓效。

### 4. 疏解郁滞法

适用于肝郁气滞动风上扰之眩晕者。

陈老常用炒香附、佛手、青皮、枳壳等，热则加炒川楝子。他认为郁滞动风致眩者，采用疏解郁滞法治疗的同时，尚须辅以心理安慰，劝解开导，一旦病人情志舒畅，气机调和，升降有序，脉流安和，则内风息止，眩晕即解。

### 5. 清热泻火法

适用于热盛火炽，劫烁肝阴，引动肝阳，生风上扰之眩晕者。陈老常用龙胆草、黄芩、焦山栀、草决明、钩藤、夏枯草等。

### 6. 柔肝镇潜法

适用于阴虚失涵，肝火悖逆，虚风上扰之眩晕者。陈老常用珍珠母、石决明、龙骨、牡蛎等重坠之品平肝潜阳，白芍、龟甲等柔肝养肝息风。

### 7. 扶土御木法

适用于土虚木乘，风动眩晕者。陈老认为，土虚木乘之眩晕，临床颇为多见。夫肝脾两脏关系甚密，肝木疏泄，有助脾运化之功，脾土荣木，能成其疏泄之用。脾虚土弱，肝木易于乘虚凌辱，木横亢逆，风动上扰，眩晕乃生；或脾虚化源不足，气血亏虚，肝失滋荣虚风内起，眩晕亦作。故扶土御木法乃施治眩晕之常用法则。陈老常以五味异功散、参苓白术散或叶氏养胃汤化裁治之。盖太阴脾土非阳不运，阳明胃土，得阴始安，故陈老习用南北沙参以益脾扶胃，甘平益中，补而不峻，法取和达。若偏气阳馁弱，则用党参、黄芪、淮山药；气陷则仿补中益气汤加柴胡、荷叶、白芷之类升清举陷。他认为，荷叶气味清香，清轻行上，和胃醒脑，白芷芳香透窍为阳明经要药，配人参、术、芪、苓之中，既能辅助培中升清，又能透脑醒神，加速定眩平晕之效。阴虚则加麦冬、玉竹、石斛之类。

8. 养血安神法

适用于血虚失荣，心神不宁，虚风上扰之眩晕。陈老认为，此证常致心阴不足，心火扰神，故常用酸枣仁汤、百合知母汤、珍珠母丸化裁。他习以熟枣仁、珍珠母、合欢皮、夜交藤配合，认为4药相伍，既可养血荣心而安神，又可镇潜虚风而定眩，甚有效验。

9. 滋肝益肾法

适用于肝肾不足，精虚髓亏之眩晕。陈老常用二至丸、六味地黄丸加减，偏阴虚加龟甲、阿胶、白芍等；偏阳虚加巴戟、淫羊藿、鹿角霜等。本法在运用中宜注重脾胃健运，适当佐入醒脾开胃之陈皮、佛手、厚朴等，能补而不滞、滋而不腻。且久虚肾亏之眩晕，可常用胡桃肉，能补益肾精，填充髓海，堪称佳品。

# 陈玉峰

## 风火痰虚辨证是求，效方达药应机以施

陈玉峰（1902~1990），原长春中医学院教授

眩晕乃临床常见证候之一。虽病不繁，每每治疗，其效不显。其病因概括起来不外风、痰、火、虚，故在诊断治疗中首先审证求因，分清虚实，然后再确立治法。如急性发作多偏于实，宜选用息风、潜阳、清热、化痰等方法，以治标为主。缓者多偏于虚，宜选用补气养血、养肝益肾、健脾等法，以治本为主。痰逆而晕，风生而眩，湿困多痰，临床多见。其肝风眩晕治疗上则以平肝清热、镇肝息风之法。痰盛眩晕则采用燥湿化痰、健脾和胃之法。气虚眩晕，宜选用益气升阳之法。肝阳上亢，宜选用清肝泻火、育阴潜阳之法，方用镇肝息风汤、天麻钩藤饮。

几十年来余对东垣指出的"足太阴痰厥头晕非半夏不能疗；眼黑头旋，虚风内作，非天麻不除"体会较深，遵其所论，屡用皆效，其作用优于决明、菊花。《本草从新》谓："天麻入肝经，通血脉，疏痰气，治诸风眩掉，头眩眼黑"；"半夏体滑性燥，能走能散，治咳逆头眩，痰厥头痛"。临证则根据不同原因辨证加减，若有心烦，呕逆者加竹茹、枳壳，清热降逆止呕。若手足震颤，筋惕肉瞤者加龙骨、牡蛎、珍珠母镇痉息风效果不显，可用羚羊角。偏于血虚者加熟地、阿胶、紫河车补气养血。若眩晕呕吐频作不止者加代赭石、柿蒂、吴萸

镇逆止呕，亦可重用茯苓、泽泻、车前子、白术、生姜等化气利水，和胃降逆，使水不能上泛而由小便出，吐眩则止。胸不适者加砂仁、白蔻开胃化浊，耳鸣耳聋者加菖蒲、萸肉、葱白通阳开窍。血压偏高见于阳亢者加牛膝、黄芩、茺蔚子、夏枯草以降压，体肥肢麻者加南星、白芥子、橘红以祛痰通络止晕。

（闫瑞曾　整理）

# 陈亦人

## 两耳轰鸣不止，咎由阳虚水泛

陈亦人（1924~2004），原南京中医药大学教授

耳鸣一证，临床极为常见，或单耳鸣响，或双耳齐隆，其声或如蝉叫，或如潮涌，种种怪异，不一而足。虽不危及性命，但久鸣不止，每致心烦意乱，卧寐不安，影响正常生活及工作，苦不堪言。

中医对本病早有认识，至于今世，法宗古籍，论有创新。自病因机而论，多主内伤虚聋，本诸心肾，为肾之阴精亏虚，心血不足所致。劳伤脾胃，元气不升则邪害清窍，系脾胃之气不升、痰浊阻滞之故。实证多因肝胆火郁气壅，多倡火热之说。外邪不离少阳，但亦多夹虚。总之，病机方面，指出虚为肾之阴精不足，心之阴血亏虚，中气羸弱；实为肝火亢盛，痰气上壅，外邪侵及少阳。在辨证上认为新病多痰火、风邪，为实证，旧病多清阳不升，或肾精不足。暴鸣声大为实证，渐鸣声细多虚证。治法上，实证主张清火化痰、宜散外邪；虚证侧重提升中气、滋补肾精等。

由此论治，多有效验，然亦非尽然。虚证不但有中气不足，肾精亏虚，而每有肾阳不足者，非尽痰火，亦有寒饮者。新病、暴鸣非尽实证，亦有虚证者。若胶柱于肾阴不足，新病、暴鸣、声高者为实，往往偾事。临床上，不少耳鸣患者，或年高体衰、或久病伤阳、或素体阳虚、或纵欲过度等，致肾阳不足，突发耳鸣，治当补肾壮阳为

法。概肾开窍于耳，耳部病变多责之于肾。肾阴精不足，可致耳鸣，而肾阳不足，亦同样可致耳鸣。《灵枢·脉度》说："肾气通于耳，肾和则耳能闻五音矣。"此处强调了"肾和"是耳辨五音、功能正常的前提。若肾不和，则耳亦有疾，"不和"非单阴精亏，阳气虚亦可致不和。肾阳一亏，下焦气化不行，水饮不得外排，留于体内，广泛为病，泛溢肌肤为水肿，凌于心脏则为悸，上射于肺则为咳，而循经上犯耳窍，则可发耳鸣、耳聋矣。此时之治，无疑需温肾化饮，而不能胶柱于滋阴泻火。肾阳一复，气化如常，水饮外排，经脉畅通，肾气通和，"则耳能闻五音矣"，耳鸣自除。余每用此法疗耳鸣，取效稳固。

但有时因病情顽固，初服效果不显，须仔细辨证，确认大法正确后，坚持服用，终获佳效。

**石某** 女，42岁，南京市人，1996年12月18日初诊。耳鸣月余。患者平素怕冷，食纳正常。年余面部生灰褐色斑块，曾多方求治不效。约数周前，突发耳鸣，双耳轰响，心烦不安，曾于他处服药不效，特来求诊。

刻诊：双耳鸣响，同时感足软，飘飘欲跌。近日耳鸣增重，白天时时发作，入夜加剧，轰鸣不已，难以入寐。观患者面部遍布灰褐色斑块，目胞微浮，食纳及二便如常，舌质淡，苔薄白，脉沉。

患者口不干不苦，舌质不红，苔不厚腻，非痰火阴虚所为。耳鸣以夜间为剧，且每发足软，飘飘欲跌，加之面色灰褐斑块、目胞微浮等，显系肾阳不足、水饮内犯之证，与《伤寒论》真武汤证"振振欲擗地"相合，因阳虚不化，肾不治水，水饮上犯清窍则耳鸣暴响，流窜肌肤，则足软震颤，目睑微浮，面多灰褐斑。舌脉均相符合，故遵"病痰饮者，当以温药和之"之旨，治当温阳化饮。仿真武汤意化裁：

熟附片10g　云茯苓15g　白术炒，10g　杭白芍10g　鲜生姜3片
仙灵脾10g　葛根12g　制半夏10g　泽泻15g　牡蛎15g

7剂，每日1剂，水煎服。

方以真武汤温肾阳，利水饮。仙灵脾助附子温肾中阳气，阳复则可气化；泽泻、半夏助真武汤化痰利饮；葛根升清阳；配牡蛎潜镇水气，恢复中焦升降。

1997年1月8日复诊：药入平平，近日右耳轰鸣不休，余症如前，舌质淡而有齿痕。

为何药入不效？仔细检视病情，属脾肾阳虚，水饮上犯无疑。况，服药之后，并无热象，系药证相应之征。为何右耳鸣增剧？此乃药已中的，而力量不足，水饮泛溢之故。视上次方药，虽重理肾阳，但脾之运化，亦很重要，脾机不转，升降难复，水饮外排不利，故增入健脾益气之品。仍宗上法：

熟附片10g　白术炒,10g　云茯苓15g　建泽泻15g　猪苓10g　嫩桂枝6g　潞党参10g　黄芪15g　防己10g　威灵仙10g　京菖蒲6g　卷柏10g

7剂，每日1剂，水煎服。

仍以真武汤合泽泻、猪苓温阳利水，五苓散化气行水，防己黄芪汤除湿健脾，菖蒲化痰开窍，卷柏活血通络。

1月15日三诊：服上药后白天耳鸣显减，夜晚尚甚，手指僵硬，舌脉如前。

药已中的，但饮邪阻络较为显著。前方增重和络之品，原方改卷柏为15g，加杭白芍15g。7剂，日1剂，水煎服。药尽，耳鸣显减，但仍夜间发作，双下肢前面板滞。

仍为饮滞之故，病邪退而方药宜减，仍遵温阳化饮之法，以五苓散加减化裁：

云茯苓15g　猪苓10g　白术10g　泽泻15g　桂枝10g　党参10g　黄芪15g　防己10g　熟附子10g　粉葛根15g

日 1 剂，水煎服。上方共进 14 剂，耳鸣、面部灰褐斑均愈。随访 4 个月，耳鸣未作。

本例患者，以耳鸣为主诉来诊，若宗滋阴血、降痰火、畅气机之法，显然不妥。而其证表现，阳虚之征无多，容易误诊。仔细辨识，可以发现，无胸中烦闷痰多、口苦、头痛、呕逆、头面红赤等，虽为新发，不属实证，属虚无疑。

诊察其虚，无四肢倦怠、神疲乏力、大便溏薄等中气不足之象，非是清阳不升证，当属肾虚。本证耳鸣，无腰膝酸软、颧赤口干、手足心热等肾精亏虚之症，可排除肾阴不足。其证之发，有振振欲擗地、面色灰褐、目胞微浮等，是以可辨为肾阳虚水泛。

用药 7 剂，但症状未减，右耳鸣更甚，一般而言，医者多认为辨证立法、处方遣药有误，而匆忙更方改药，则终无良效。其实在诊病疗疾过程中，往往需沉着冷静，某病用某方治而不效，有两种情况，一是药证不符，辨证有误，需及时改弦易辙；再为药证相应，而效未发挥，当继续使用。

此时当仔细审查各个环节，在确认辨证无误，用药适宜的前提下，检视患者情况，或症状未改善但无不良反应，或舌脉已有变化而症状尚如故等，如本例患者，服药 7 剂，症状未减，右耳鸣增重，但投用热药，却无助火之象，多为疗效积累过程中的常见现象，亦即在病愈过程中，由量变到质变的过渡阶段，仍应守法服用，坚信勿疑，终有良果，此即"不效亦不更方"。故自始至终，投用温阳化饮之剂，俾肾阳恢复，脾气健运，水饮消散而耳鸣自愈。

综上所述，耳鸣一证，非单阴血不足，中气下陷，尚有肾阳不足，水饮上犯者，治当温阳化饮，切莫胶柱于不宜用热药，否则效必不良，应坚持辨证论治，有是证即用是药。

（张喜奎　整理）

# 徐景藩

## 病苦冒眩用经方，化痰涤饮重泽泻

徐景藩（1927~2015），原南京中医药大学教授，国医大师

眩晕病不离乎肝，目为肝窍，而应风木，故肝阳化风，肝阳上扰或肝阴不足，均可出现眩晕。肝阳之上扰，每兼痰浊为患，痰浊在中焦，肝之风阳激动，遂致痰随阳升，上犯清窍，胃气上逆，呕吐痰涎。

稠浊为痰，清稀为饮，都是人体津液不归正化而形成的病理产物。仲景早有"心下有支饮，其人苦冒眩，泽泻汤主之"的宝贵经验方论，"冒眩"为昏冒旋眩之意。泽泻汤由泽泻和白术两药组成，泽泻渗湿利水为主药，白术燥湿健脾为辅药，祛其水湿以除痰饮之源。运用此方的关键在于剂量，一定要按该方泽泻5份，白术2份的比例，一定要重用泽泻。常用量泽泻25~30g，白术10~12g，如果比例失调，即可影响疗效，此余数十年的体会。临床上凡遇痰浊眩晕，可运用泽泻汤合二陈汤，小半夏加茯苓汤增损，适用于内耳眩晕症、高血压、脑动脉硬化、链霉素等"耳毒"性抗生素反应、迷路炎症和某些脑震荡后遗症等表现以眩晕为主症的疾患。凡具有眩晕恶心欲吐、舌苔薄白，脉有不同程度弦象者，即可用自拟"治眩方"，药用：

天麻 10~15g　白蒺藜 10~15g　菊花 6~10g　泽泻 25~30g　白术 10~12g
陈皮 5~10g　法半夏 10g　茯苓 15~20g　生姜 3~5g

内耳眩晕症如兼肝阴不足者，加白芍、枸杞子；妇女兼情志不畅诱发者，加合欢花 10g，广郁金 10g。

高血压脑动脉硬化，脉弦者，酌加钩藤、石决明（或珍珠丹）、决明子等。

链霉素等药物引起眩晕者，加补骨脂、磁石，酌配桑叶、夏枯草、生甘草等。

迷路炎症眩晕，初起伴有低热时，加蚤休、板蓝根、银花等。

脑震荡后遗症以眩晕为主症者，据证酌配石菖蒲、川芎、赤芍、红花。

临床运用时须注意：

1. 药要浓煎，少量频服。

2. 先以生姜捣自然汁滴（或擦）于舌上，使感辛辣之味时服药。

3. 若恶心呕吐甚者，一面针刺内关、一面服药，只要药液入胃而不吐出，其眩自渐平复。如针内关后服药仍吐，加针天突，留针频捻。

4. 恶心呕吐止，眩晕渐平，上述方药仍需续服 3~5 剂，然后再根据病情，调整处方。其中泽泻、白术 2 味可服 10~20 剂，以减少发作或防止再发。

# 陈潮祖

## 补虚泄浊，定眩有方

陈潮祖（1929~　），成都中医药大学教授

眩晕反复发作，伴耳鸣、恶心、呕吐，动则尤甚的症状，临床十分常见，西医谓之"美尼尔综合征"。为内耳淋巴积水和迷路水肿所致。积水、水肿何由而生？至今原因未明。故仅以镇静、血管扩张、植物神经调整药对症治疗，别无良法，疗效甚微。陈潮祖教授早年通过系统研究仲景治眩心法，并结合临床所见，患此症者，大多身体素质较差，肺脾肾三脏偏虚者尤其多见的特点，究明眩晕一症，多为浊阴上泛，蒙蔽清阳所致。其所以然之理，在于肺主气而司宣降，虚则宣降易失而清气不布；脾主运化而升清，虚则运化易碍而清阳不升；肾主温煦而泄浊，虚则气化无力而浊阴不降。故治当补虚泄浊。昧者不识，多以"阴虚阳亢，肝风上扰"立说，机械照搬张锡纯"镇肝息风汤"治之，效验者十不过一二。为救时弊，陈老以仲景五苓散化裁而成"定眩饮"，经长期临床验证，效如桴鼓。全方组成：

人参 10g　白术 15g　天麻 10g　半夏 20g　茯苓 30g　泽泻 30g　桂枝 60g

方中人参补益肺脾肾三脏元气而振奋清阳；白术健脾除湿而布运水津；半夏化饮降逆而引流下趋；茯苓、泽泻利水渗湿而排泄浊阴；桂枝温经散寒，上通肺窍，下暖命门，最能推动三焦气化流行，既助

人参布张清阳，又助苓泽泄浊散阴；眩晕病发于巅，多兼风象，故佐天麻以息风宁神。全方共奏补虚泄浊，宁神定眩之功（舌红少苔者非本方所宜）。

（宋兴　整理）

# 陈治恒

## 上工平气，斡旋枢机

陈治恒（1929~　），成都中医药大学教授

**赵某**　女，30岁。1991年5月诊。因患"多发性动脉炎"住成都某医院治疗3个月余，血压一直持续在27.93~23.94/21.28~17.29kPa之间不降，病情无好转，病家焦急，来院求治。刻诊：患者头晕头痛，目眩，口苦心烦，心下痞闷，纳谷不香，腹微胀满，大便不爽，小便黄，舌苔浊腻略黄，中心板结，舌质红，右脉沉弦，细而有力，左脉隐匿不见。根据脉证辨析，断其为湿热痰浊食滞阻碍中焦，脾胃升降失常，致使上下不交。遂本涤痰消滞，苦辛开泄，佐以芳化渗利为法。处方：

菖蒲6g　郁金12g　浙贝12g　半夏12g　枳实12g　陈皮10g　焦栀12g　连翘12g　白蔻仁打烂，后下　神曲12g　茵陈20g　通草6g　滑石20g

服药2剂后复诊，头痛略减，苔黄较前为甚，余症无明显变化。仍于原方去滑石、连翘，易为玄明粉、厚朴，以荡涤湿热痰浊宿滞。再诊时，谓服药后果然泻下黏腻浊物甚多，心烦大减，腹胀，黄腻苔亦除，已思饮食，检查血压降至18.62/11.97kPa，经继续治疗，血压很快恢复正常。后又以宣痹通络，活血化瘀，调理气血，补益脾胃之品为丸，以巩固疗效，约一年余诸症消失，基本康复，恢复工作。

脾胃为人体气机上下升降之枢轴，故斡旋中气，即升脾降胃，升清降浊之法，实为调整全身气机之关键，无论是枢轴不转，还是升降失常，皆当以斡旋中气为要。本案乃湿热痰浊食滞阻于中焦，致使清阳不升，浊阴不降，导致血压高居不降，脘痞腹胀，大便不爽。陈氏抓住主要矛盾，以苦辛通降为主，浊阴得降，清阳自升。此乃"上工平气"之确证。

# 李翰卿

## 风火痰虚，治从肝脾

李翰卿（1892~1972），山西名医，临床大家

眩晕即古人所说的头旋眼黑，此证轻者闭目定神则止，重者如坐车船，甚者不敢开目，自觉天旋地转，不能站立。对该病的病因病机，历代医家虽众说纷纭，但明清以来，临妇医家多宗汉代张仲景及金元四大家中刘河间、朱丹溪的"无痰不作眩"理论，主张痰为病源，从痰论治。如《金匮要略·痰饮咳嗽病脉证并治篇》说："心下有支饮，其人苦眩，泽泻汤主之……卒呕吐，心下痞，膈间有水，眩悸者小半夏加茯苓汤主之。"后世刘河间、朱丹溪在此基础上进一步提出"无痰不作眩"、"因痰致眩"的学说。如《丹溪心法·头眩》曰："头眩，痰夹气虚并火，治痰为主，夹补气药及降火药。无痰则不作眩……"李老对此有不同看法，认为眩晕总分四类证候，即风、火、痰、虚，其中风为病源，即痰、火皆因风起，在脏腑病机上，与肝、脾、肾最为相关且实证多起于肝，虚证多源于脾肾。

### 一、风火痰郁，起于肝风

眩晕本是风的症状，但这里的风，多属内风，正如《医学从众录》言："以为风者，非外来之风，指厥阴风木而言，与少阳相火同居，厥阴气逆，于是风升火动，风生必夹木势而克土，土病则聚液而成痰。"

《内经》云"诸风掉眩，皆属于肝"，"肝开窍于目"。肝上连目系而应于风，肝气易郁，肝阳易亢，肝阴易虚，这些均易引致肝风内动，风动则火随风升，火升则痰因火动，风夹痰、火上冲于头目，则发为眩晕之症。因此，李老认为眩晕的主要原因就是肝风内动，故治眩之中，应时时不忘肝风，可随证加入天麻、钩藤、菊花、石决明等平肝息风之品。

**侯某**　女，69 岁。门诊号：51458。

1962 年 2 月 23 日初诊：主诉头晕目眩，心悸，头目胀痛，面潮红。素有高血压病病史，舌苔薄白，脉弦。证属肝肾亏虚，肝阳上亢型。治宜补肝肾，潜肝阳，息肝风。

生石决明 9g　杭菊花 9g　天麻 6g　橘红 6g　生龙牡各 9g　茯神 4.5g　半夏 4.5g　薄荷 3g　生杜仲 9g　牛膝 9g

服上方 3 剂，头晕目眩明显减轻，但仍有头胀头痛感。原方加钩藤 9g，继服 1 剂，诸症大都消失。

此患者年逾古稀，肝肾亏虚，水不涵木，肝阳上亢，发为眩晕。故治宜补肝肾，潜肝阳，息肝风。方中杜仲、牛膝补肝肾，强筋骨，益腰膝；天麻、钩藤、石决明、生龙牡等潜肝阳，息肝风；橘红、半夏健脾化痰，和中降逆止呕；菊花疏散风热，清肝明目，薄荷散风热而清利头目；茯神安神定悸，以增强平肝潜阳之功。诸药配伍可补肝肾而潜肝阳，化痰浊而散风热，达到息肝风而止眩晕的目的。

**王某**　男，26 岁。门诊号：79257。

1963 年 6 月 14 日初诊：头晕，头痛，视物不清，直视，眼球不活动已半月余，经省城某医院眼科诊断为"内直肌麻痹"。舌苔薄白，脉滑。证属肝旺脾虚，风痰上扰型。

治宜平肝息风，燥湿化痰。方用二陈汤加味：

橘红 7.5g　半夏 6g　南星 4.5g　茯苓 6g　杭菊花 6g　枳壳 4.5g　僵

蚕 6g　全蝎 3g　甘草 3g

服上方 2 剂后，头晕、头痛消失。上方去菊花继服 2 剂后，眼球稍能活动，嘱其守方继服 10 剂后眼球活动复常，视物渐清。

此案系肝旺脾虚，风痰上扰，蒙蔽清窍所致，故以二陈汤加平肝息风之品治之。方中二陈汤健脾理气，燥湿化痰。南星助半夏以化痰，并善除经络中之风痰，主要用于由风痰上扰所致的头目眩晕。全蝎辛而善走，为息风、祛风之要药，专能息风解痉，祛风止痛，并能引诸息风之药直达病所，以增强诸药息风止痉定搐之作用。僵蚕善于疏散肝经风热，菊花则平肝明目而止眩。诸药配伍，健脾燥湿化痰，平肝息风而解痉，达到风痰除而眩晕停、眼转动而视物清的效果。

## 二、痰浊致眩，脾虚湿盛

脾主运化升清，但在病理情况下又是"生痰之源"。脾之功能正常，则水谷得以运化，其中之精微物质赖脾气之升清上输于肺而营运全身，浊阴下降，使糟粕得以排泄。若嗜酒肥甘，饥饱无常，或思虑劳倦，伤及于脾，则脾失健运，水谷不能化为精微，聚湿而生痰，痰浊中阻，清阳不升，浊阴不降，蒙蔽清窍，发为眩晕。若痰浊郁久，极易化火，痰火上犯清窍，亦可致眩晕加重。如《医灯续焰》说："胸中痰浊，随气上升，头目位高而空明，清阳所注，淆浊之气扰乱其间，欲其不晕不眩，不再得矣。或兼见吐痰呕饮、胸痞肠鸣等症，脉左滑。"《丹溪心法·头眩》也说："头眩，痰夹气虚并火，治痰为主……无痰则不作眩，痰因火动，又有湿痰者，有火痰者。"同时，脾之运化升清有赖于肝气疏泄调畅气机，若肝木横肆，乘及脾土，则可致使脾虚，从而形成肝气犯脾、痰浊中阻的眩晕，甚至形成虚中夹实、寒热错杂的证候。因此，在治疗上，应以健脾燥湿化痰为主，方用六君、二陈之类，根据具体证候不同，或加理气、平肝、祛风、息风之品等。

**李某** 女，47岁。门诊号：20244。

1959年10月7日初诊：头晕近2周，近日渐加重，伴有恶心、汗出、纳呆、乏力，舌苔白腻，脉沉细无力。证属脾胃虚弱，痰浊中阻。治宜健脾益气、燥湿化痰为主，兼以镇肝息风，收敛止汗。方用六君子汤加味：

党参9g　生白术9g　茯苓7.5g　半夏6g　陈皮4.5g　鸡内金4.5g　生龙骨9g　生牡蛎9g　远志4.5g　甘草炙，3g

二诊：服上方2剂后，头晕恶心、纳呆、汗出、乏力均减轻，惟大便时有下坠感，同时白带较多。此中气虚也。上方加生黄芪15g，以补气升阳，治气虚下陷，大便下坠感。另加生山药9g，以健脾燥湿止带。2剂，水煎服。

三诊：服药后诸症均进一步减轻，但胁痛明显，系肝气横逆所致。二诊方加炒白芍9g，以养血敛阴，平肝止痛。

2剂，水煎服。

四诊：服药后，诸症基本消失，但月经来潮时，又有反复，感到头晕，背冷，汗出多。此仍素体脾虚，阳气不达，卫气不固所致。继服上方2剂，以益气敛汗。并嘱其每遇月经来潮即服此药2剂。追访照此用药2个月，以后停用，经期亦未再犯。

本案系脾虚湿盛，痰浊中阻，蒙蔽清窍而致眩晕，故以六君子汤健脾益气，祛除痰湿，加鸡内金以助消化，加生龙牡、远志以镇肝息风，收敛止汗。二诊因脾虚湿盛，中气下陷而小腹下坠，白带增多，故加山药以健脾燥湿，加黄芪以补中益气，升阳固脱。三诊加炒白芍意在养血敛阴，柔肝而缓急止胁痛。

**王某** 女，52岁。门诊号：83020。

1964年12月16日初诊：近1个月来自觉头晕目眩，身倦无力，胃脘痞满，口苦，恶心，不欲冷饮，大便溏泻，每日 2~3 次，尿黄，时有足肿，午后加重，苔薄白，脉虚而细。此乃脾阳不振，痰湿中阻，兼肝阳上亢之证。治宜健脾益气，燥湿化痰，平肝息风。方用六君子汤加减：

党参 6g　生白术 9g　茯苓 6g　陈皮 7.5g　半夏 7.5g　泽泻 6g　苍术 6g　杭菊花 9g　天麻 6g　白蔻仁 3g

二诊：服上方 2 剂后，头晕消失，仍有身倦，腹部有跳动感，口苦有所加重。因头晕、恶心等主症消失，故上方去天麻、半夏。口苦加重为肝经有热之象，故宜去辛燥之半夏，而加入酸微寒之生白芍，以养血敛阴而平肝，抑木扶土而止痛。服药 2 剂后，口苦顿失。

此例眩晕系由脾虚痰湿中阻，兼肝阳上亢所致，故用六君子汤加苍术以健脾益气，燥湿化痰，天麻、菊花平肝潜阳，泽泻利水，利小便而实大便，白蔻仁化湿行气，温中止呕，共使痰湿除而呕恶止，肝阳平而眩晕停。二诊去辛燥之半夏及天麻，加白芍之酸寒养血柔肝，抑木扶土，以善其后。

**李某**　女，36 岁。门诊号：46905。

1961 年 9 月 18 日初诊：近 1 周来头晕而胀，项强，关节疼痛，两足沉重，纳呆，恶心，喜热饮食，大便溏薄，小便黄，苔白腻，脉滑。此属风湿痹阻清窍之证。治宜健脾化痰，祛风胜湿。方用二陈汤加味：

陈皮 7.5g　半夏 9g　茯苓 7.5g　羌活 4.5g　独活 4.5g　苍术 6g　白术 6g　生姜 3 片

服药 2 剂后，主症明显改善，再服 2 剂，头晕止而诸症除。

此案属脾虚痰湿中阻，兼外感风湿之眩晕。方中以二陈汤加苍术、白术燥湿健脾以化痰湿，羌活、独活祛周身上下之风湿而活络通窍，佐以生姜暖肠胃而助脾运以化痰湿。

# 跋

余有幸受教于经方家洪哲明先生，耳提面命，启迪良多。并常向陈玉峰、马志诸先生请益，始悟及古今临床家经验乃中医学术之精粹，舍此实难登堂入室。

自 1979 年滥竽编辑之职，一直致力于老中医经验之研究整理。以编纂出版《吉林省名老中医经验选编》为开端，继之编纂出版《当代名医临证精华》丛书，并对整理方法进行总结，撰写出版了《老中医经验整理方法的探讨》一书。1999 年编纂出版《古今名医临证金鉴》，寝馈于斯，孜孜以求，已 30 余年矣……登门请益，开我茅塞；鱼素往复，亦如亲炙，展阅名师佳构：一花一世界，千叶千如来；真知灼见，振聋发聩；灵机妙绪，启人心扉……确不乏枕中之秘，囊底之珍，快何如之！

《古今名医临证金鉴》出版后为诸多中医前辈所嘉许垂青，得到了临床界朋友们的肯定和关爱，一些朋友说：真的是与丛书相伴，步入临床的，对于提高临床功力，功莫大焉！其中的不少人已成为医坛翘楚，中流砥柱，得到他们的高度评价，于心甚慰！

《古今名医临证金鉴》出版已 16 年了，一直无暇修订。且古代医家经验之选辑，乃仓促之举，疏欠砥砺，故作重订以臻于完善，方不负同道之厚望。这次修订，由原来 22 卷重订至 36 卷，妇、儿、外、五官科等卷，重订均以病名为卷，新增之内容，以古代、近代医家经验为主。囿于篇幅之限，现代医家经验增补尚少。

蒙国内名宿鼎力支持，惠赐大作，直令丛书琳琅满目，美不胜收。重订之际，一些老先生已仙逝，音容宛在，手泽犹存，不尽萦思，心香一瓣，遥祭诸老。

感谢老先生的高足们，探蠹得珠，筚路蓝缕，传承衣钵，弘扬法乳，诸君奠基，于丛书篇成厥功伟矣！

著名中医学家国医大师朱良春先生为丛书作序，奖掖有加，惓惓于中医事业之振兴，意切情殷，余五内俱感！

《古今名医临证金鉴》丛书是1998年应余之挚友吴少祯先生之嘱编纂完成的，八年前少祯社长即要求我尽快修订，出版家之高屋建瓴，选题谋划，构架设计，功不可没。中国医药科技出版社范志霞主任，主持丛书之编辑加工，核正疏漏，指摘瑕疵，并鼓励我把自己对中医学术发展的一些思考，写成长序，于兹谨致谢忱！

我的夫人徐杰编审，抄校核勘，工作繁巨，感谢她帮助我完成重订工作！

尝见一联"徐灵胎目尽五千年，叶天士学经十七师"，与杜甫诗句"别裁伪体亲风雅，转益多师是汝师"异曲同工，指导中医治学切中肯綮。

文章千古事，得失寸心知。相信《重订古今名医临证金鉴》不会辜负朋友们的厚望。

**单书健**
**二〇一六年孟夏于不悔书屋**